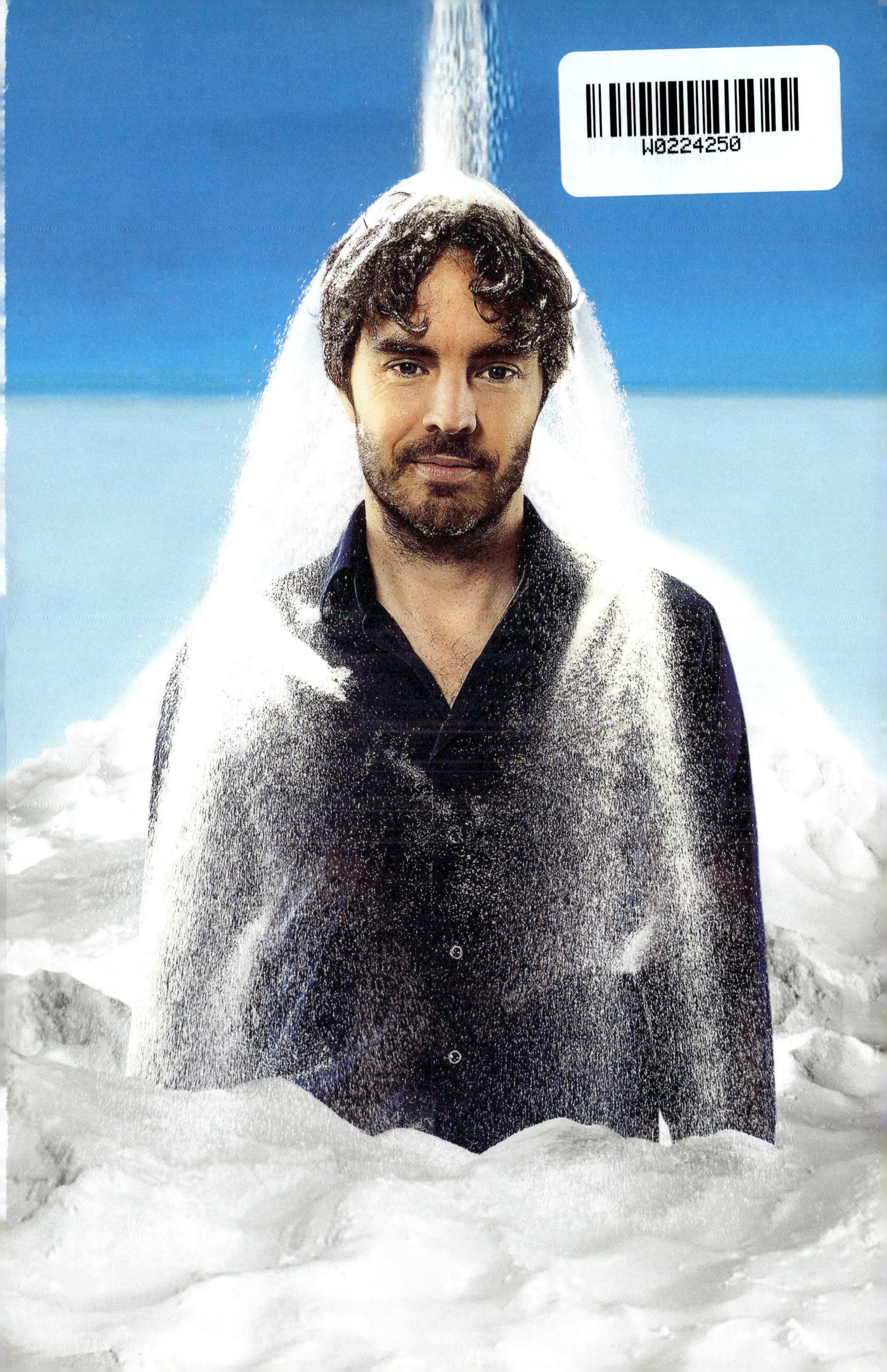

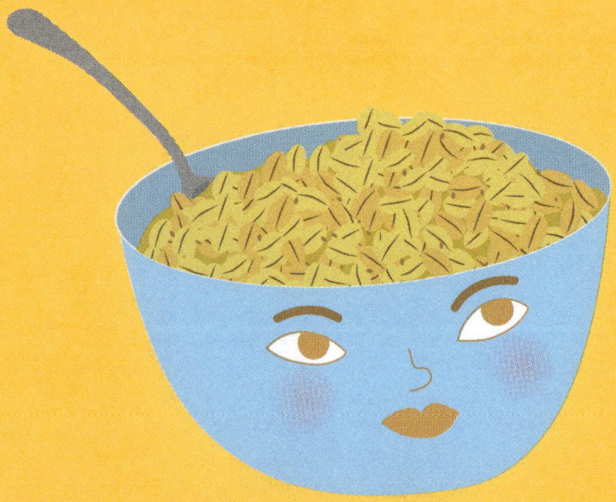

Traduction : Nelly Aubaud Davies

Conception graphique : Trisha Garner, Design Patsy
Illustrations : Alice Oehr
Photographies : John Laurie
Stylisme culinaire : Caroline Velik, Jamie Humby
Recettes : Michelle Earl, Zoe Tuckwell Smith, Sharon Johnston

Mise en pages : Julie Agor

Edition originale : That Sugar book

Publié pour la première fois en Australie en 2015
par Pan Macmillan Australia Pty Limited

ISBN : 978-2-36549-286-7
ISBN ebook : 978-2-36549-287-4

www.thierrysouccar.com

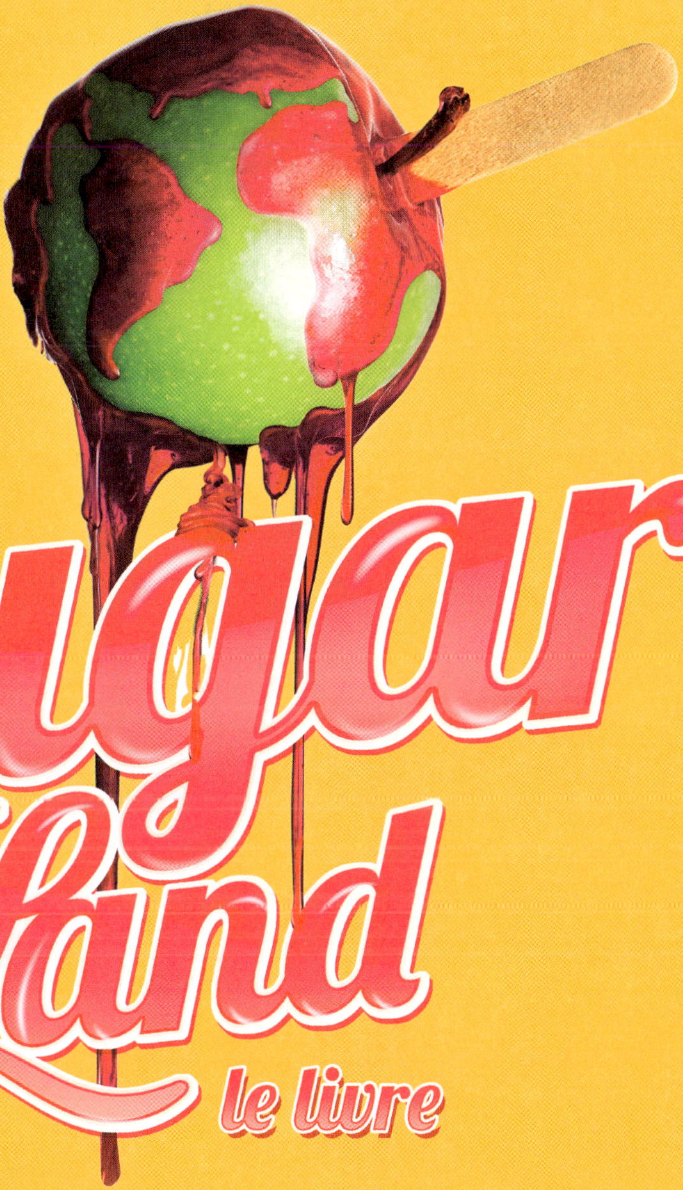

Sugar Land

le livre

DAMON GAMEAU

SOMMAIRE

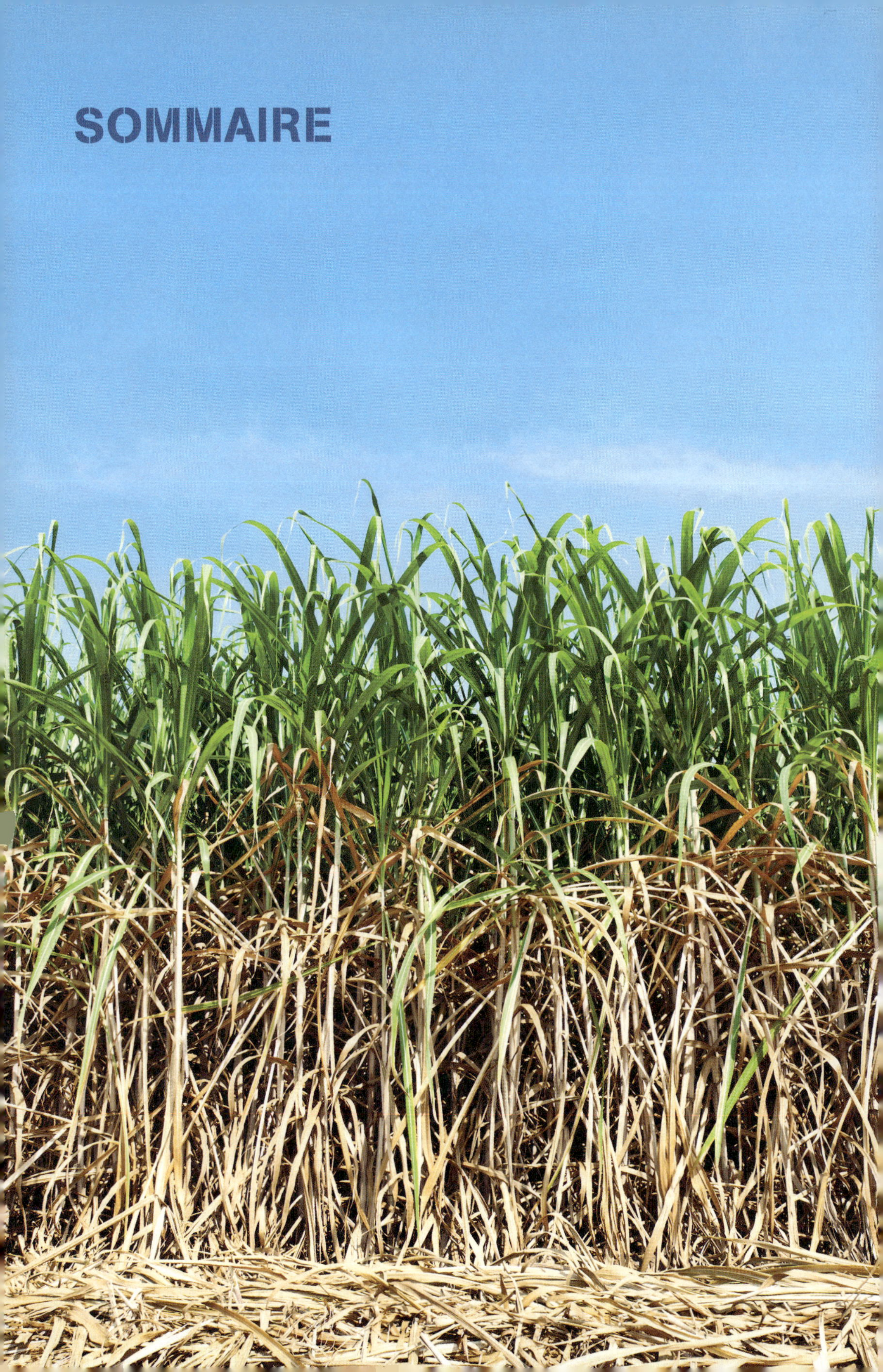

PRÉFACE
DE DAVID GILLESPIE

Il y a dix ans, un simple changement de comportement m'a permis de perdre 40 kg : j'ai arrêté de manger du sucre. J'avais lu une étude qui m'avait fait réaliser que ma consommation de sucre était indéniablement la cause de mes kilos en trop. J'ai commencé à maigrir, mais je n'ai pas arrêté mes lectures pour autant. J'ai découvert un grand nombre d'études sur les dommages causés par le sucre.

Le sucre entretenait certes mon surpoids, mais ses charmes ne s'arrêtent pas là. Les études sont catégoriques : le sucre abîme les dents, la paroi intestinale, le foie, le pancréas, les reins et le cœur. Ce n'est pas tout, tout porte à croire que le sucre a également une incidence sur notre humeur. Selon les recherches, même consommé « avec modération » (sous le couvert de cette expression, l'industrie agroalimentaire vous invite à en manger tout votre soûl), le sucre pourrait être à l'origine de l'actuelle épidémie de dépression et d'anxiété.

Pendant que j'essayais d'entrer dans des jeans plus petits, Damon constatait de son côté qu'il se sentait mieux sans sucre. Damon était – est toujours – un jeune homme en pleine forme, aussi ce n'était pas pour perdre du poids qu'il s'interrogeait sur le sucre. Ce qui l'intéressait, c'était l'impact du sucre sur son humeur. C'est pour cette raison qu'il s'est demandé si la réduction de sa consommation de sucre pouvait faire une différence.

Quasiment dès l'arrêt du sucre, il éprouva une sensation de bien-être décuplée. Y avait-il un rapport avec le sucre ? Était-ce une simple coïncidence ? Damon traversait à ce moment une période plutôt faste. Il vivait (et vit toujours) une relation de couple heureuse, il allait être papa et sa vie professionnelle commençait à décoller. Sa carrière d'acteur était florissante et son premier film en tant que réalisateur venait juste de lui valoir une récompense au festival Tropfest de 2011.

Jusqu'à quel point cette sensation accrue de bien-être était-elle imputable à l'élimination d'un maximum de sucre de son alimentation ? N'était-elle pas tout simplement due à cette période faste ? Qui de la poule ou de l'œuf (de Pâques) est apparu en premier ?

Damon avait entendu l'une de mes interventions radiophoniques sur les effets du sucre sur la santé. Il a demandé à me rencontrer. Je ne suis pas d'un naturel artiste et je n'ai jamais vraiment fréquenté d'acteurs professionnels (aucun en fait, à part des politiciens), mais j'allais me régaler. Damon débordait d'énergie et bouillonnait d'idées. Il voulait savoir si ses sensations étaient dues à l'absence de sucre. Il voulait tenter une expérience. Il proposait d'ingérer tous les jours pendant deux mois une quantité de sucre correspondant à la consommation quotidienne moyenne d'un Australien. Il voulait par ailleurs filmer son expérience. Indépendamment du résultat, il tenait à ce que le film fasse sensation.

Je lui ai dit qu'il était tombé sur la tête. Même en imaginant que seule la moitié des études que j'avais lues disent vrai, il s'exposait à de sérieux risques. Il a admis que j'avais certainement raison (sur les risques, pas sur sa santé mentale !), mais a insisté en me disant que c'était la meilleure façon d'en avoir le cœur net. Et si j'avais raison, des millions de personnes en auraient ainsi la démonstration. Comme la suite allait rapidement le montrer, lorsque Damon a une idée en tête, soit vous lui emboîtez le pas, soit vous passez votre chemin. J'ai choisi la première option.

Damon s'est mis en danger pour nous tous : pour vous, vos enfants, ceux qui vous sont chers. Comme souvent lorsque l'on est guidé par la curiosité, il n'a pas pensé aux conséquences. Pourtant, il y en eut, et pas seulement pour lui, mais également pour sa compagne Zoe qui était alors enceinte et qui lui apporta un soutien précieux et indéfectible tout au long de l'expérience.

Vous tenez entre les mains l'histoire d'un homme qui cherchait la réponse à une question, convaincu que cette réponse aiderait d'autres personnes. Damon n'a pas pu s'empêcher de se porter volontaire. Ce qu'il est parvenu à prouver en temps réel, devant l'objectif de la caméra, ne sera jamais reconnu comme une étude valide scientifiquement (je l'avais mis en garde), mais l'intelligence et la rigueur de sa préparation ont toutefois permis de mettre en lumière les effets dévastateurs du sucre sur votre organisme. Les personnes qui concoctent votre nourriture, celles qui vous la fournissent et celles qui pensent les politiques de santé ne peuvent pas ignorer des preuves aussi formelles.

Damon (qui est un homme normal, mais néanmoins extraordinaire) et sa famille m'ont beaucoup appris, sans compter que je me suis fait un ami. C'est un type fantastique, rempli d'humilité et doté d'un esprit pratique qui veut juste que vous sachiez la vérité. Poursuivez votre lecture, et préparez-vous à recevoir une une grande source d'inspiration.

DAVID GILLESPIE EST L'AUTEUR DE NOMBREUX OUVRAGES, DONT LE BEST-SELLER *SWEET POISON* (NON TRADUIT EN FRANÇAIS), QUI EXPLIQUE LES DANGERS DU SUCRE.

INTRODUCTION

Hormis le réchauffement climatique ou, à la rigueur, les chansons de Justin Bieber, rien ne peut rivaliser avec la nutrition lorsqu'il s'agit de débattre avec âpreté et conviction sur les réseaux sociaux. La recherche d'informations, en particulier sur Internet, donne vite l'impression de s'engluer dans une masse confuse et contradictoire alimentée par des données scientifiques obscures, des gourous de la nutrition dogmatiques et des pages de commentaires au vitriol. On ne sait plus si le pain est bon ou mauvais pour la santé ; il faut fuir les produits laitiers, mais pas le beurre ; et la feta dans tout ça ? Après un passage dans une sorte de cabine téléphonique nutritionnelle, certains aliments sont devenus des « superaliments ».

Les défenseurs de la santé, les médias, les blogs culinaires et nos proches ont tous un avis bien à eux sur ce qu'il faut manger et absolument éviter.

Les paparazzis de la nutrition semblent toutefois avoir résolument jeté leur dévolu sur un ingrédient qui domine les débats : le sucre.

Ces dernières années, le sucre et ses effets sur la santé font les gros titres, avec d'interminables controverses et spéculations. J'avais un avis plutôt partagé jusqu'à ce que deux petites lignes bleues retiennent mon attention sur le test de grossesse de ma chérie. Le sujet a soudain pris de l'ampleur et j'ai décidé de ne plus m'en remettre à l'opinion générale, mais de trouver la réponse par moi-même.

On peut lire à l'infini sur un sujet donné, mais au final, ce qu'on en sait véritablement tient à notre propre expérience. C'est justement mon expérience avec le sucre que je me propose de vous faire partager avec ce livre.

60 JOURS, 40 CUILLÈRES À CAFÉ

Pendant soixante jours, j'allai suivre un régime riche en sucres en en consommant quarante cuillères à café par jour. « T'es complètement dingue ! » Je vous entends d'ici... mais le plus effrayant, c'est que quarante cuillères à café de sucre, c'est la dose quotidienne de nombreux Australiens, largement dépassée chez les ados.

J'ai juste corsé un peu les choses en ajoutant quelques défis. Contrairement à l'adolescent moyen, j'ai décidé de m'en tenir aux aliments considérés « bons pour la santé », généralement perçus comme contenant peu ou pas de sucre. Je devais donc arriver à mes quarante cuillères à café quotidiennes sans boire de sodas ou manger de chocolat, de crème glacée ou de confiseries. Mon alimentation devait se composer de yaourts allégés, de céréales, de barres de céréales, de jus et de boissons énergisantes : tous truffés de « sucres cachés ».

Tout au long de l'expérience, j'ai été suivi par une équipe de médecins et de scientifiques. Cette aventure au royaume du sucre m'a propulsé à travers l'Australie et les États-Unis pour filmer mes différentes péripéties afin d'en faire un documentaire. J'ai rencontré de merveilleuses personnes, j'ai interviewé les plus grands experts mondiaux du sucre, j'ai observé mes transformations physiques et mentales et j'en ai appris plus sur cette substance blanche que je ne l'aurais jamais imaginé.

Ce livre comporte quatre parties. Pour ceux d'entre vous qui apprécient les bonnes histoires (ou les mauvaises, c'est selon), la première partie est consacrée aux aléas de ma folle épopée au royaume du sucre. La deuxième partie donne la parole à la science : les faits sont accompagnés de jolies images qui illustrent les effets du sucre sur mon corps et mon mental. La troisième partie explique comment je suis parvenu à supprimer le sucre de mon alimentation. Elle propose également des solutions simples à ceux qui souhaitent réduire leur consommation de sucre et vivre plus sainement. La quatrième partie offre un accès illimité à des recettes qui m'ont aidé pendant la phase de désintoxication qui a suivi l'expérience.

Je me suis embarqué dans cette aventure sans savoir ce qui m'attendait. J'ai appris des choses peu rassurantes, mais l'expérience a transformé ma vie, et par conséquent celle de mon enfant. J'espère qu'elle pourra aussi contribuer à changer la vôtre.

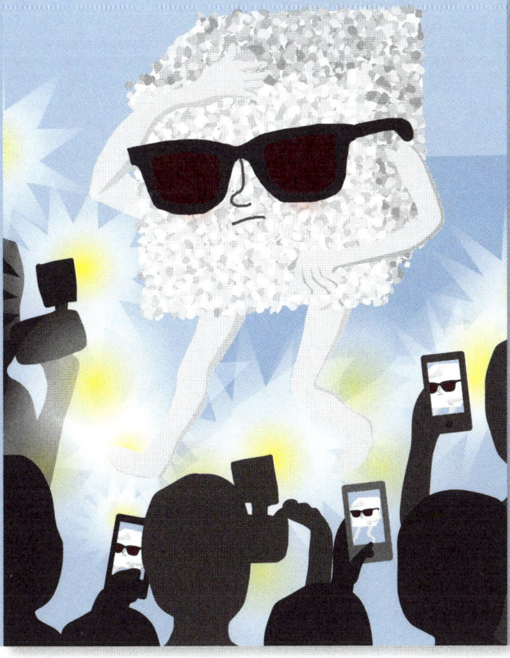

« LE SUCRE N'A RIEN DE DIABOLIQUE, MAIS LA VIE EST TELLEMENT PLUS BELLE SANS. »

KATHLEEN DESMAISONS, AUTEURE DE ***THE SUGAR ADDICT'S TOTAL RECOVERY PROGRAM*** *(NON TRADUIT EN FRANÇAIS)*

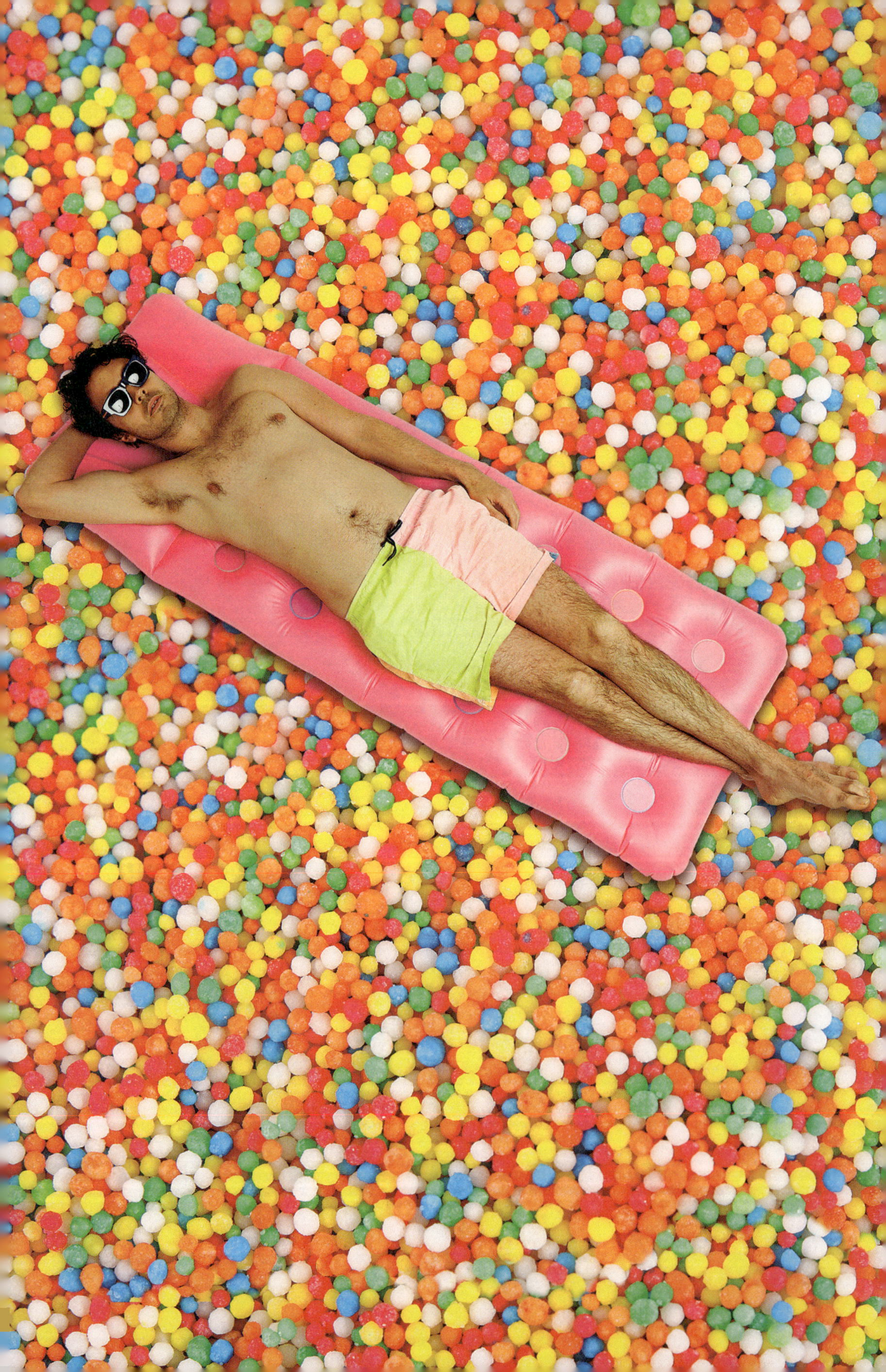

L'EXPÉRIENCE : 60 JOURS EN IMMERSION SUR LA PLANÈTE SUCRE

PARTIE 1

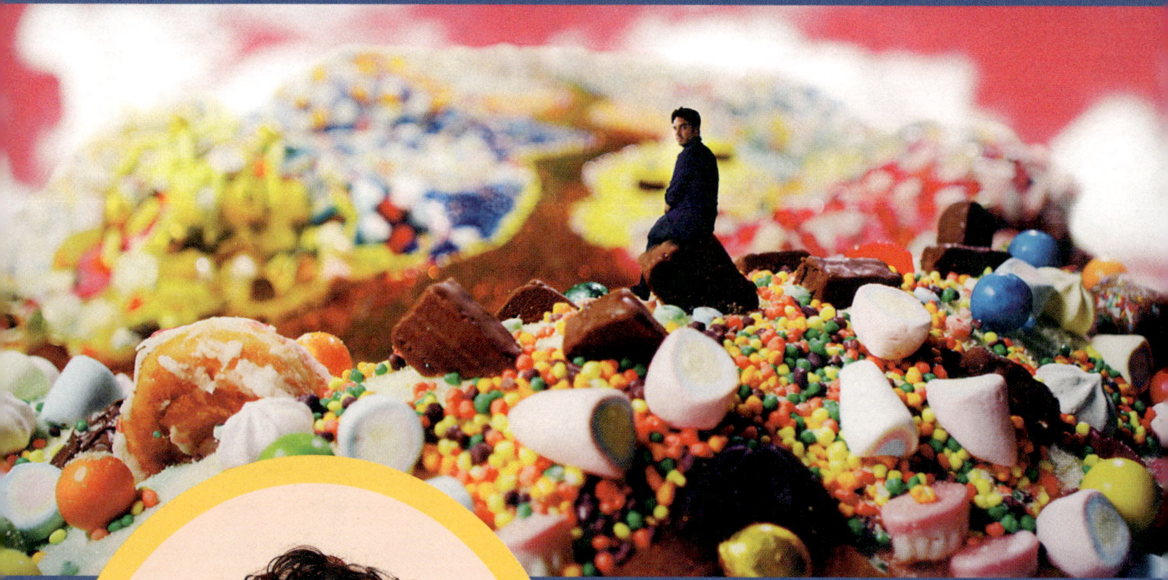

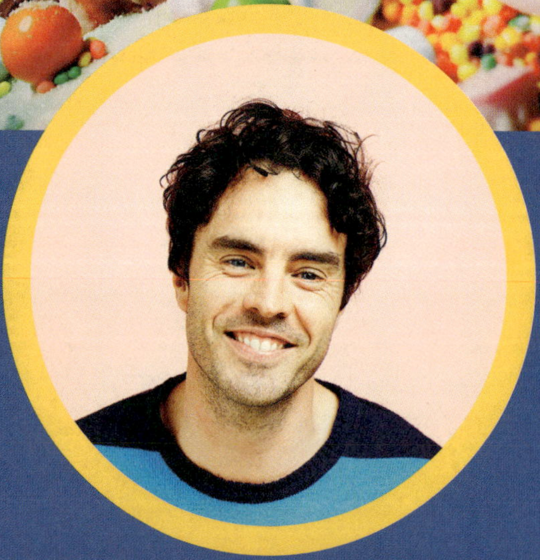

> « NOUS AVONS CONCLU UN PACTE DIABOLIQUE AVEC LE SUCRE ; LA GRATIFICATION À COURT TERME CACHE UNE TRAGÉDIE À LONG TERME. »
>
> **DAVID WOLFE,** NUTRITIONNISTE

L'HISTOIRE DE MA VIE

Dans les années 1970, quand j'étais encore bébé, on ne jurait que par une certaine boisson à base de cassis. Selon les spots télévisés, elle était riche en vitamine C, garante de la force et de la santé des enfants. Ma chère maman suivit à la lettre ce conseil nutritionnel (corroboré à l'époque par l'association des mères allaitantes) et m'en gavait, un peu comme si elle versait du liquide de refroidissement dans un radiateur en surchauffe. Ce breuvage présentait peut-être un soupçon de vitamine C, mais ce qui est sûr, c'est qu'il était bourré de sucre. C'est ainsi que dès l'âge de quatre ans, je me suis retrouvé dans l'inconfortable obligation de me faire arracher cinq dents de lait.

Par la suite, tel un superhéros victime d'une injustice, ma dentition définitive est arrivée en criant vengeance. On aurait dit que mes dents s'attendaient à devoir ingurgiter un déluge incessant de cette boisson au cassis et, du coup, elles se sont blindées d'émail, surgissant de mes gencives comme des murs de glace sur la banquise. Je suis un des rares gamins dont le visage a grandi autour de ses dents. Mes copains se foutaient de moi et me suggéraient d'y projeter des films ; ils me demandaient si la petite souris avait eu un arrêt de travail suite à leur transport.

Malgré leurs railleries, je continuais à dégommer quantité de sucreries avec mes défenses de morse. Pendant les vingt années qui suivirent (et à l'aide de quelques prouesses orthodontiques), mes deux énormes incisives explorèrent le royaume du sucre (de nuit, car elles renvoyaient la lumière). Je buvais une à deux cannettes de Coca par jour (avec une nette préférence pour celui aromatisé à la vanille). J'engloutissais des paquets de biscuits au chocolat, j'ingurgitais du yaourt à boire sucré, mes corn flakes disparaissaient sous une montagne de sucre et je venais à bout d'une invraisemblable quantité de barres Snickers achetées à la boutique en face de l'école. Je ne voudrais pour rien au monde que vous y voyiez une carence éducative. À l'époque, on ne parlait que des dangers liés aux matières grasses et il n'y en avait que pour les aliments pauvres en graisses. Le convoi du sucre plein à ras bord descendait de la montagne à toute vitesse pour foncer sur les pauvres villageois sans méfiance.

CHANGEMENT DE CAP

En 2002, j'ai eu la joie de participer au film *The Tracker* du réalisateur Rolf de Heer, avec dans le rôle principal l'acteur aborigène David Gulpilil, un véritable trésor national australien. David et moi sommes devenus de bons amis et, le film terminé, il m'a invité à passer deux semaines au sein de sa famille à Ramingining, sa ville natale, en terre d'Arnhem. Je n'ai jamais à ce jour vécu un tel dépaysement, et pourtant, j'étais dans mon propre pays.

J'avais la vingtaine, j'étais un peu paumé, ce voyage fut particulièrement formateur pour moi et il y a deux choses que je n'oublierai jamais : d'abord, la chaleur et la générosité des personnes que j'ai rencontrées, mais aussi l'impressionnante consommation d'une célèbre boisson noire pétillante.

Je vois encore toutes ces femmes aborigènes remplir des biberons de Coca-Cola pour calmer les gosses en pleurs. Lorsque je m'en inquiétai, une femme plus âgée m'a conduit à l'unique épicerie de la ville, m'a montré une affiche sur laquelle on voyait des mannequins hilares dont les dents pouvaient rivaliser avec les miennes et m'a dit : « Le sirop du bonheur. » Je n'ai jamais oublié sa désarmante lecture de cette publicité.

Les années ont passé et, comme beaucoup d'hommes, j'ai rencontré une femme sensationnelle avant qu'il ne soit trop tard. Ces femmes ont le don de nous dégrossir, de canaliser nos yeux baladeurs et nous rappellent gentiment que nous avons atteint l'âge adulte. J'avais alors 32 ans. Mon corps et mon comportement reflétaient des années d'abus de sucre lorsqu'apparut Zoe, un cocktail de beauté, d'équilibre et de vitalité, avec une peau aussi resplendissante que sa personnalité. Elle avait compris que la nourriture qu'on ingère contribue à notre apparence, à la façon dont nous nous sentons et à notre vision du monde.

Au début d'une relation, les hommes font semblant de s'intéresser à un tas de trucs pour plaire à leur nouvelle conquête. Dans mon cas, je prétendais aimer le concombre et les smoothies de chou kale, la salade de quinoa, les graines de chia et le yaourt nature avec des fruits rouges. Mais l'amour fait vraiment des miracles ! Après m'être habitué à ce nouveau régime alimentaire et, plus important, quand j'ai commencé à me sentir mieux physiquement et mentalement, j'ai réalisé que j'y prenais plaisir. Naturellement, plus nos liens se resserraient, moins je mangeais de sucre raffiné, jusqu'à ce qu'un ami soucieux de ma santé me suggère de carrément y renoncer. Pour être franc, l'idée me mettait un peu mal à l'aise, mais j'ai décidé d'essayer.

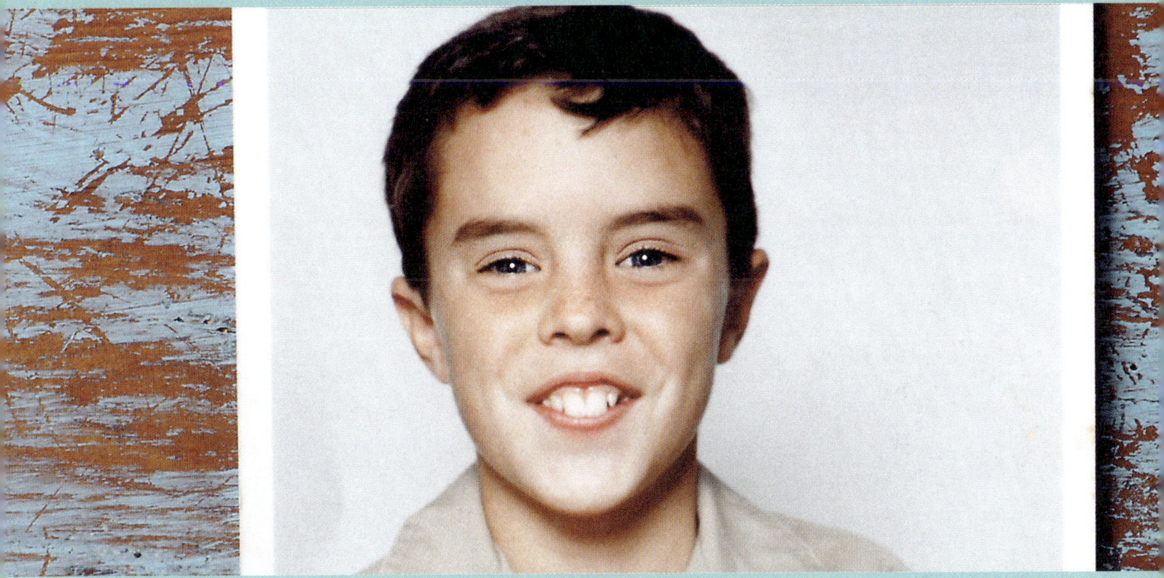

Je suis un des rares gamins dont le visage a grandi autour de ses dents.

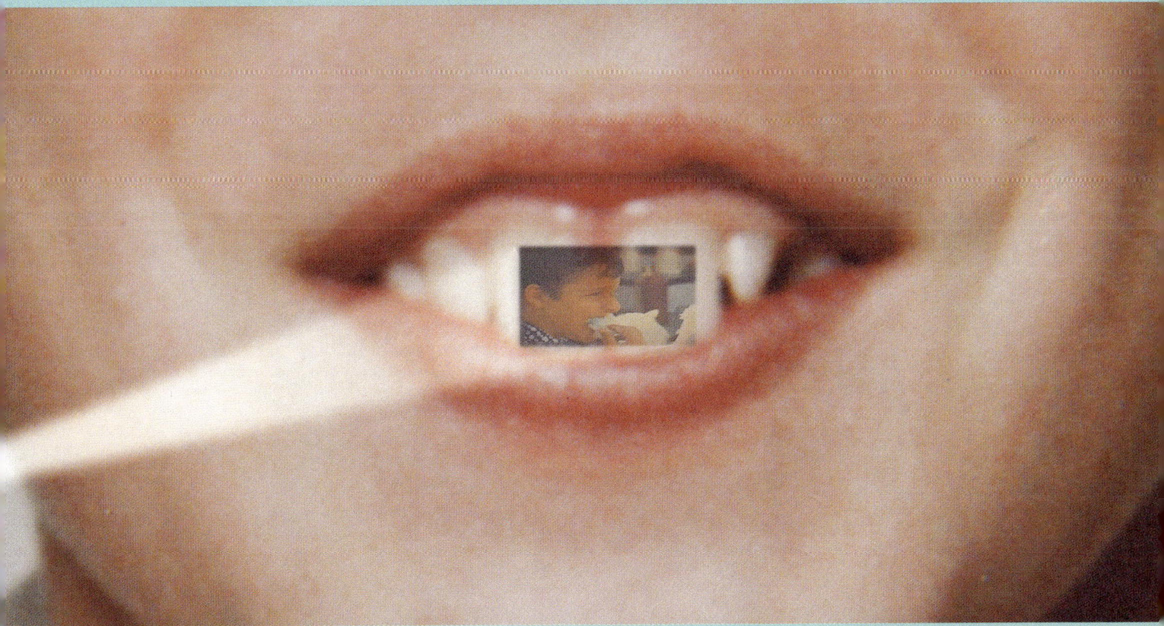

Mes copains se foutaient de moi et me suggéraient
d'y projeter des films.

« SI UNE FAMILLE AUSTRALIENNE DE QUATRE PERSONNES DEVAIT ACHETER LE SUCRE QU'ELLE CONSOMME EN UNE SEMAINE, IL FAUDRAIT QU'ELLE AILLE AU SUPERMARCHÉ, QU'ELLE PRENNE SIX PAQUETS D'UN KILO DE SUCRE SUR LES RAYONNAGES... OUI SIX, QU'ELLE LES RAMÈNE, ET QU'ELLE MANGE TOUT EN SEPT JOURS. ET QU'ELLE RECOMMENCE CHAQUE SEMAINE. »

DAVID GILLESPIE, AUTEUR DE *SWEET POISON*

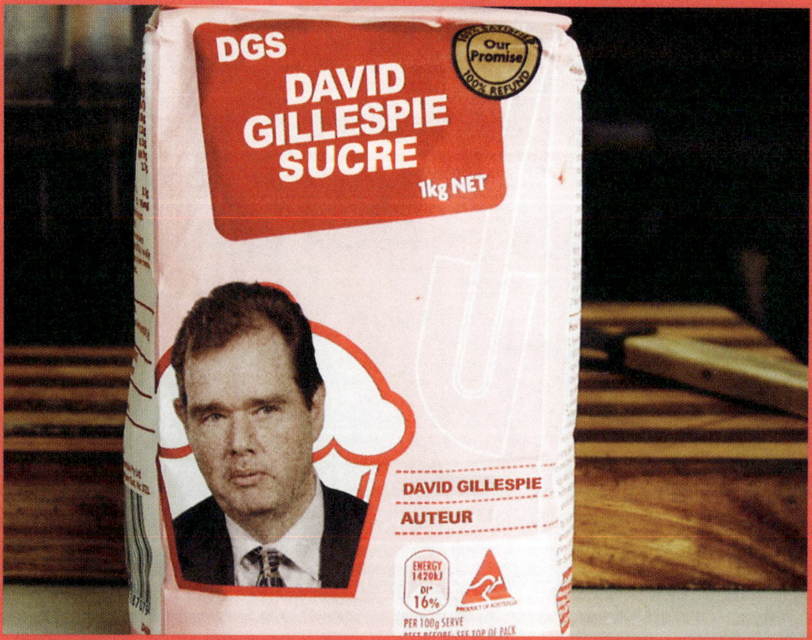

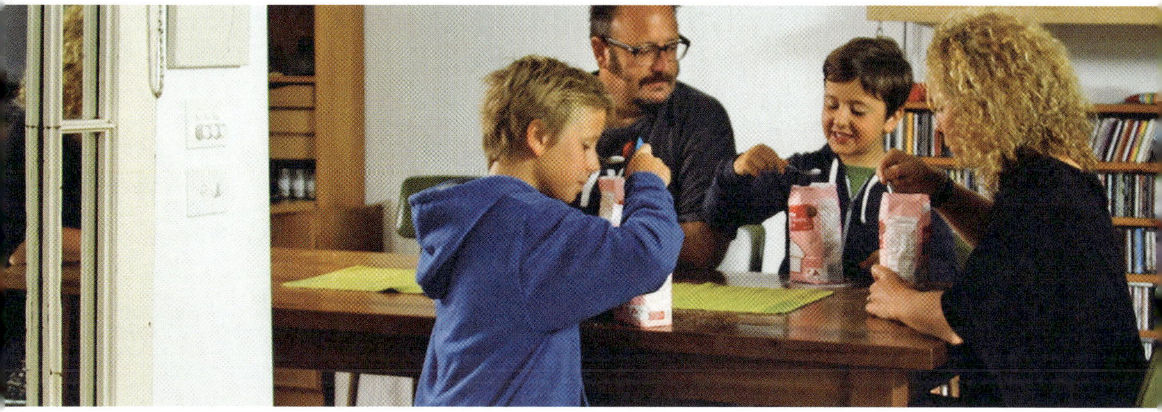

ARRÊTER LE SUCRE

La première chose que j'ai constatée quand j'ai arrêté de manger du sucre, c'est à quel point ça me manquait. J'ai réalisé que malgré l'amélioration de mon régime alimentaire, j'étais encore accro. J'ai commencé à lire les étiquettes et j'ai été surpris de la quantité d'aliments soi-disant sains qui contiennent du sucre. J'ai fini par comprendre que le morceau de chocolat que je m'autorisais en fin de journée n'était que la partie visible de l'iceberg... de sucre.

Ma plus grande surprise fut ma nouvelle sensation de bien-être. Mon humeur n'avait plus rien des montagnes russes, je me sentais plus léger et plus posé. Puis la vanité s'en est mêlée. J'étais devenu un acteur à l'ego démesuré, je jubilais sous le déluge des compliments que me valaient ma peau éclatante, mes yeux bleus rayonnants et, je cite, mon « brillant maintien ». Vous me trouverez peut-être superficiel, mais il n'en fallut pas plus pour que je remplace l'esquimau au chocolat par du quinoa.

Un ou deux ans après, j'ai reçu une récompense au festival de courts-métrages Tropfest, puis j'ai eu la possibilité de faire un documentaire. À l'époque, j'écrivais un spectacle sur ce qu'il adviendrait si une personne en bonne santé ne mangeait que des repas d'hôpital en restant couchée à lire des magazines débiles et à regarder la télévision toute la journée pendant un mois. Puis un jour, mon ami Charlie me parla du fructose et des nouvelles théories sur sa nocivité. Par la suite, j'ai entendu à la radio l'auteur David Gillespie parler du sucre et une idée commença à germer. Les idées s'enchaînaient, j'échafaudais des plans pour ensuite y renoncer et chacun y allait de ses suggestions. C'est comme cela que je me suis bientôt retrouvé face à un bol de céréales bourrées de sucre : mais devant une équipe de tournage qui n'en manquait pas une miette.

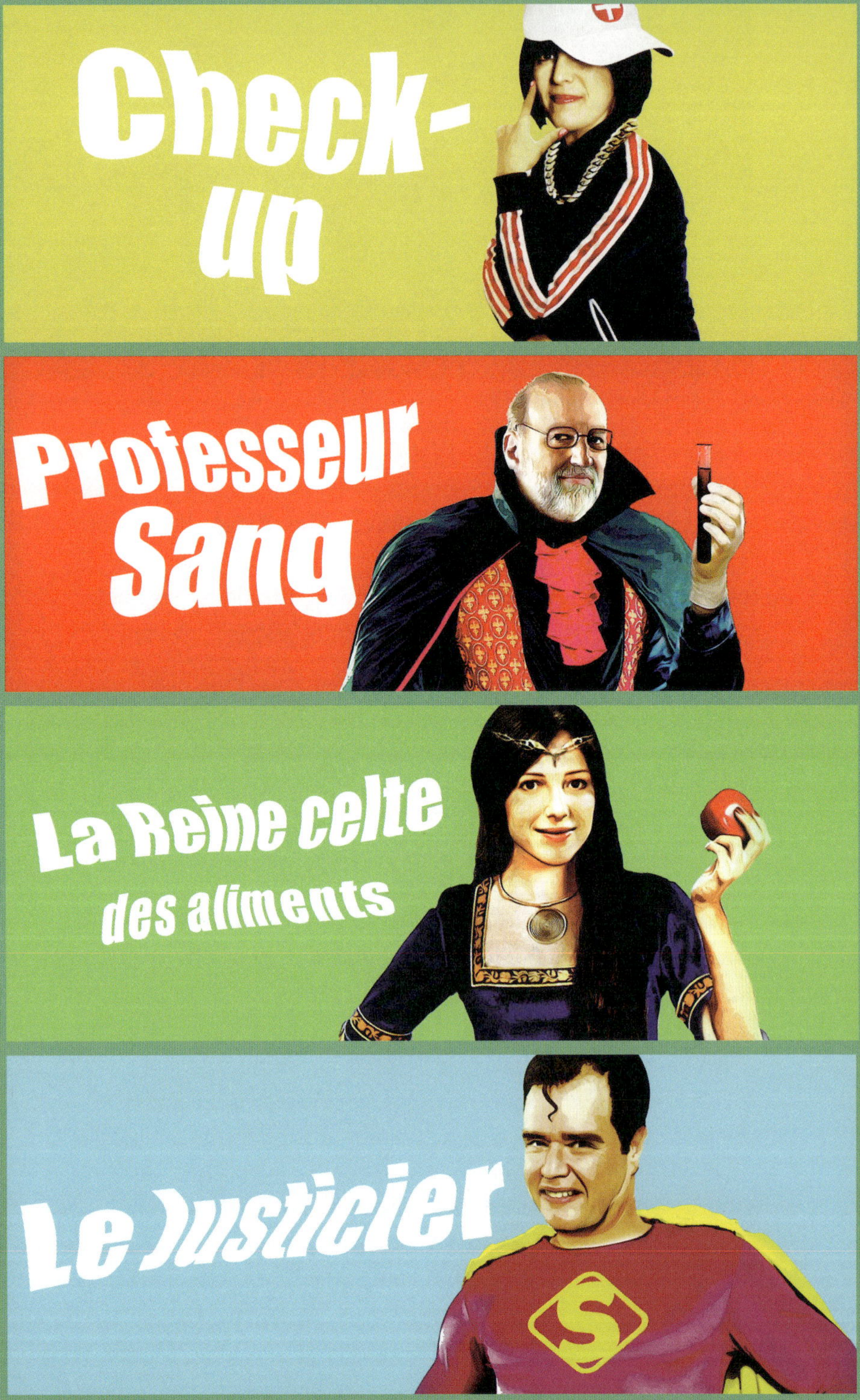

LA BRIGADE DU SUCRE :
Dr Debbie Herbst, Dr Ken Sikaris, Sharon Johnston, David Gillespie

« JE MANGE CHAQUE JOUR UN PETIT MORCEAU DE CHOCOLAT, MAIS JE CONNAIS PARFAITEMENT SA NOCIVITÉ SI J'EN MANGE TROP. »

PROFESSEUR BARRY POPKIN, UNIVERSITÉ DE CAROLINE DU NORD

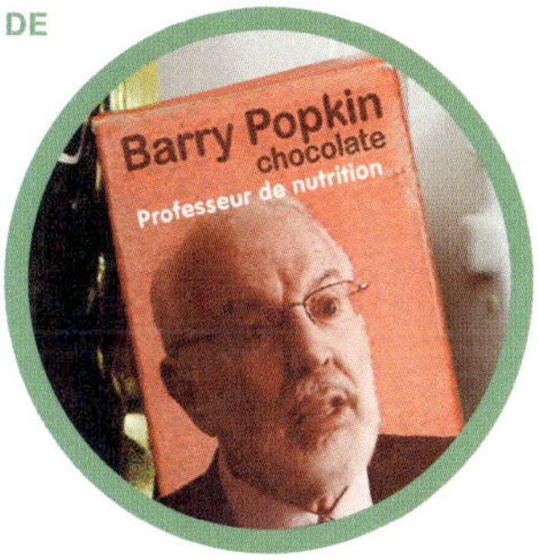

L'EXPÉRIENCE

La première étape de mon expérience a consisté à réunir une équipe de choc capable de me guider et de surveiller les changements susceptibles de se produire dans mon organisme. Je voulais m'assurer que : 1, je faisais bien les choses et, 2, je n'y laisserais pas ma peau... encore que ça aurait fait un sacré film ! J'ai fait appel à un médecin généraliste installé près de chez moi (pour surveiller ma santé), à un anatomopathologiste (pour contrôler mes bilans sanguins), à un nutritionniste (pour guider mes choix alimentaires), à un médecin du sport (pour mesurer mon poids avec précision et faire plus branché), ainsi qu'à David Gillespie, l'auteur du best-seller *Sweet Poison* (pour m'aider à décrypter les étiquettes des produits, à comprendre les aspects scientifiques, et peut-être aussi pour gagner en crédibilité).

Au début de l'expérience, le sucre raffiné était sorti de ma vie depuis trois ans, et l'alcool et la caféine depuis cinq ans. Il n'y a pas à dire, j'ai vraiment cette fille dans la peau ! Je commençais également à développer une addiction pour la clarté d'esprit. (Serais-je accro à la clairvoyance ? Je m'imagine retrouver un « marchand de méditation » à Kings Cross lors d'une folle soirée pour « se recentrer » ensemble.)

Selon les analyses effectuées avant le début de l'expérience, j'étais en bonne santé, surtout mon foie, dont les stigmates peuvent témoigner d'une vie débridée. Mon équipe était unanime : j'avais le corps idéal pour mener cette expérience sur le sucre, car rien ne pouvait semer le trouble ou la confusion dans les résultats, ni caféine, ni médicaments, ni drogue, ni alcool (ça aurait été un vrai désastre au début de la vingtaine).

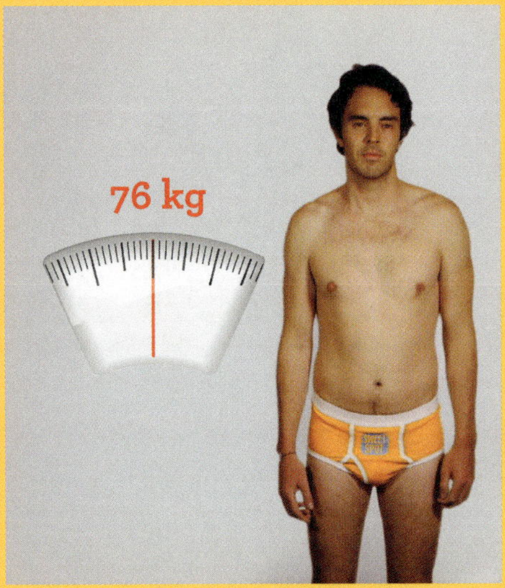

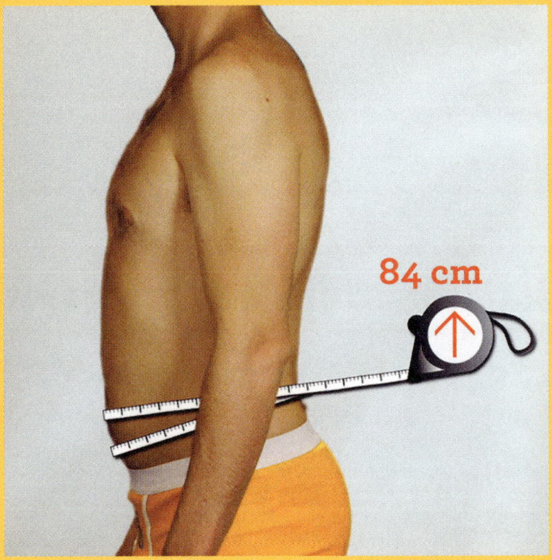

Comme je ne mangeais pratiquement plus de sucre depuis presque trois ans et que je n'avais pas touché une goutte d'alcool depuis cinq ans, j'étais le cobaye parfait pour observer les effets du sucre.

Pendant les soixante jours qui allaient suivre, ce serait une autre affaire. Non seulement je mangerais du sucre (et pas qu'un peu), mais je supprimerais aussi de nombreuses matières grasses de mon alimentation (avocat, fromage, produits à base de noix de coco, etc.). L'équipe était tout excitée et se réjouissait d'une façon quelque peu sadomasochiste de voir comment allait réagir mon corps. Nous ne savions pas à quoi nous attendre.

VOILÀ À QUOI RESSEMBLAIT MON ALIMENTATION QUOTIDIENNE AVANT L'EXPÉRIENCE (IL Y A INCONTESTABLEMENT UNE FEMME ATTENTIONNÉE LÀ-DESSOUS) :

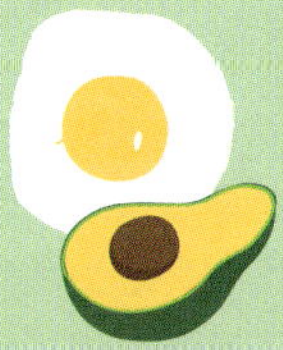

PETIT DÉJEUNER :

trois œufs pochés ou brouillés avec de l'avocat, des épinards et du bacon (sans toast)

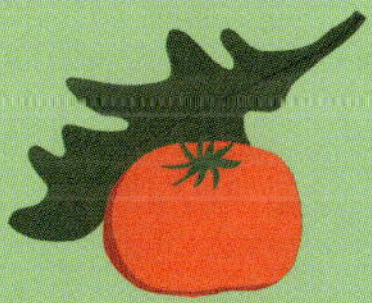

DÉJEUNER :

salade à base de chou kale ou de laitue, poivron, tomate, fromage et thon

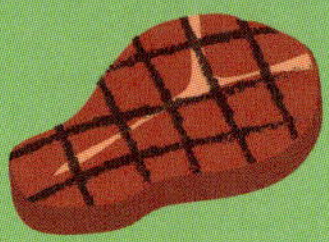

DÎNER :

steak ou poulet cuit au beurre ou à l'huile de coco avec plein de légumes verts

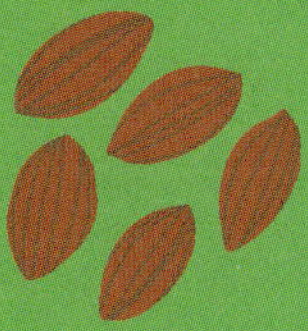

EN-CAS :

fruits à coque (par exemple, amandes), houmous avec des bâtonnets de carotte ou de concombre, pâté maison de Zoe avec des bâtonnets de carotte

LES RÈGLES

- Je dois ingérer 40 CUILLÈRES À CAFÉ DE SUCRE PAR JOUR.
- Ce sucre doit correspondre uniquement au sucre « caché » que contiennent les boissons et les aliments supposés « SAINS », comme les céréales du petit déjeuner, les barres de céréales et les jus. Alors pas de SODAS, GLACES, CONFISERIES OU CHOCOLAT.
- Ce sucre, qu'il soit ajouté ou présent naturellement, doit se limiter au SACCHAROSE et au FRUCTOSE. Les glucides comme ceux du pain ou des féculents ne sont pas comptabilisés, même s'ils se dégradent en sucre dans l'organisme. (Pour plus d'informations sur les différents types de sucre, reportez-vous aux pages 88 et 89.)
- Je dois systématiquement CHOISIR DES ALIMENTS ALLÉGÉS.
- Je dois MAINTENIR MON NIVEAU D'ACTIVITÉ : trois tours de mon grand jardin en pente, deux fois par semaine et dix minutes dans ma salle de gym maison.

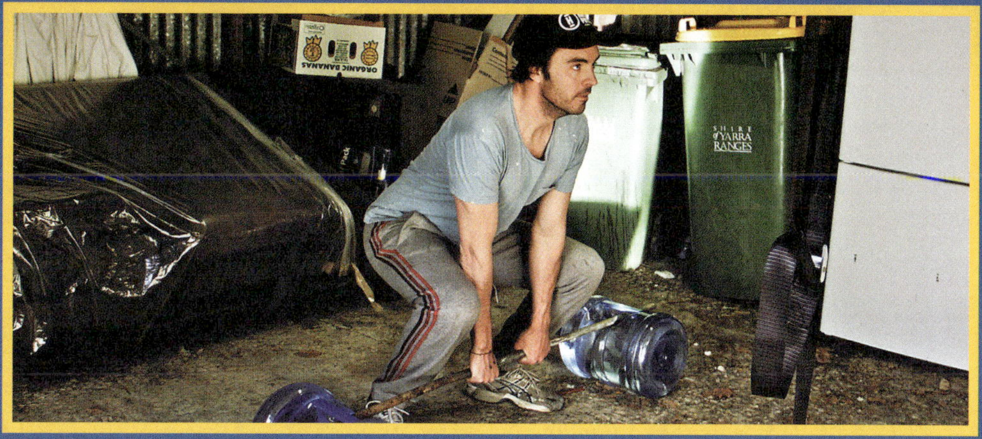

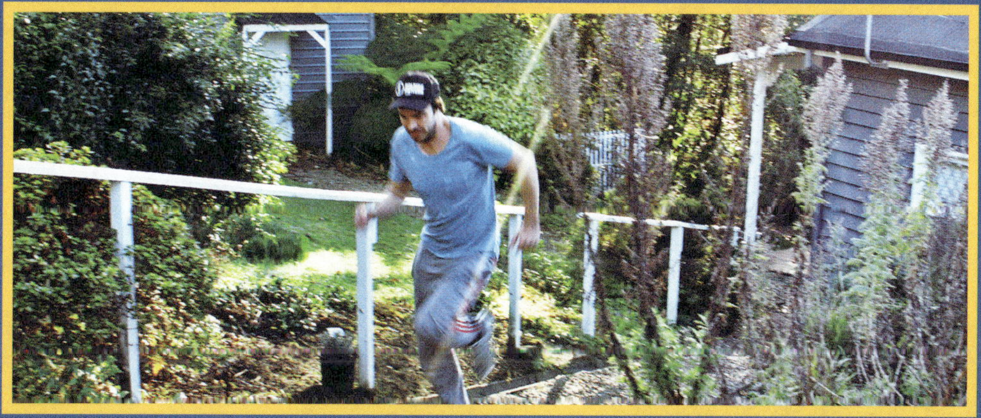

MA SALLE DE GYM MAISON
Haltères composés de deux bidons d'eau de vingt litres et d'un mât de tente. Fitness Park n'a qu'à se rhabiller !

CE QUE JE MANGEAIS AVANT L'EXPÉRIENCE

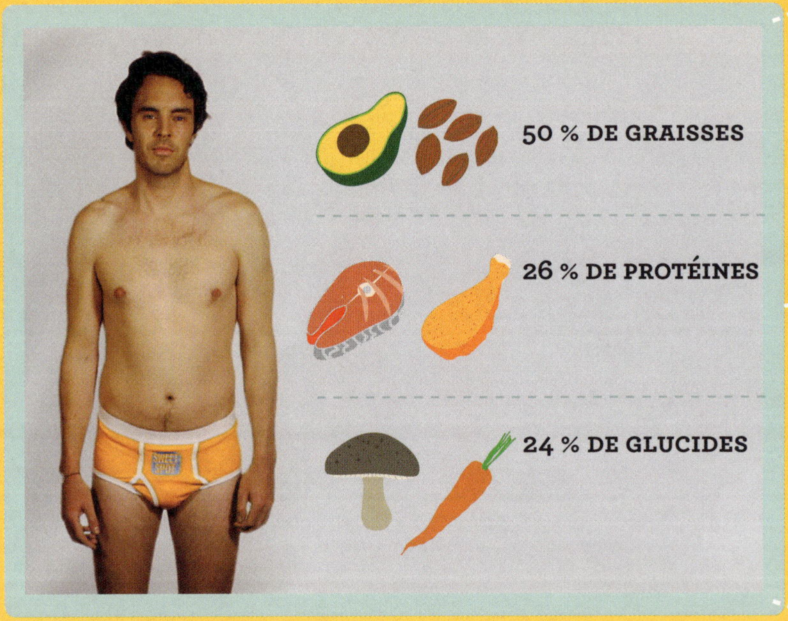

Apport quotidien total d'environ 2 300 calories (9 600 kJ) dont plus ou moins 50 % de matières grasses saines (comme de l'avocat et des fruits à coque), 26 % de protéines (œufs, viande ou poisson) et 24 % de glucides (légumes frais). Vous pouvez constater l'absence de glucides raffinés (sucres et céréales).

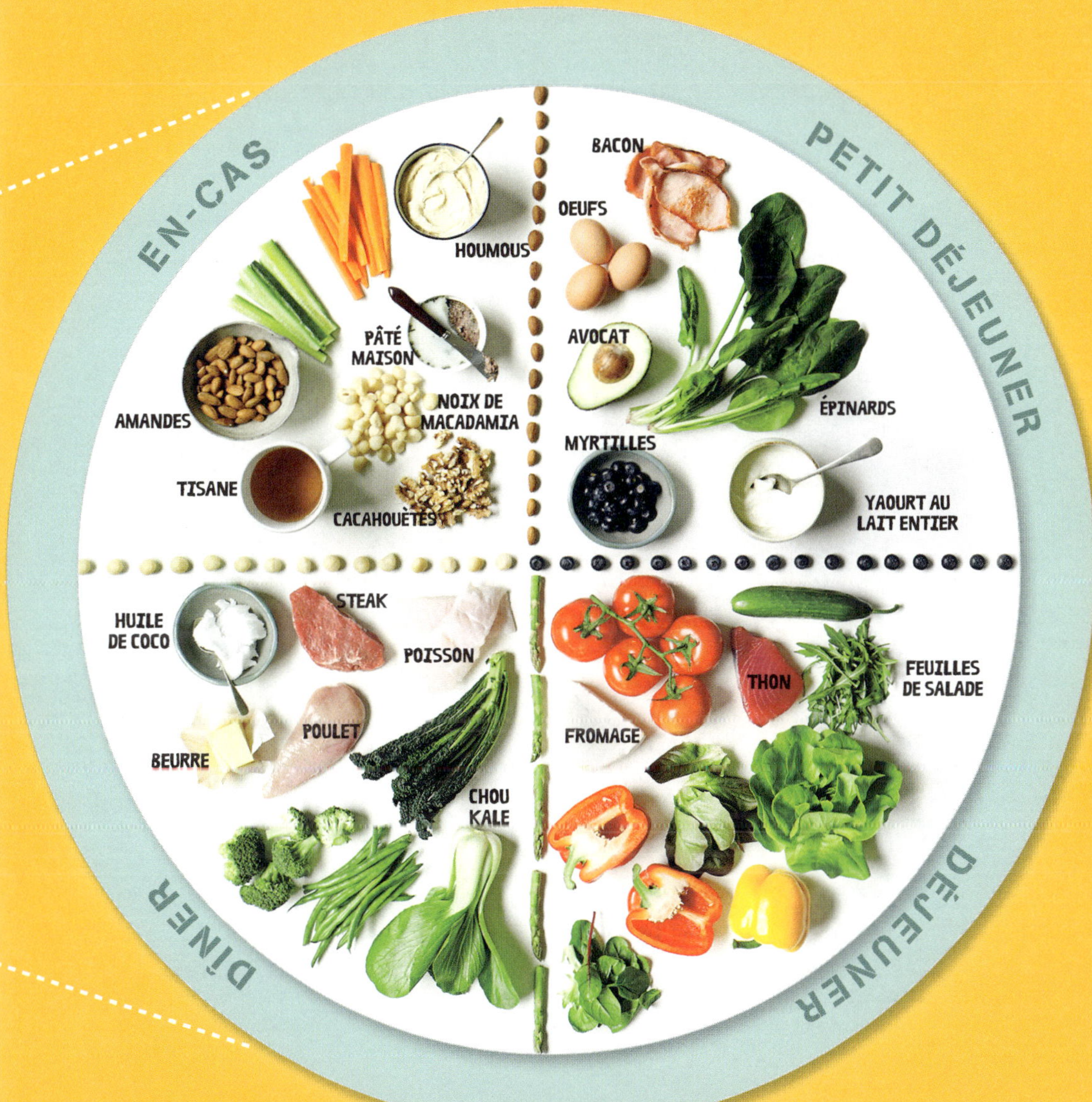
EN-CAS
PETIT DÉJEUNER
DÉJEUNER
DÎNER
HOUMOUS
PÂTÉ MAISON
AMANDES
NOIX DE MACADAMIA
TISANE
CACAHOUÈTES
BACON
OEUFS
AVOCAT
ÉPINARDS
MYRTILLES
YAOURT AU LAIT ENTIER
HUILE DE COCO
STEAK
POISSON
POULET
BEURRE
CHOU KALE
THON
FEUILLES DE SALADE
FROMAGE

CE QUE J'ALLAIS MANGER PENDANT L'EXPÉRIENCE

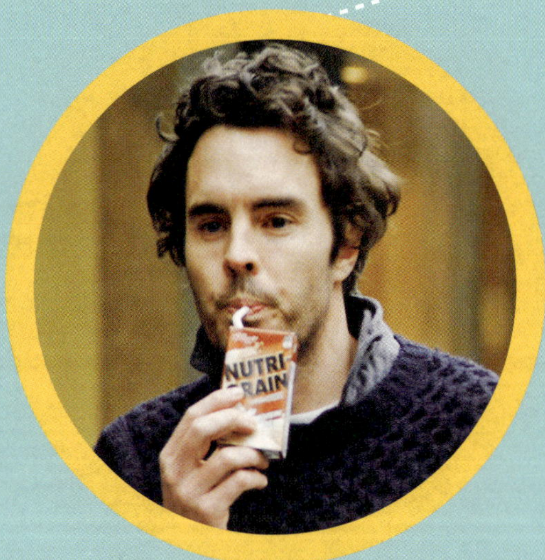

L'équipe était tout excitée et se réjouissait d'une façon un peu sadomasochiste de voir comment allait réagir mon corps.

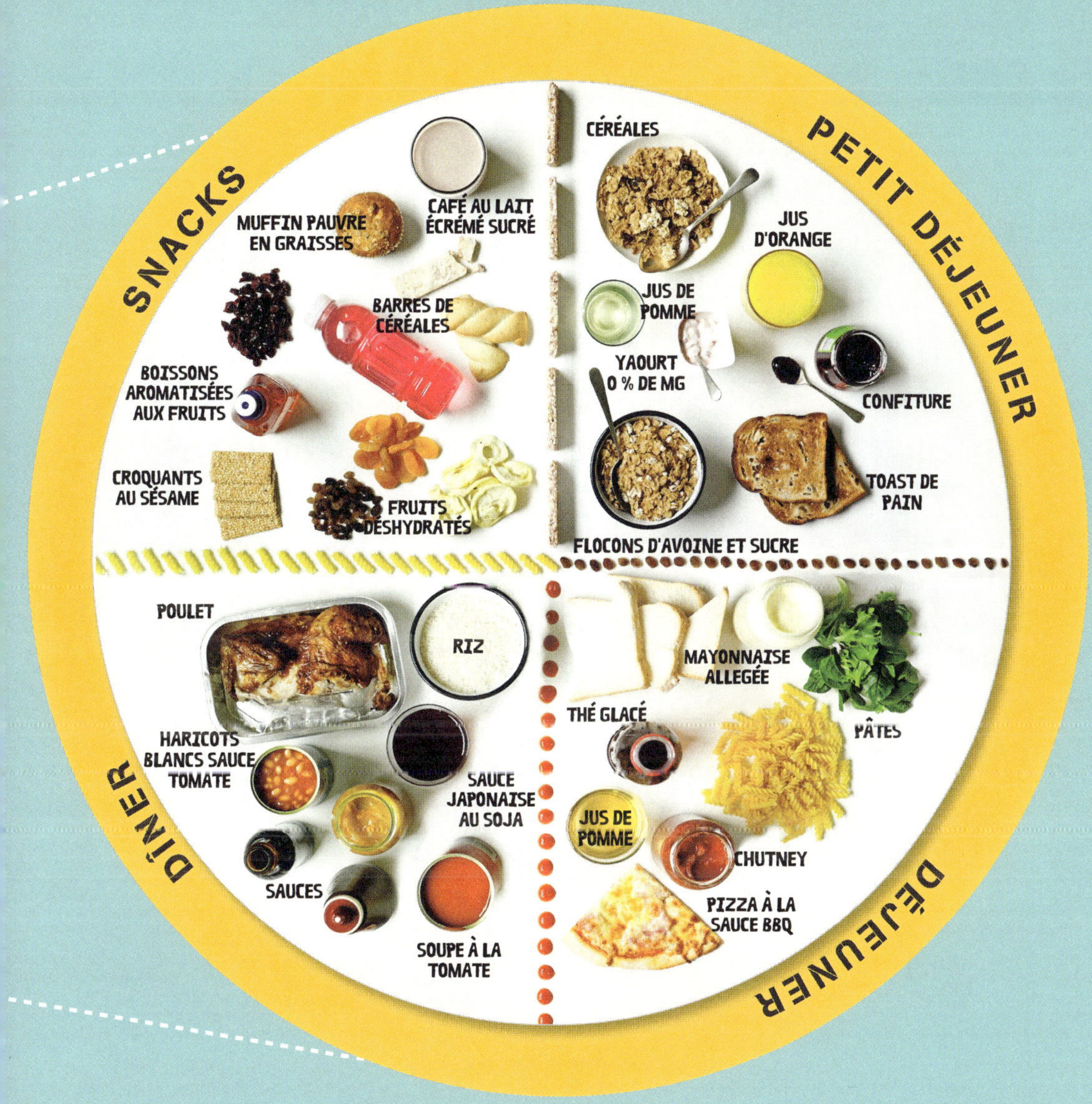
SNACKS
PETIT DÉJEUNER
DÉJEUNER
DÎNER
CAFÉ AU LAIT ÉCRÉMÉ SUCRÉ
MUFFIN PAUVRE EN GRAISSES
BARRES DE CÉRÉALES
BOISSONS AROMATISÉES AUX FRUITS
CROQUANTS AU SÉSAME
FRUITS DÉSHYDRATÉS
CÉRÉALES
JUS D'ORANGE
JUS DE POMME
YAOURT 0 % DE MG
CONFITURE
TOAST DE PAIN
FLOCONS D'AVOINE ET SUCRE
POULET
RIZ
HARICOTS BLANCS SAUCE TOMATE
SAUCE JAPONAISE AU SOJA
SAUCES
SOUPE À LA TOMATE
MAYONNAISE ALLEGÉE
THÉ GLACÉ
PÂTES
JUS DE POMME
CHUTNEY
PIZZA À LA SAUCE BBQ

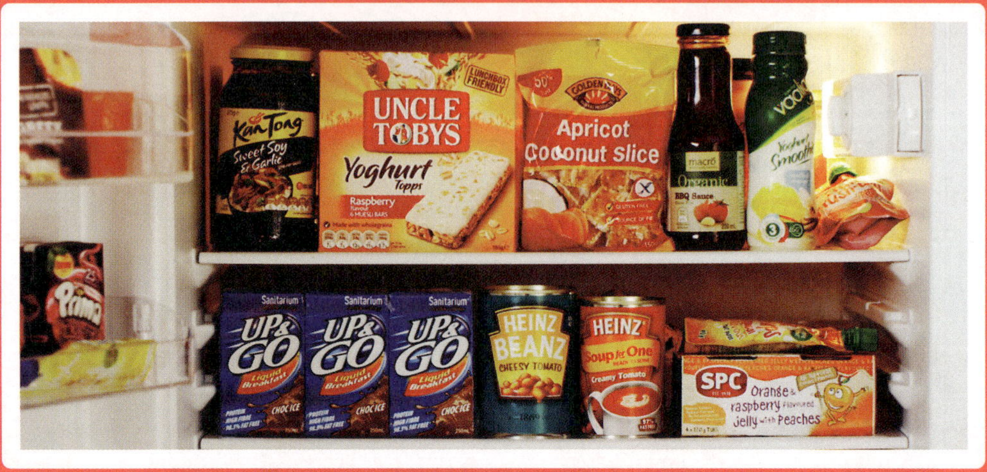

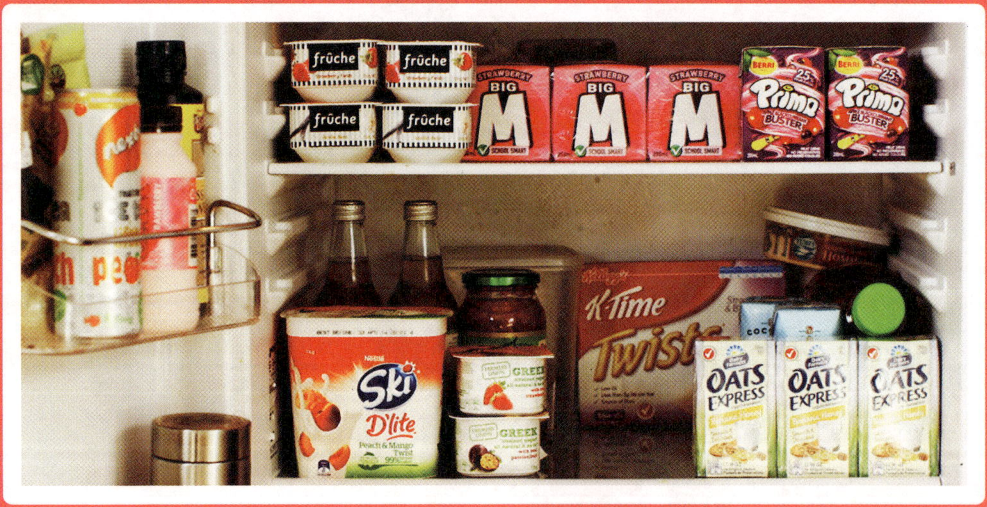

Je ne dois ingérer que du « sucre caché » présent dans des aliments et des boissons considérés comme sains.

C'EST PARTI : DE LA DYNAMITE AU PETIT DÉJEUNER

J'ai commencé par le petit déjeuner. J'ai opté pour un bol de céréales Country Store, deux cuillères de yaourt allégé et 40 cl de jus de pomme. Sous ses apparences saines, ce repas équivaut à vingt cuillères à café de sucre... tout cela, avant même d'avoir atteint la rubrique « faits divers » du journal. C'est plus de deux fois la quantité journalière recommandée pour les hommes par l'American Heart Association (je ne peux pas utiliser les recommandations australiennes, il n'y en a pas).

Après deux années d'abstinence, j'ai été surpris par l'effet immédiat du sucre sur mon humeur. J'avais été assez naïf pour penser que les premiers jours seraient amusants. Je me réjouissais secrètement à l'idée de retrouver des aliments et des boissons auxquels je n'avais pas goûté depuis des lustres. Non mais quel crétin !

Après mon petit déjeuner aux allures de dessert, j'ai senti une soudaine montée en puissance de mes glandes surrénales (glandes qui secrètent l'adrénaline, N.D.E.) et un impressionnant regain d'énergie. C'était un peu comme si l'on m'avait branché sur le secteur. Je passais à la vitesse supersonique et saluais nonchalamment le Millennium Falcon que je laissais sur place.

Puis j'ai cherché une cible. J'avais besoin de parler ou, pour être précis, de vider mon sac. La pauvre Zoe se prit une décharge verbale. Je la vis mesurer d'un coup ce que seraient les soixante prochains jours. C'est une femme avisée et son regard dans lequel je lisais une certaine crainte laissait également entrevoir qu'elle savait parfaitement que tout ce qui monte finit par redescendre. Et ça n'a pas loupé, 45 minutes plus tard, le Damon tout feu tout flamme, pressé d'en découdre, s'était métamorphosé en Damon grincheux, irritable, qui n'en a rien à cirer. J'étais peut-être particulièrement sensible à l'euphorie (et à la dépression) causée par le sucre en raison de ma longue abstinence, mais j'étais quand même choqué, sans parler de Zoe. On a réalisé à cet instant qu'il y aurait une autre femme dans ma vie pendant les soixante prochains jours. Sous son manteau de minuscules cristaux blancs, il ne faisait aucun doute que c'est elle qui porterait la culotte.

VOICI QUELQUES OBSERVATIONS SUR LES PREMIERS JOURS DE L'EXPÉRIENCE...

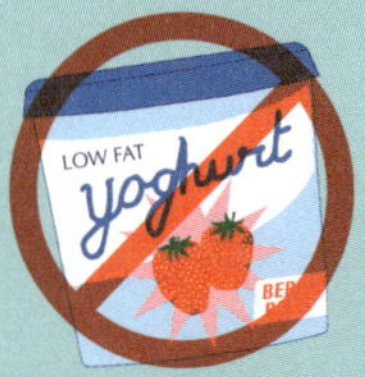

SUCRES CACHÉS : LES HOTSPOTS

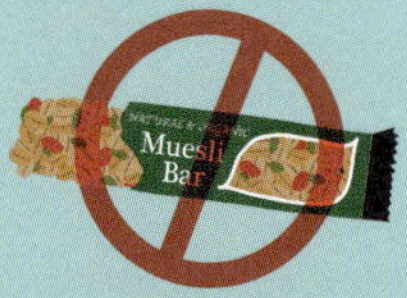

Certaines céréales considérées bonnes pour la santé contiennent pratiquement autant de sucre que celles à éviter. J'ai également commencé à m'intéresser aux allégations sur la santé figurant sur les paquets de céréales : « Contient des vitamines essentielles » ; « Source d'énergie » ; « Tous les bienfaits des céréales complètes ». (Et pourquoi pas « Bourré de sucre » ou « Slogan superfétatoire » ?)

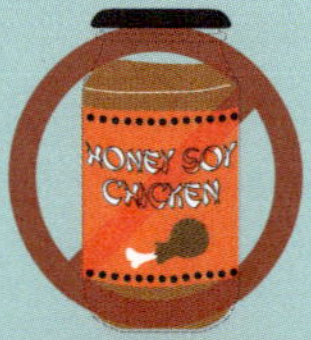

Parmi les produits laitiers, les YAOURTS ALLÉGÉS sont le repaire secret des gangs clandestins du sucre. Bien qu'ils soient vendus comme des produits sains pour le petit déjeuner, on devrait rapidement les faire passer au rayon des desserts.

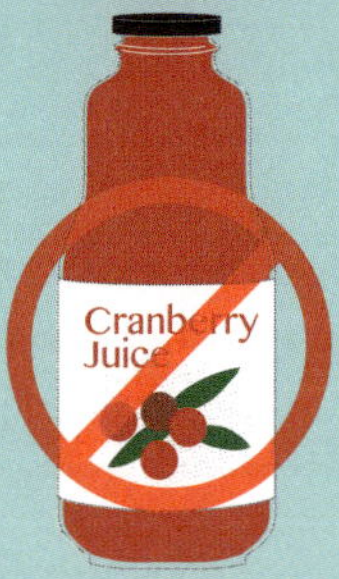

En fait, les aliments allégés en général ont souvent une teneur en sucre supérieure à l'équivalent non allégé. J'ai également fait cette constatation avec certains produits dits de régime.

Certaines BARRES DE CÉRÉALES soi-disant bonnes pour la santé contiennent beaucoup plus de sucre que les Kit Kat ou les Mars.

Les BOISSONS sont de loin le moyen le plus rapide de faire le plein en sucre. Les jus, les eaux aromatisées, les boissons aux fruits spécial petit déjeuner, les boissons énergisantes, les boissons gazeuses y compris bio, les laits aromatisés et les SMOOTHIES sont bourrés de sucre.

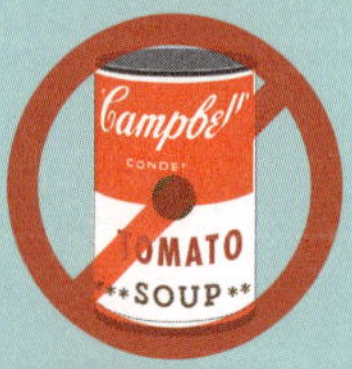

CERTAINS JUS (même ceux de pomme ou de canneberge) contiennent plus de sucre que le Coca-Cola pour un même volume.

La MAYONNAISE ALLÉGÉE et les sauces pour salade sont des « hotspots » pour le sucre.

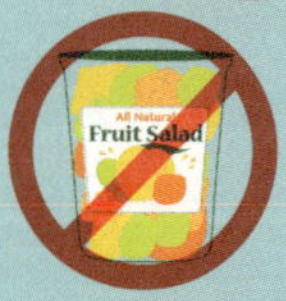

Les SAUCES POUR PÂTES et les sauces en général dissimulent du sucre (lisez une étiquette de sauce tomate ou de sauce barbecue, c'est effrayant).

Le sucre raffole des SOUPES EN CONSERVE.

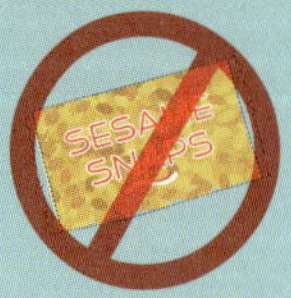

Les EN-CAS POUR LES ENFANTS posent un réel problème. Les snacks de pâtes de fruits, les roulés aux fruits, les bonbons contenant de la gélatine, les barres de céréales au lait sont de formidables sources de sucre.

Pour ce qui est des aliments industriels, méfiez-vous des termes « naturel », « mère nature » ou « vallée », mais aussi les photos d'abeilles, de fleurs, de prairies ou d'un beau soleil. Ces étiquettes méritent d'être examinées de près. Elles utilisent les euphémismes « extrait de malt d'orge », « sirop de glucose-fructose », « mélasse » ou « jus de fruits concentré » au lieu d'aller droit au but en annonçant purement et simplement « sucre ». (Pour plus d'informations sur les termes utilisés pour désigner le sucre, reportez-vous à la page 138.)

Même s'ils paraissent bons pour la santé, de nombreux produits vendus en magasin bio sont bourrés de sucre ou de sirop d'agave. Que le sucre soit ou non biologique ne fait aucune différence sur la façon dont réagit l'organisme. Le sirop d'agave contient souvent 90 % de fructose. (Pour plus d'informations sur le fructose, reportez-vous à la page 88.)

J'ai vraiment été surpris par ces révélations. Combien sommes-nous à penser que si nous arrêtons de mettre du sucre dans notre café ou dans notre thé et que nous évitons les sucreries et le chocolat, nous ne mangeons plus de sucre ? Citoyens du monde, réveillez-vous, le sucre vous sort pratiquement par les oreilles.

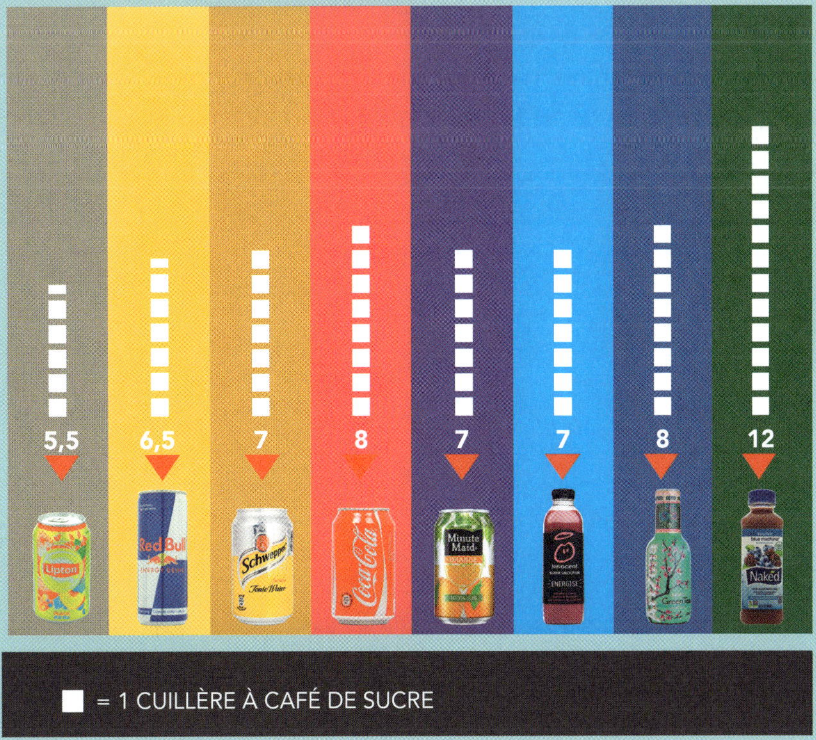

JOURNÉE DES ÉQUIVALENCES EN SUCRE :

LE JOUR OÙ J'AI LITTÉRALEMENT MANGÉ QUARANTE CUILLÈRES À CAFÉ DE SUCRE

La première semaine m'a véritablement ouvert les yeux sur l'omniprésence du sucre dans notre alimentation. On le trouve en effet désormais dans 80 % de tous les produits disponibles en supermarché. Je recherchais un moyen de le faire clairement comprendre à tous et de visualiser à quoi ressemblaient quarante cuillères à café de sucre lorsqu'on le dépouillait des emballages attrayants habilement commercialisés.

Voici un extrait du journal que j'ai tenu pendant cette expérience :

EXTRAIT DE MON JOURNAL : Aujourd'hui fut une grande première pour moi et, j'imagine, pour les nombreux témoins de la scène. J'allais rendre palpable tout ce que j'avais appris jusqu'ici depuis mon incursion au royaume enchanté du sucre.

Au petit déjeuner, j'ai mangé un bol de céréales Country Store avec une cuillère de yaourt allégé. J'ai ensuite pris un bol de flocons d'avoine complet sans sucre ajouté que j'ai couvert de dix cuillères à café de sucre (la même quantité que dans mon mélange de Country Store et de yaourt), puis j'ai dégommé le tout.

Jamais auparavant je n'avais eu une telle quantité de sucre en bouche. J'ai même cru entendre mon dentiste hurler (de joie à l'idée de ce que j'allais lui rapporter) alors que le sucre s'immisçait dans les interstices de mes pauvres dents.

Mon œil s'est mis à cligner nerveusement et ce n'est qu'après mûres réflexions que j'ai décidé de poursuivre le programme. J'ai naïvement décidé de « souffrir pour la cause ».

Me voilà donc parti en ville. J'étais supposé prendre un pot de glace au yaourt « bon pour la santé » en milieu de matinée. À la place, j'ai acheté un pot de yaourt grec non sucré auquel j'ai ajouté onze cuillères à café de sucre. Alors que je m'attaquais à mon en-cas près d'un passage pour piétons très fréquenté, les gens s'arrêtaient pour me dévisager en me disant que j'étais « fou », « détraqué » et « stupide ». Ils avaient raison sur toute la ligne. Je réalise que ces trois adjectifs décrivent parfaitement le modèle alimentaire actuel de notre société.

« POUR FAIRE SIMPLE, PLUS VOUS MANGEZ DE PRODUITS INDUSTRIELS, PLUS VOS ALIMENTS CONTIENNENT DE FRUCTOSE. »

JEAN-MARC SCHWARZ, UNIVERSITÉ DE TOURO, CALIFORNIE

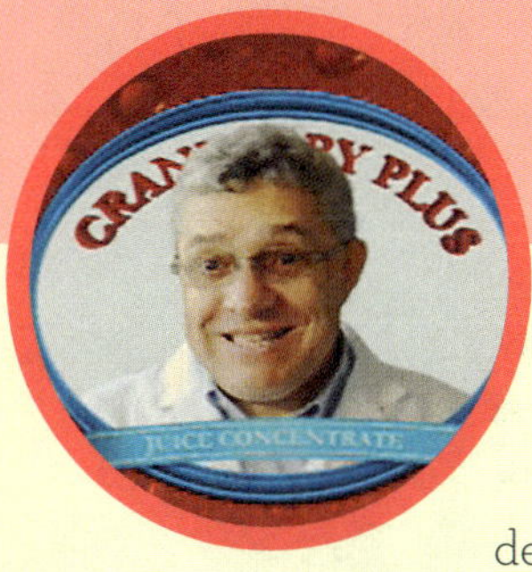

Après ça, je me suis acheminé vers une cafétéria pour déjeuner d'une belle moitié de poulet. Je m'apprêtais à le couvrir d'un demi-sachet de sauce japonaise sucrée à base de soja (teriyaki) avant d'opter pour les quatre cuillères à café de sucre que cela représentait. Je me demande si je n'ai pas inventé le premier dessert au poulet. J'ai bien vu les yeux des autres clients s'écarquiller. (Ils peuvent bien se moquer de moi aujourd'hui, mais un de ces jours ils feront tous la queue pour avoir mon « Délice de poulet de la ferme Gameau ».)

Pour faire passer mon poulet sucré, j'ai descendu un grand verre d'eau tiède additionné de huit cuillères à café de sucre, soit l'équivalent d'une bouteille de Powerade. Ni une ni deux, mon système nerveux est passé à la vitesse de la lumière et Han Solo a repris le contrôle des opérations. J'ai contemplé pendant un instant ce nouvel état de conscience plutôt intrigant.

Les couleurs paraissaient plus vives et j'avais l'impression de pouvoir suivre toutes les conversations et, croyez-moi, dans une cafétéria en centre-ville, c'est plutôt terrifiant.

Quinze minutes plus tard, je dormais sur un énorme canapé en plein centre commercial. Un agent de sécurité m'a réveillé, sans même me faire un câlin.

J'ai erré un peu, puis, vers 15 h, j'ai vu la ruée des employés sortir de leur bureau pour se shooter à la cigarette ou avec une cannette de Red Bull. Je me suis dit que c'était le moment de prendre un petit remontant.

J'ai lorgné avec envie une barre de céréales pommes-canneberges avant de dégainer deux crackers, de les garnir de sept morceaux de sucre et de croquer le tout à belles dents. Il en résulta un magnifique craquement. Ces crackers sont destinés aux délicats fromages français et au pesto, avec le sucre, ça ne le fait pas.

À 19 h 43 j'ai vomi, et ça m'a fait bien plaisir. J'ai mangé une salade et bu une tasse de thé avec Zoe et j'ai retrouvé mes esprits. La nuit est arrivée.

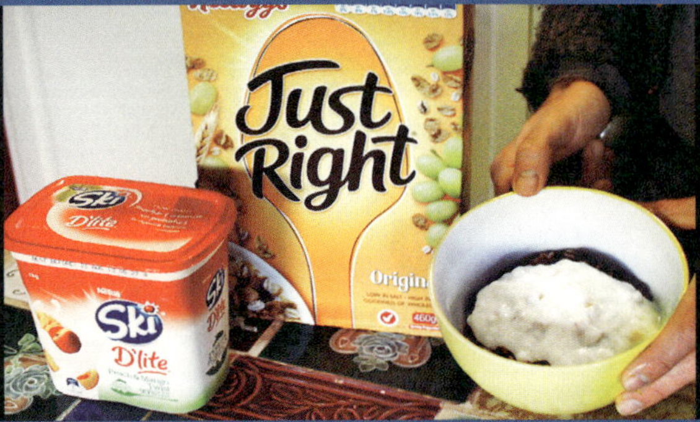
Just Right
Original
Ski
D'lite
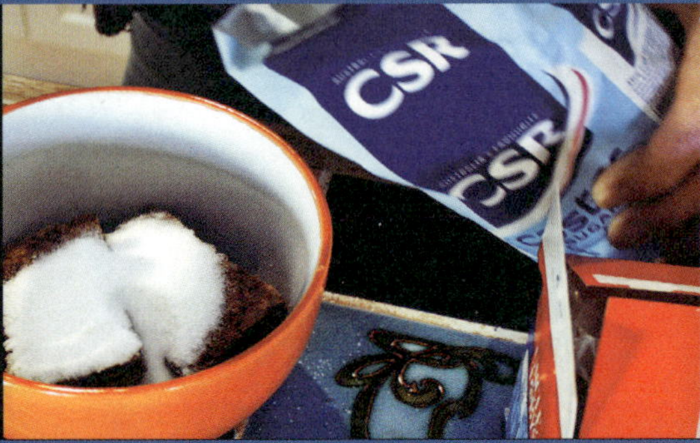
CSR
CSR
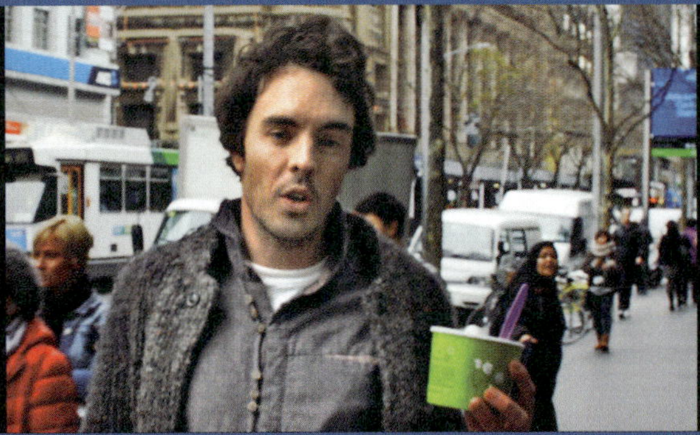
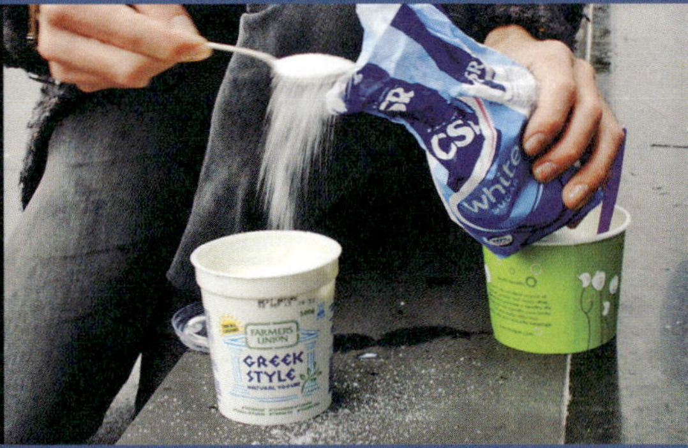
CSR
White
Farmers Union
Greek Style
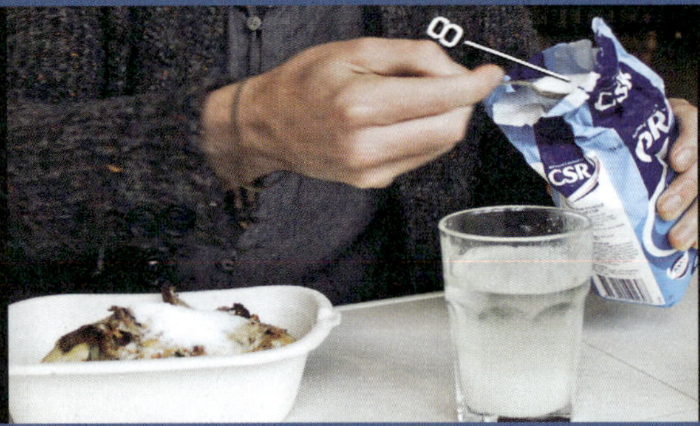
CSR
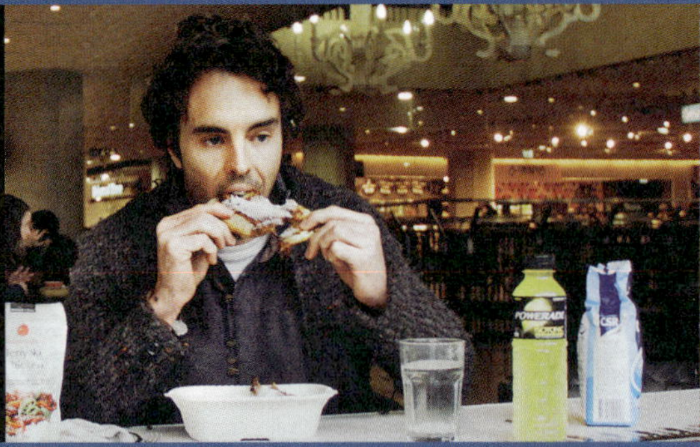
Powerade
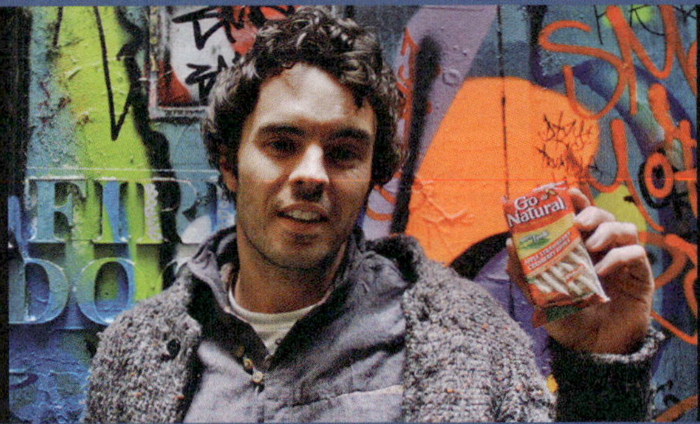
Go Natural
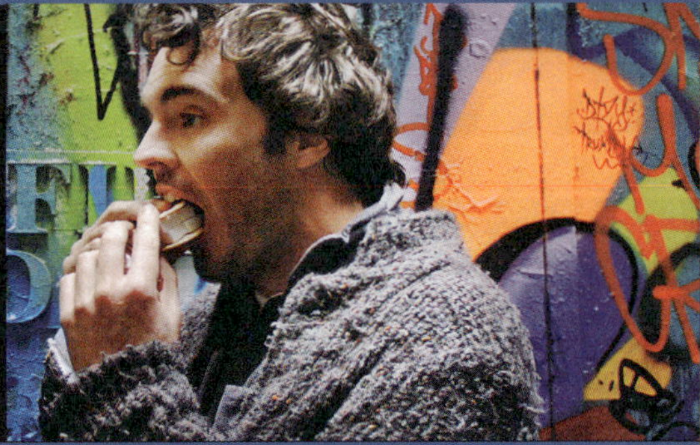

PETIT DÉJEUNER

Céréales Just Right (équivalent de Country Store) avec du yaourt allégé

= 10 c. à c.

EN-CAS DE MILIEU DE MATINÉE

Glace au yaourt

= 11 c. à c.

DÉJEUNER

Poulet à la sauce teriyaki et Powerade

= 4+8 c. à c.

REMONTANT DE L'APRÈS-MIDI

Une barre Go Natural (équivalent de Frusli de Jordans) aux fruits rouges

= 7 c. à c.

40 c. à c.

« Je me demande si je n'ai pas inventé le premier dessert au poulet. Ils peuvent bien se moquer de moi aujourd'hui, mais un de ces jours ils feront tous la queue pour avoir mon Délice de poulet de la ferme Gameau ! »

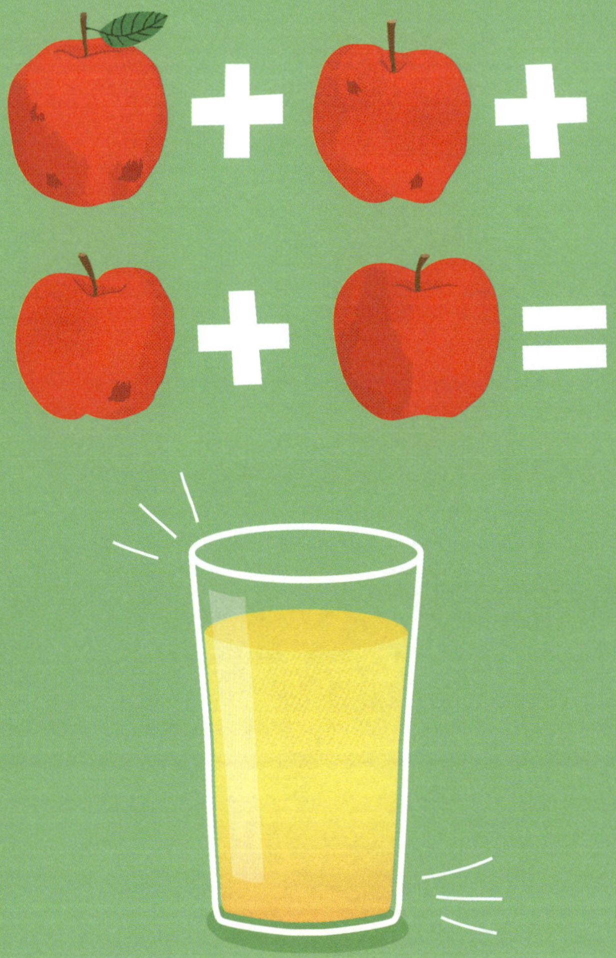

UN VERRE DE JUS N'ÉQUIVAUT PAS À QUATRE POMMES, CELA ÉQUIVAUT AU SUCRE DE QUATRE POMMES.

MA RÉVÉLATION SUR LES JUS ET LES FIBRES

Il devint rapidement évident que cette hallucinante consommation de sucre commençait à m'atteindre. Il faudrait créer un prix Nobel de la tolérance et le décerner à Zoe. Elle a eu un aperçu de ma personnalité à l'âge de quatre ans quand j'étais shooté avec la fameuse boisson au cassis. Quoi qu'il en soit, le douzième jour, j'ai eu un éclair de lucidité malgré ma mauvaise humeur...

EXTRAIT DE MON JOURNAL : Aujourd'hui, j'ai un moment envisagé de manger quatre belles pommes. Jamais je n'aurais réussi à en manger plus de deux. J'ai donc sorti l'extracteur de jus du placard avant d'introduire ces fruits exquis entre les mâchoires vrombissantes de ce symbole du confort moderne. C'est à ce moment-là que j'ai eu une révélation.

J'ai réalisé que notre appétit pour le sucre est devenu si vorace que nous avons inventé un appareil capable d'éliminer les précieuses fibres des fruits pour n'en garder que le nectar sucré. Dame Nature a tout prévu, ces fruits comportent les fibres qui déclenchent le signal de satiété et la quantité de sucre adaptée à la fine mécanique de nos corps. Vous ne croiserez certainement pas un extracteur de jus dans le Serengeti ou au cœur de l'Amazonie !

Et voilà, il ne restait plus rien de mes quatre belles pommes, qu'un plein verre de jus sucré. Et quel verre ! Seize cuillères à café de sucre que j'ai bu sans sourciller. Mon corps, à toi de jouer ! Voilà ce que nous conseillons à nos enfants ! Nous les encourageons, convaincus que c'est bon pour leur santé. Notre complaisance envers le sucre est une véritable folie.

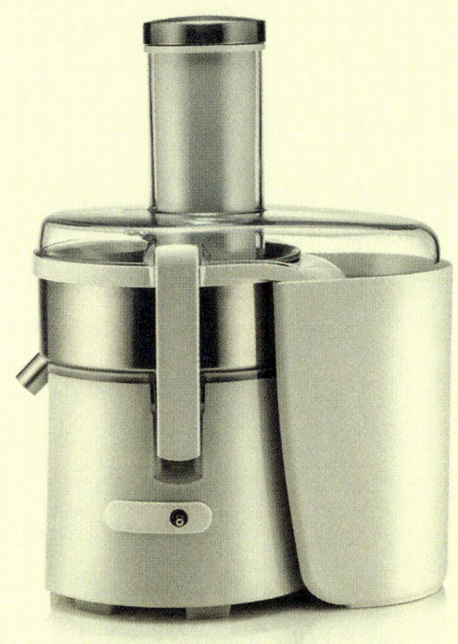

Ce jour-là, j'ai réalisé qu'une grande partie du sucre que j'ingérais se cachait dans les boissons et que mon organisme en était submergé. Que ce soit un jus de fruits, de l'eau aromatisée ou une boisson énergisante, ce sont tous des wagons de sucre filant à grande vitesse jusqu'à nos organes internes avec l'efficacité du réseau ferré japonais. (Promis, c'est ma dernière métaphore ferroviaire.) Soyons clairs sur ce point :

UN FRUIT ET UN JUS DE FRUITS SONT DEUX CHOSES TRÈS DIFFÉRENTES.

Si l'on prend ses précautions, manger un fruit est une bonne chose. Sous sa forme naturelle, on trouve dans un fruit une quantité équilibrée de fibres, de nutriments et la bonne proportion de sucres conçus pour être métabolisés à la vitesse adéquate pour notre organisme. Pendant mon expérience, j'ai rencontré bon nombre de scientifiques et de nutritionnistes qui affirment que les fruits sont le dessert que nous offre la nature et qu'ils ne présentent aucun risque quand on les traite comme tel. La plupart d'entre eux recommandent de ne pas en prendre plus de deux par jour et de faire attention aux raisins, aux pommes et aux poires qui ont une forte teneur en fructose. Il ne faut pas oublier que dans la nature, les fruits sont saisonniers. Les fruits sucrés n'étaient autrefois pas accessibles à volonté comme c'est maintenant le cas. (De plus, un vrai fruit issu de l'agriculture biologique n'a rien à voir avec les versions améliorées que l'on trouve dans les rayons des supermarchés. Si vous allez dans un magasin bio, vous verrez que certains fruits sont minuscules et ratatinés. Sans le secours de la « chirurgie esthétique », c'est à ça qu'ils ressemblent !)

Pour ce qui est des jus de fruits, la réponse de mes interlocuteurs a pourtant été unanime. La production de jus remonte aux années 1950, lorsque les producteurs d'oranges de Floride eurent l'idée de transformer en jus leur récolte endommagée par la tempête pour éviter le gaspillage. Il ne fallut pas longtemps pour que ça fasse fureur et, 70 ans plus tard, rien n'a changé. Des bars à jus ont fait leur apparition un peu partout. Même le jus en bouteille est toujours considéré comme bon pour la santé. En 2009, la population mondiale a bu 106 milliards de litres de boissons à base de fruits.

Le professeur Barry Popkin (je le surnommerais « Soda Popkin » si l'on était intime) de l'université de Caroline du Nord est un expert réputé du domaine qui se bat pour la santé publique dans le monde entier. Voilà ce qu'il m'a dit : « *Aujourd'hui, 98 % des jus sont un mélange de jus de fruits concentrés, d'eau et d'arômes.* » Il juge leur effet désastreux et pense qu'il n'y a aucune différence entre boire un jus de fruits et boire un soda.

Jean-Marc Schwarz, de l'université de Touro en Californie, décrit notre consommation de jus et de boissons sucrées comme un « *tsunami de fructose qui inonde le foie. Cette grosse vague de sucre n'est pas sans conséquence.* »

Mettez-vous trois secondes à la place de votre foie. En voyant arriver des petits fragments d'une belle pomme, bien mâchés, vous auriez tout le temps nécessaire pour décider où rediriger tout cela de façon nette et ordonnée. Maintenant, si la même pomme déferle sur vous sous forme de jus, tel un tsunami géant, ça laisse peu de temps pour prendre des décisions.

L'élimination des fibres a une autre conséquence. Les premières semaines de mon expérience, j'ai constaté que comme j'avais supprimé les matières grasses et les fibres de mon alimentation, je n'étais jamais rassasié ni satisfait de mes repas. J'ai pris la mesure de l'importance du rôle que jouent les fibres des aliments ingérés dans le ralentissement du métabolisme de ce que nous mangeons et le maintien de l'équilibre des fonctions de notre organisme (homéostasie). Malheureusement, la transformation de nos aliments les a en grande partie fait disparaître de notre nourriture.

(Cela pesait aussi sur ma bourse. J'ai constaté que je dépensais autant pour acheter ces produits sucrés que pour mon alimentation habituelle. Je devais en acheter plus, car contrairement aux matières grasses ou aux fibres, ils ne satisfaisaient pas ma faim.)

IL EST IMPORTANT DE SAVOIR QUE LES FRUITS DÉSHYDRATÉS ONT ÉGALEMENT UNE FORTE TENEUR EN FRUCTOSE. J'AI COMPTÉ QU'UN PETIT SACHET DE RAISINS SECS CONTIENT 91 GRAINS. J'AI DONC TENTÉ DE MANGER 91 GRAINS DE RAISIN FRAIS (MÊME QUANTITÉ DE FRUCTOSE).

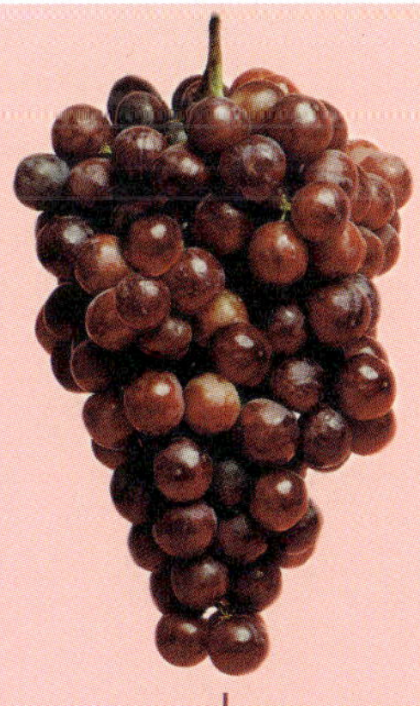

91 GRAINS

J'AI DÛ M'ARRÊTER APRÈS 24 GRAINS. LES FIBRES ONT REMPLI LEUR RÔLE ET INFORMÉ MON CERVEAU QUE JE N'AVAIS PLUS FAIM.

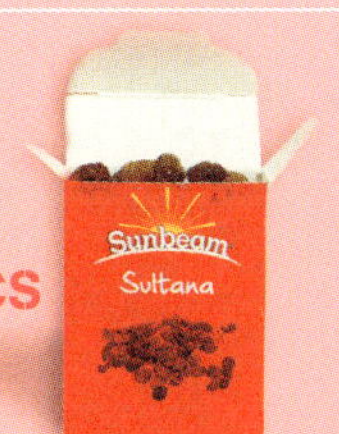

91 RAISINS SECS

INFO SUR LE FRUCTOSE :

LE COLIBRI EST LE SEUL ANIMAL QUI PEUT TIRER SON ÉNERGIE DIRECTEMENT DU FRUCTOSE. IL PEUT PRODUIRE ENVIRON CINQUANTE BATTEMENTS D'AILES PAR SECONDE.

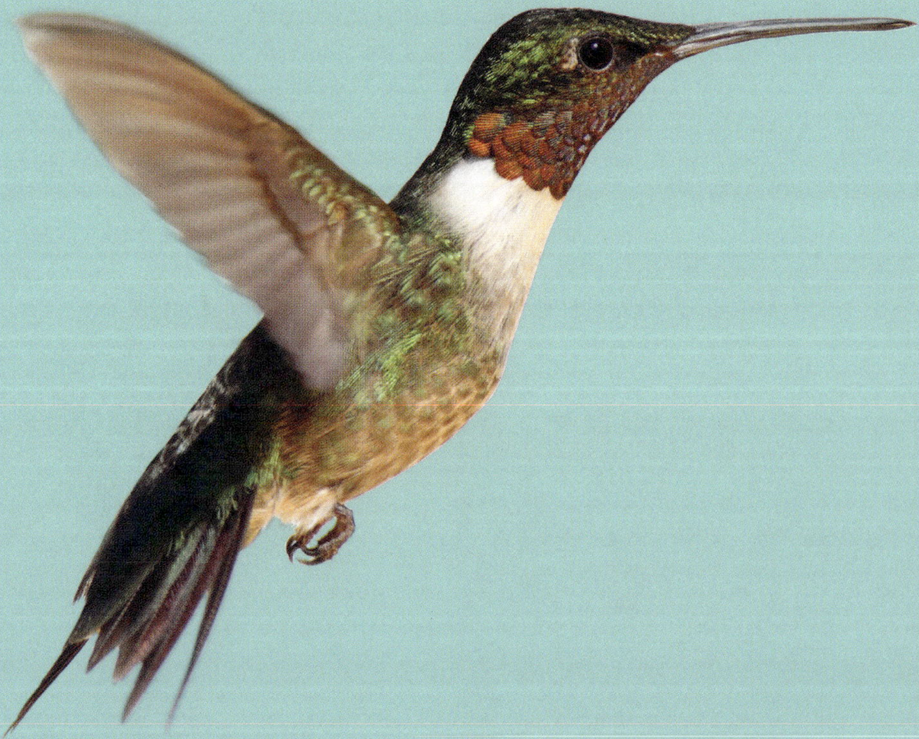

JOUR

18

ORDRE DU JOUR :

RÉSULTATS DU PREMIER BILAN SANGUIN

Trois minutes après mon arrivée, un éminent anatomopathologiste australien d'un laboratoire de Melbourne me déclare : « *Les cellules de votre foie sont en train de dépérir. Les altérations survenues vont bien au-delà des changements ordinaires. Ce sont des modifications profondes.* » Et le plus dur : « *C'est la première fois que je vois un foie gras se développer aussi rapidement, en trois semaines, votre foie est passé de la meilleure à la pire des conditions.* »

Puis il ajouta : « *Votre taux de testostérone a chuté* », ce à quoi j'ai répondu : « *C'est n'importe quoi* » avant de lui envoyer mon poing dans la figure. (Mais non je plaisante, il est d'une gentillesse rare. Par contre, c'est vrai que mon taux de testostérone avait baissé de façon significative : et un autre prix Nobel de la tolérance pour Zoe.)

Ce fut la journée la plus instructive depuis le début de l'expérience. On avait la preuve que le sucre avait une incidence particulière sur mon corps.

Je ne parviendrai jamais à rendre le ton du producteur lorsque je lui ai annoncé les résultats. Cette analyse de sang et mon foie gras signifiaient que nous tenions notre histoire ; il n'avait pas flambé un paquet de fric pour filmer un abruti en train de manger du poulet sucré. Ça fait bizarre de voir votre interlocuteur sauter de joie quand vous lui annoncez que votre foie est en vrac.

MON BÉBÉ EN SUCRE

Plus ou moins au même moment que fut diagnostiqué mon foie gras, j'ai remarqué des bourrelets juste au-dessus de ma taille, une légère poussée de brioche. Lorsque je me donnais une tape sur le ventre, il tremblait comme de la gelée. C'était un peu comme si une fourmi faisait du bodysurf sur mon bide. (Les Masters de la ceinture ?) Cette nouvelle expérience ne fut pas sans incidence sur ma vanité. Je n'arrivais pas à faire abstraction de mon bébé en sucre ; il pesait même sur ma démarche. Toujours positive, Zoe me consola en déclarant : « Moi j'aime bien, c'est ça de plus à câliner. » Je me demandais si elle ne changerait pas d'avis dans cinq semaines. Est-ce qu'elle arriverait encore à m'enlacer pour un câlin ?

Les transformations de mon corps prenaient soudain un tour sérieux et faisaient entrer le film et l'aventure dans une tout autre dimension. Il ne faut surtout pas oublier que l'accumulation de graisse dans mon foie et la formation de ce fabuleux « spot de surf pour fourmis » sur mon ventre se produisaient sans l'aide de sodas, de chocolat, de confiseries ou de glaces. Si des aliments soi-disant sains produisaient un tel effet sur moi, quel pouvait être leur impact sur d'autres parties de la population ? J'ai fait ma valise, j'ai embrassé Zoe et son gros ventre, j'ai converti mes points de fidélité accumulés lors de mes fréquents voyages, puis j'ai fait la sieste. À mon réveil, j'ai pris un peu de sucre avant de m'envoler à la recherche de quelques vérités douces-amères.

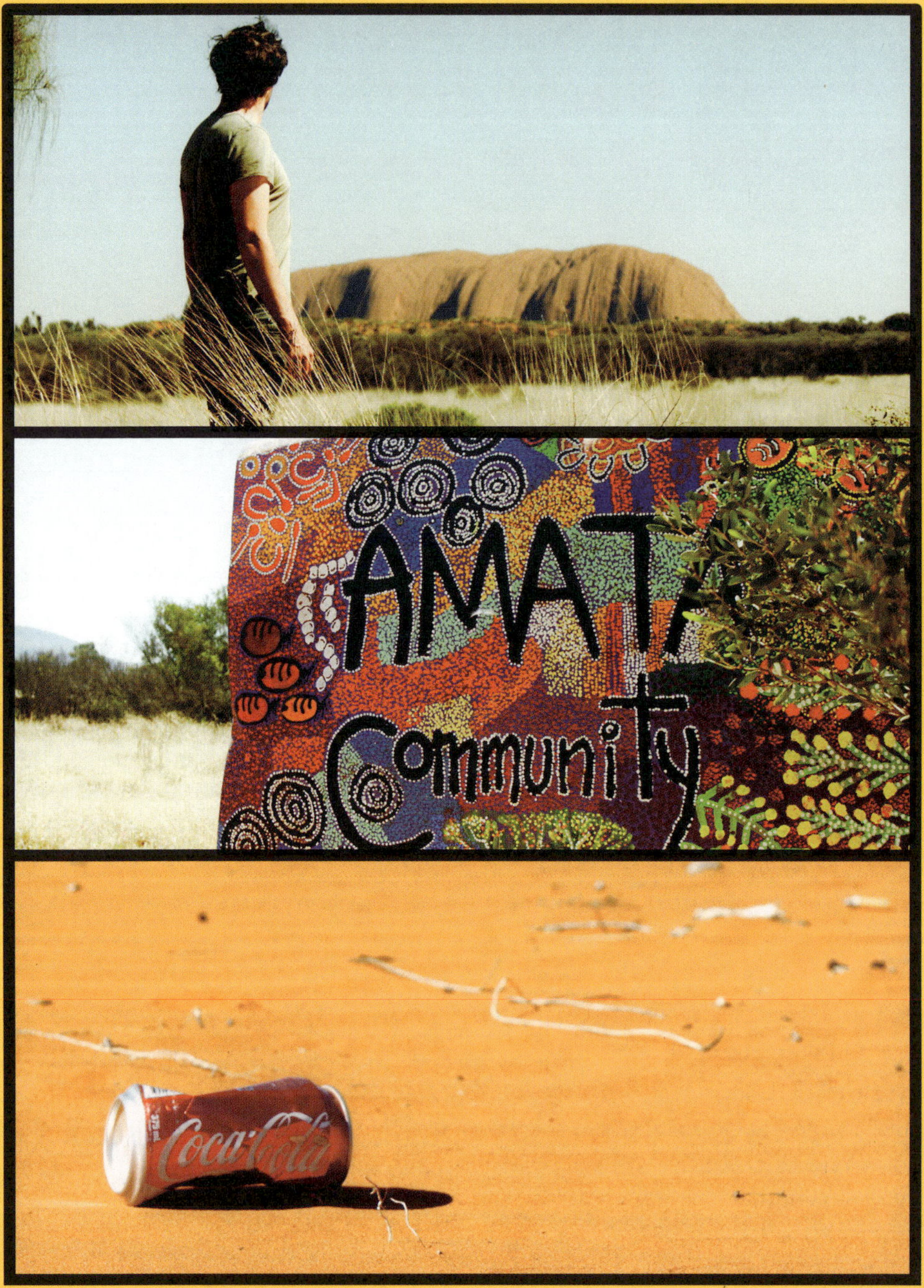

En 2007, les 360 personnes composant la population d'Amata consommaient 40 000 litres de soda.

LE SUCRE ET LES ABORIGÈNES D'AUSTRALIE

Longtemps après avoir rendu visite à David dans sa ville natale, la vision de ces mères donnant des biberons de Coca à leurs enfants continuait de me hanter. Je voulais retourner dans une communauté aborigène pendant mon expérience pour voir si les choses s'étaient améliorées.

C'est ainsi que onze ans plus tard, je me retrouvai accompagné d'un caméraman en terre Anangu Pitjantjatjara Yankunytjatjara (APY), dans la petite ville d'Amata.

En 2008, Coca-Cola révélait qu'ils réalisaient leurs meilleures ventes par personne dans le monde en Australie, dans le Territoire du Nord. C'était en grande partie dû à la forte demande enregistrée dans les épiceries aborigènes.

Amata se trouve au nord-ouest de l'Australie-Méridionale, mais à un sacré jet de cannette de Coca de la frontière du Territoire du Nord et du sublime site d'Uluru. En 2007, la ville comptait 360 habitants, à 92 % aborigènes. Cette même année, ces 360 personnes ont bu 40 000 litres de soda.

On ne peut pas juste débarquer comme ça et se mettre à filmer dans ce type d'endroit, ni même juste le visiter. La population doit être traitée avec le plus grand respect et des autorisations sont nécessaires. Nous avons eu la chance de pouvoir nous y rendre grâce aux efforts désintéressés de John Tregenza, un Aborigène qui s'investit dans la santé de ses congénères depuis les années 1970. John est l'un de ces êtres rares qui respirent la compassion ; on se demande même s'il n'a pas été envoyé sur Terre par une organisation galactique chargée du maintien de la paix. Il estime avoir parcouru plus d'un million de kilomètres pour promouvoir la santé de son peuple. On le surnomme « la tronçonneuse ». Pourquoi ? Parce qu'il taille dans le lard.

ÉPICERIES TROP CHÈRES

En 1998, John, Steph Rainow, leurs collègues et un comité sanitaire local menèrent une étude sur l'alimentation de la population du territoire APY. John m'expliqua qu'à son arrivée dans la région dans les années 1970, seulement 10 % de l'alimentation était achetée dans les épiceries locales, contre 100 % aujourd'hui. Cette dépendance a pour origine un ensemble de facteurs à la fois politiques et environnementaux qui empêchent la population locale de se livrer à ses activités traditionnelles de chasse et de cueillette dans le bush (en particulier l'arrivée d'une herbe invasive qui a recouvert les plaines et repoussé la flore et la faune indigènes).

À la fin des années 1990, les épiceries locales appartenaient aux Aborigènes mais, faute de régulation, de nombreux gérants (souvent blancs) en profitaient et pratiquaient des prix exorbitants. John et son équipe signalèrent que la population locale n'avait tout simplement pas les moyens de manger correctement et ne mangeait carrément rien deux jours par semaine.

John, Steph et leur équipe décidèrent qu'il fallait reprendre les choses en main : il fallait contrôler les gérants, imposer une réglementation et la santé devait primer sur le profit. Mais avant tout, il fallait éduquer la population sur la nourriture et l'alimentation. On instaura le programme de nutrition Mai Wiru (« Bonne santé »), le premier du genre dans la région.

L'équipe du Mai Wiru a radicalement modifié les sept épiceries dont elle avait la charge. Elle a remisé les friteuses et installé des fontaines à eau gratuites. Pour les enfants, des clips ont été produits, avec des légumes psychédéliques et des paroles entraînantes sur fond de musique rock égrainant les dangers de la malbouffe. Elle a fait appel à des nutritionnistes pour démontrer les effets nocifs des sodas en calculant le nombre de cuillères à café de sucre que contenait chaque bouteille. La population locale commençait à comprendre l'incidence du sucre sur sa santé ; lors d'une réunion, elle vota l'interdiction du Coca-Cola dans la ville. C'est la population qui a pris la décision et, comme le dit John, c'est ça qui est important. Après des années de dictats émanant des différents gouvernements, cette action venait de la base et responsabilisait la communauté. En 2008, le Mai Wiru battait son plein et le changement était visible. Amata affichait le taux de consommation de sucre le plus bas de la région.

RESPONSABILISATION

Puis, en 2009, le gouvernement s'en mêla. Ils étudièrent le Mai Wiru et un autre projet similaire, l'Arnhem Land Progress Aboriginal Corporation (ALPA), puis décidèrent d'instaurer leur propre modèle, les Outback Stores (les épiceries du bush). Le Mai Wiru allait faire partie du programme gouvernemental et rejoindre ces épiceries. La population locale était très déçue de la tournure que prenaient les choses : le Mai Wiru, c'était leur projet, il fonctionnait et leur garantissait une certaine autonomie. Ils refusèrent par la suite de rejoindre le programme des Outback Stores.

Les subventions dont bénéficiait le Mai Wiru furent alors revues à la baisse. Alors qu'il investissait 90 millions de dollars dans le projet des Outback Stores, le gouvernement n'accordait plus que 150 000 dollars au Mai Wiru. John me confia que le nutritionniste fut le premier à partir. Il était en contact direct avec la population locale qu'il aidait à comprendre la relation entre la nourriture et la santé et faisait une véritable différence sur le terrain. Et John d'expliquer : « *Ce dont nous avons vraiment besoin, ce sont des nutritionnistes qui viendraient former des jeunes. Une fois sensibilisés, ces derniers pourraient aider les autres à mettre leur argent dans les produits les plus bénéfiques lorsqu'ils viennent faire leurs emplettes à l'épicerie. C'est impossible à faire depuis Canberra.* »

Du coup, la sensibilisation au sucre n'est pas allée au-delà du Coca et de nombreux habitants d'Amata en consomment désormais des quantités considérables sous d'autres formes. Il n'y avait certes pas de Coca dans les épiceries lors de notre visite, mais il était remplacé par des cannettes de Sprite, des sirops et des jus de fruits, sans compter les seaux de sucre (littéralement). Le message ne passait toujours pas.

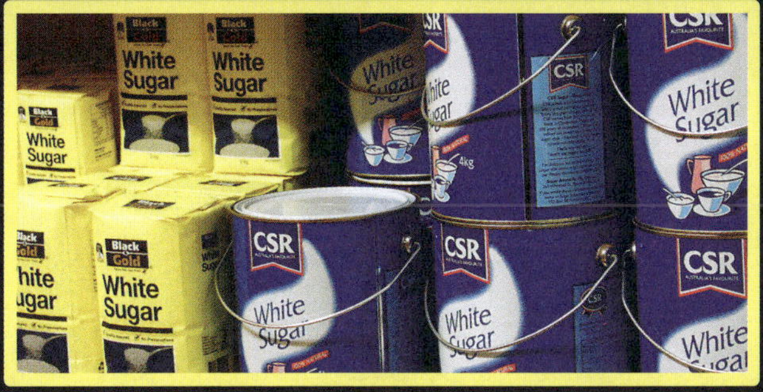

Une étude récente indique que le sucre représente entre 25 et 30 % de l'apport énergétique quotidien au sein de certaines communautés aborigènes.

MAI WIRU

GOOD FOOD

« DANS CERTAINS MAGASINS DANS LESQUELS J'AI TRAVAILLÉ, LA CONSOMMATION DE SUCRE EST ASTRONOMIQUE, ON A DU MAL À SATISFAIRE LA DEMANDE DE COCA, LES RAYONS SE VIDENT À PEINE REMPLIS. ICI, À AMATA, C'EST DIFFÉRENT. LES ANCIENS SE SONT RÉUNIS ET ONT DÉCLARÉ " NOUS NE VOULONS PAS DE COCA ", IL N'Y EN A DONC PAS. JE PENSE QUE LES AUTRES COMMUNAUTÉS AURAIENT BEAUCOUP À APPRENDRE DU MAI WIRU. »

MORRIS, GÉRANT DE L'ÉPICERIE D'AMATA

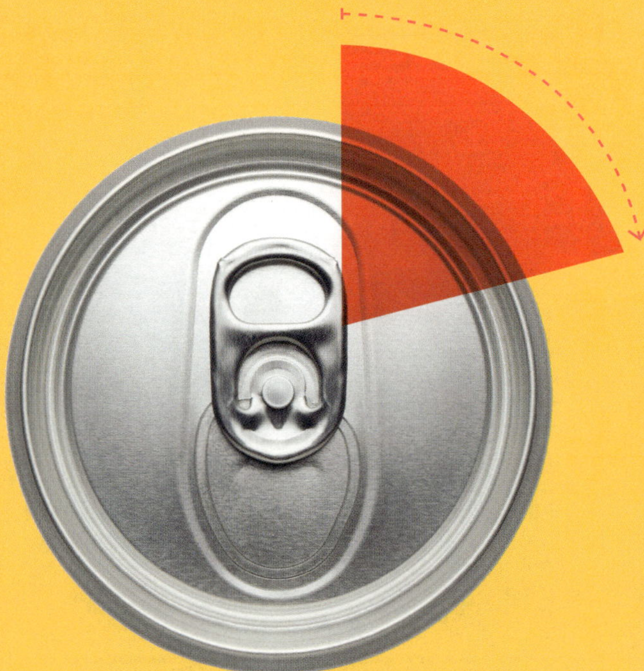

UNE SEULE CANNETTE DE SODA PAR JOUR AUGMENTE LES RISQUES DE DIABÈTE DE 22 %

EUROPEAN DIABETES JOURNAL

Bien que la consommation de sucre à Amata soit inférieure à celle des autres communautés de la région, un rapport du nutritionniste local a révélé que certains Aborigènes ingéraient jusqu'à soixante-six cuillères à café de sucre par jour. Dans ces conditions, peut-on s'étonner de l'épidémie chronique d'obésité, de diabète de type 2 et de problèmes rénaux au sein des communautés aborigènes ? (Le taux de diabète de type 2 est trois fois plus élevé chez les Aborigènes que dans le reste de la population australienne et celui des insuffisances rénales est dix fois supérieur.)

L'alcool, il ne faut pas l'oublier, n'a jamais eu droit de cité dans la ville d'Amata. Comme l'explique John : « *On s'imagine que tous ces problèmes de santé sont liés à l'alcool, mais ce n'est pas vrai. Ici, à Amata, ils sont imputables à une mauvaise alimentation.* »

Lorsque John et la population locale demandèrent des subventions au gouvernement pour acheter des fruits et des légumes frais, on les leur refusa. (En 2013, un rapport de l'Australia Institute [un groupe de réflexion] indiquait que l'industrie minière recevait quatre milliards de dollars de subventions du gouvernement.) « *Les gens ont perdu le sourire* », nous confie John. « *Lorsque les droits fonciers pour les Aborigènes sont entrés en vigueur, nous étions confiants, mais ce n'est plus le cas. Je me fais vraiment du souci pour l'avenir de mon peuple, les anciens disparaissent et il n'y a personne pour transmettre les savoirs aux jeunes, la télévision est leur seule source d'information.* »

John est fatigué d'assister à des obsèques. Il explique que les centres de dialyse d'Alice Springs sont tellement saturés que les gens sont envoyés à Adelaide. Les dialyses ont lieu trois jours par semaine et nécessitent de rester assis sur une chaise pendant les quatre heures de l'opération. Les coûts sont colossaux, tant sur le plan financier et physique qu'émotionnel. John explique que de nombreuses personnes choisissent de ne pas se faire soigner ; elles préfèrent rester auprès de leur famille et assumer les conséquences.

J'ai interrogé de nombreux anciens de la communauté qui tous évoquaient un temps où le gastre des fourmis mellifères et le nectar de fleur dilué dans de l'eau constituaient les seules sources de sucre de leur alimentation. De nos jours, il leur suffit d'ouvrir un réfrigérateur pour prendre une cannette de boisson fraîche contenant dix fois plus de sucre.

« *On ne nous a rien dit* », s'insurge Leonard Burton, maintenant en dialyse à l'hôpital d'Alice Springs. « *Le sucre c'est mauvais. C'est pas bon le sucre. Avant, on mangeait ce qu'on trouvait dans le bush, puis l'homme blanc est arrivé avec ses bonbons et ses biscuits. Depuis, on est tous malades.* »

Le Mai Wiru a démontré qu'avec un niveau d'éducation adéquat et la responsabilisation de la population, on pouvait faire bouger les choses. Comme l'explique John, « *cela a beaucoup plus d'impact qu'un homme blanc débarquant dans la ville à intervalles réguliers dans sa voiture climatisée qui coche les cases d'une liste.* » (Pour savoir comment apporter votre soutien au Mai Wiru, reportez-vous à la page 231.)

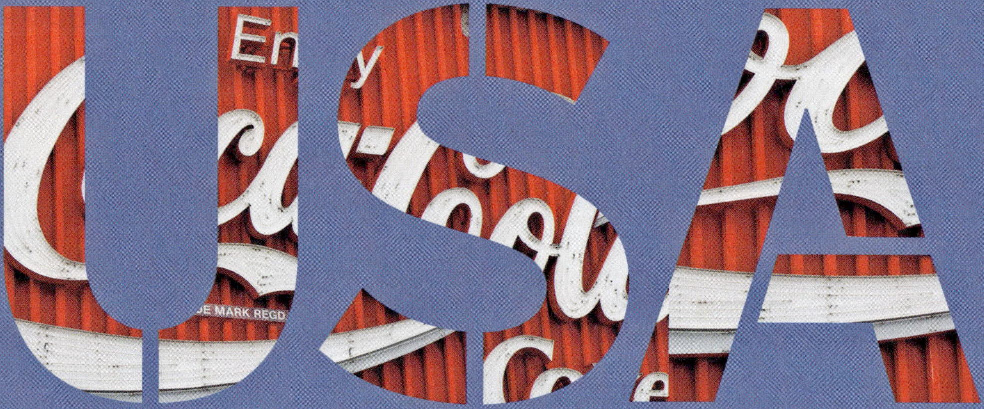
USA

ÉTATS-UNIS : PATRIE DES BRAVES, PAYS DU FRUCTOSE

Après un mois et 1 240 cuillères à café de sucre (et les images de la communauté d'Amata gravées dans mon esprit), il m'a semblé que je devais parler avec des gens qui en savaient beaucoup plus long que moi sur le sucre. Il était grand temps de rejoindre le pays de l'abondance, la Mecque de la nourriture industrielle et du sucre et l'actuel champion du monde de l'obésité : les États-Unis.

Après quatorze heures de vol au cours desquelles on me servit une collation avec dessus le mot « Savoureux » écrit en Nutella, je suis allé au bar à jus le plus proche pour voir ce que les États-Unis avaient à m'offrir. J'ai commandé un « Strawberry Surf Rider » qui avait l'air incroyablement sain dans son gobelet coloré. C'était plein de fraises, de pêches et de citrons verts auxquels on avait ajouté de la limonade. Il y avait là-dedans 139 grammes de sucre, soit 34 cuillères à café ! Pour consommer autant de sucre rien qu'avec des fruits, il faudrait manger quatre pêches, trente fraises, trente citrons et neuf citrons verts. Les fibres des fruits rendraient l'exercice quasiment impossible. Ce serait parfait pour un ours qui se prépare à hiverner, mais ça peut avoir des effets désastreux sur un humain convaincu d'avoir choisi un aliment sain.

Mon aventure américaine commença par la traversée en voiture de l'Alabama, du Tennessee, de la Caroline du Nord et du Kentucky. En matière de nutrition, la population rurale des États-Unis n'est pas gâtée. Là-bas, les médicaments doivent se vendre comme des petits pains. Alors que j'avalais les kilomètres sur des autoroutes pittoresques, je dépassais un fast-food environ toutes les quinze minutes, mais aucune enseigne du genre « *Au savoureux brocoli* ». Au début, j'ai eu un mal fou à atteindre mes quarante cuillères à café de sucre par jour en m'en tenant à des aliments sains et en évitant les matières grasses. Une chaîne de pharmacies me sauva la mise. On y trouvait d'énormes pots de yaourt allégé, des briques de jus d'orange contenant « *5 % de jus de fruits* » et des paquets de tranches de pomme déshydratées affublés du slogan : « *Macéré dans le fructose, le sucre de mère Nature !* »

COCA EST DÉSORMAIS LE DEUXIÈME MOT LE PLUS RECONNU AU MONDE, TOUTES LANGUES CONFONDUES. IL ARRIVE JUSTE DERRIÈRE OK.

UN COCKTAIL DE FRUITS « STRAWBERRY SURF RIDER »

contient 139 g de sucre, soit 34 cuillères à café.

Pour consommer une telle quantité de sucre rien qu'avec des fruits, il faudrait manger

4 pêches,

30 fraises,

30 citrons et

9 citrons verts.

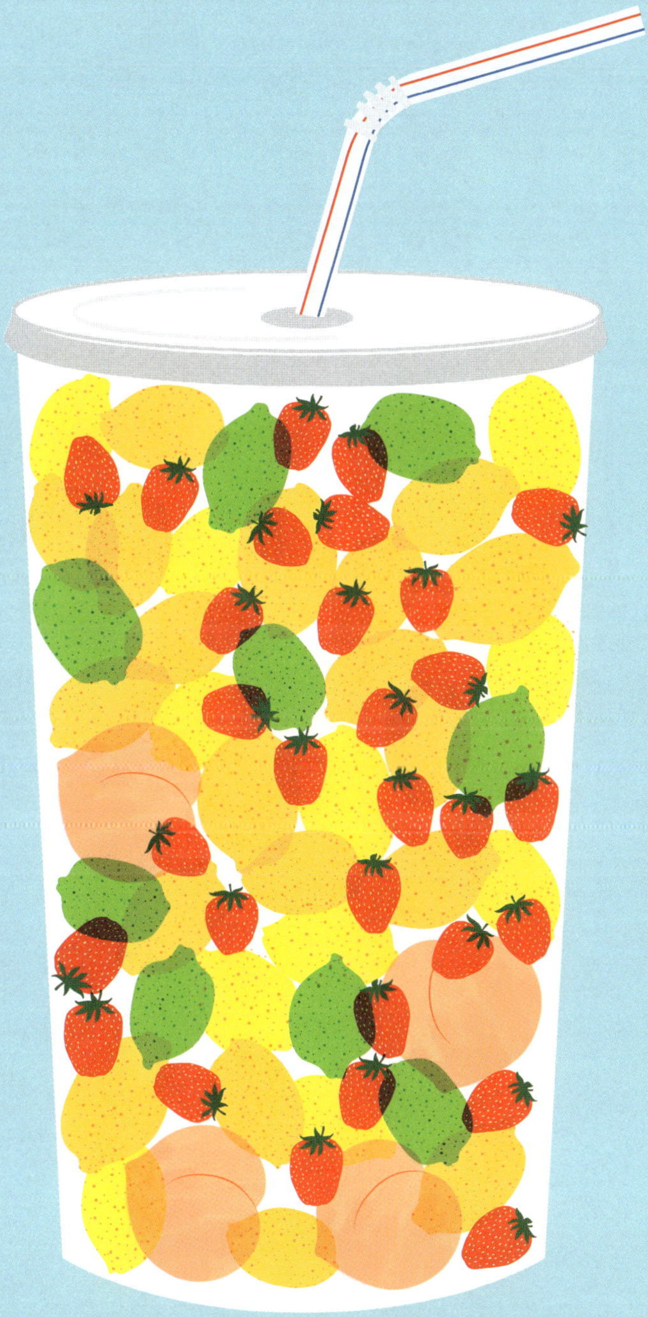

MOUNTAIN DEW

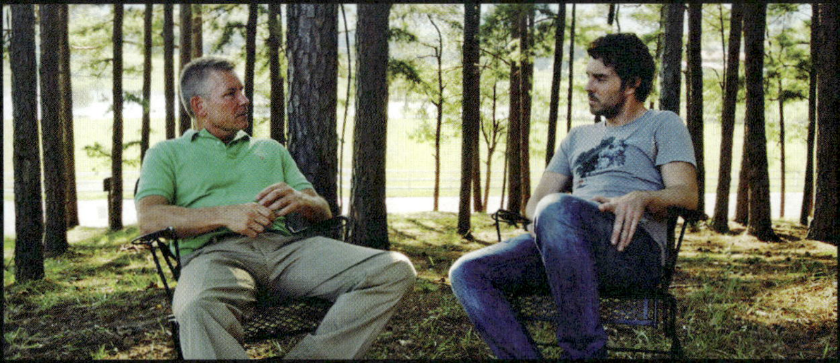

Edwin Smith, alias Saint Dentier.

J'ai fini par saturer. Après une incursion dans un bar à yaourts qui servait des parfums du genre « gâteau d'anniversaire » et « bretzel au beurre salé », je me suis écroulé sur le gazon de l'aire de stationnement et j'ai vomi un yaourt qui ne figurera jamais sur la carte de l'établissement. Le regard d'une famille attablée dans le bar vint couronner ce moment de grande classe. Après une petite sieste à même le sol, ça allait mieux ; j'ai ingurgité un peu de sucre et repris la route.

Les brumes du sucre et le décalage horaire conféraient au paysage un aspect encore plus spectaculaire et surréaliste. Un incroyable coucher de soleil de couleur « Fanta » dégoulinait devant moi lorsque j'entrai dans Barbourville, une ville du Kentucky, non loin des Appalaches.

SAINT DENTIER

J'étais venu à Barbourville pour rencontrer Edwin Smith. Il se pourrait bien qu'Edwin soit un saint et si l'église devait un jour le canoniser, ce serait certainement sous le nom de Saint Dentier. C'est en effet un dentiste passé maître en la matière et il croule sous le travail.

Pour resituer un peu les choses, rappelons que pendant la grande guerre des sodas des années 1990, Pepsi et Coca-Cola se sont livré une bataille féroce. Beaucoup y laissèrent (et continuent d'y laisser) leur vie, mais l'armée de Pepsi s'est solidement implantée dans le Kentucky et sa meilleure arme est une boisson nommée « Mountain Dew ». Sous le couvert de ce nom innocent, une bouteille de 1,25 litre du breuvage contient 37 cuillères à café de sucre et 40 % de caféine de plus qu'une bouteille de Coca de même contenance. Pepsi affirme que bu avec modération, le Mountain Dew peut être consommé dans le cadre d'une alimentation saine et équilibrée. J'aurais tendance à dire qu'il est difficile de consommer « avec modération » n'importe quelle boisson contenant autant de sucre et de caféine, et que ce n'est pas non plus l'objectif.

Les gens de Barbourville ont coutume de donner aux nourrissons des biberons de Mountain Dew. De nombreux enfants de moins de douze ans en boivent plusieurs cannettes par jour. Comme l'explique Edwin, « *leurs dents baignent dedans toute la journée et l'émail s'use très vite* ». Les enfants se retrouvent rapidement avec des chicots noirs à la place des dents, d'où l'expression de « bouche Mountain Dew » inventée par Edwin et ses collègues.

Inquiet du nombre croissant de cas de « bouche Mountain Dew » et conscient du fait que beaucoup ne pouvaient pas accéder à l'aide dont ils avaient besoin, Edwin a converti son camping-car en cabinet dentaire itinérant. Il sillonne désormais les routes du Kentucky pour soigner les enfants et réparer les dommages provoqués par les sodas et les jus. Il est choquant de constater que la majorité des patients qu'il soigne ont moins de seize ans, beaucoup ne dépassant pas trois ou quatre ans.

J'ai passé une journée en sa compagnie au sein de sa charmante famille (sa fille de six ans était obsédée par mon drôle d'accent ; elle était loin de se douter que j'étais tout autant fasciné d'entendre une fillette parler avec l'accent traînant du Sud). Il devait voir Larry, un garçon de dix-sept ans qui buvait du Mountain Dew depuis toujours et continuait d'en boire environ douze cannettes par jour. Edwin, qui devait lui extraire vingt-six dents, me confia : « *J'aimerais pouvoir dire que c'est un cas rare, mais ce n'est pas le cas.* » J'en ai vu des films d'horreur dans ma vie, mais en comparaison avec ce qui se passait à l'arrière du camping-car, on pourrait les remiser dans la même catégorie que *N'oublie jamais.*

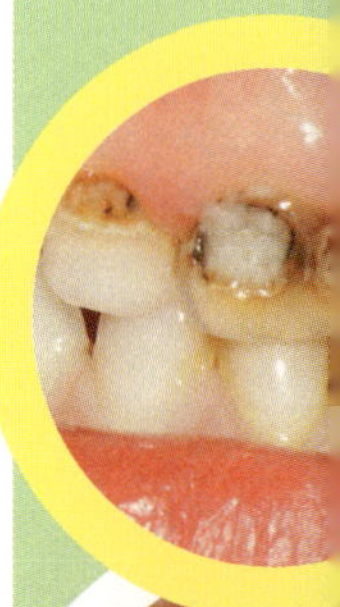

Il a finalement été impossible d'extraire toutes les dents de Larry. C'était vraiment trop dur pour ce pauvre garçon, car l'anesthésiant ne produisait aucun effet sur ses gencives infectées. (L'opération a quand même pu finalement avoir lieu : J'ai récemment reçu une lettre d'Edwin, avec une photo de Larry et son tout nouveau sourire resplendissant. Le mien fut tout aussi large à la vue de cette photo.)

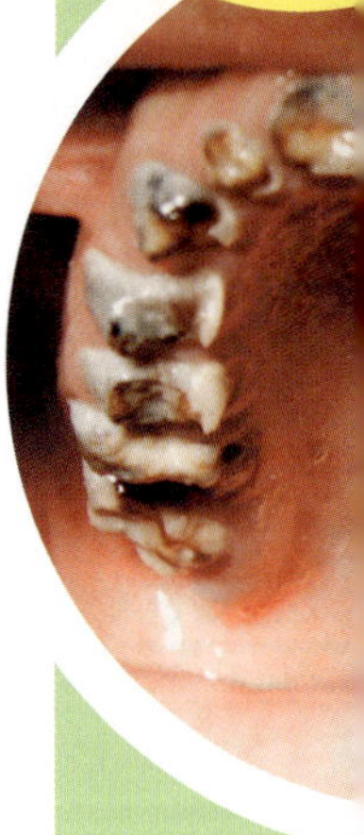

LE PIRE ENNEMI

Tout le monde semble s'accorder pour dire que le sucre est le pire ennemi des dents. (Pour faire simple, une bactérie présente dans la cavité buccale, la *Streptococcus mutans*, raffole du mélange fructose-glucose. Lorsque l'on ingère des boissons ou des aliments sucrés, elle fait le plein et poursuit ses ravages.) Le problème, c'est que tout le monde ne réalise pas que le sucre se trouve non seulement dans les sodas, mais aussi dans les jus, les boissons énergisantes et les eaux aromatisées. Quand la mère de Larry me déclara qu'elle se rendait compte désormais qu'elle aurait dû lui donner du jus de cassis lorsqu'il était petit, j'ai eu un flash-back, je me revoyais enfant, et j'étais à deux doigts de péter un câble devant elle.

De retour dans la voiture, j'imaginais déjà le vigoureux brossage que subiraient mes dents ce soir-là, lorsqu'Edwin me dit : « *Damon, je vois l'action du sucre sur l'émail, alors que c'est l'une des parties les plus résistantes du corps. Je n'ose pas imaginer ce qu'il fait à nos entrailles.* »

Après ces scènes violentes et explicites comme je n'en reverrais sans doute jamais, le plus dur fut toutefois l'aveu de Larry lorsque je lui demandai s'il en avait fini avec le Mountain Dew. « *Jamais de la vie* », répondit-il. « *J'adore ça. J'en boirai sûrement une cannette en rentrant à la maison.* »

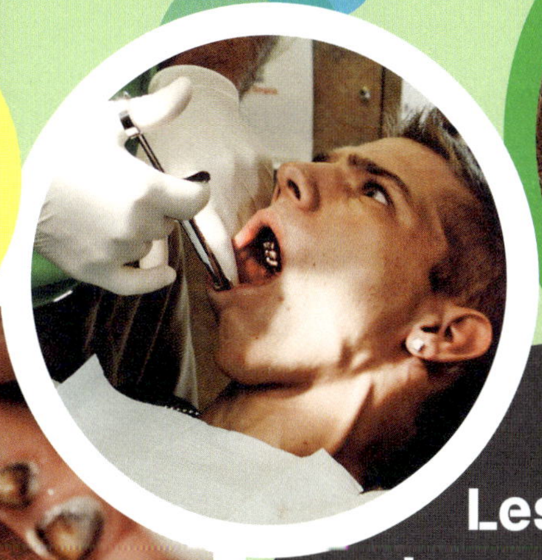

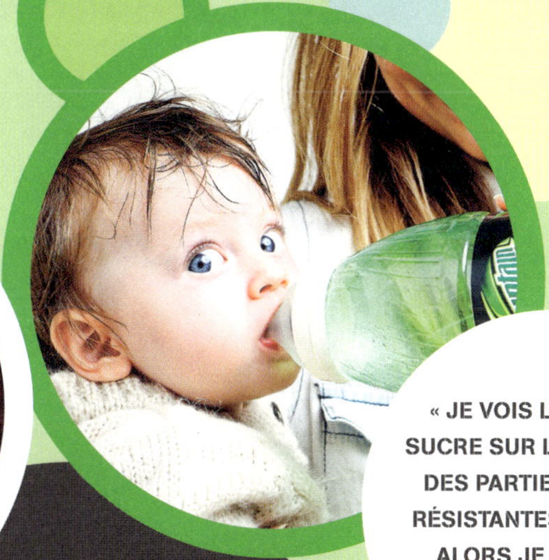

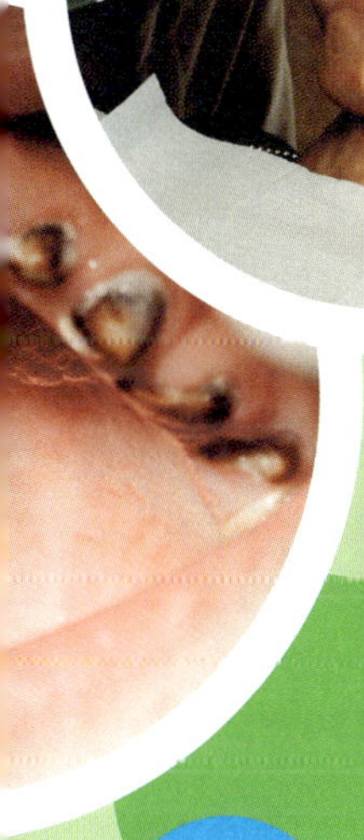

Les gens du coin ont l'habitude de donner à leurs bébés des biberons de Mountain Dew.

« JE VOIS L'ACTION DU SUCRE SUR L'ÉMAIL, L'UNE DES PARTIES LES PLUS RÉSISTANTES DU CORPS, ALORS JE N'OSE PAS IMAGINER CE QU'IL FAIT À NOS ENTRAILLES. »

LARRY

Au Kentucky, de nombreux enfants de moins de six ans boivent plusieurs cannettes de Mountain Dew par jour.

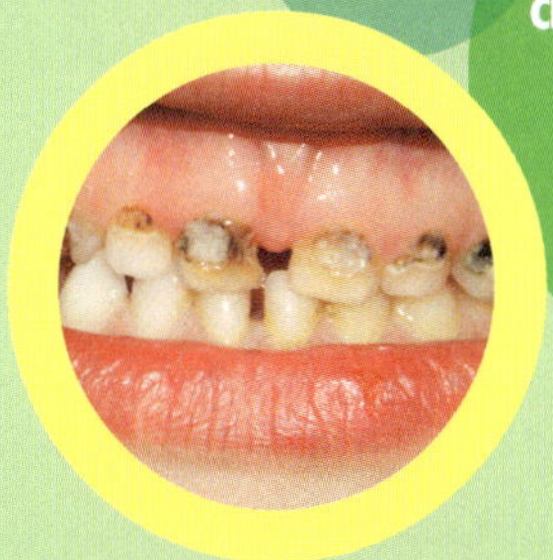

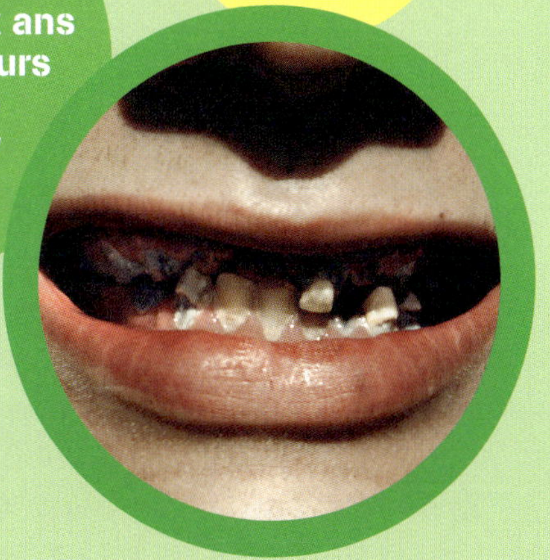

L'APOGÉE GUSTATIVE

Après avoir constaté les effets du sucre sur une communauté aborigène et entendu Larry déclarer qu'il allait continuer à boire du Mountain Dew en dépit d'une bouche digne d'une scène de guerre, j'étais convaincu de la puissance de l'emprise qu'exerce le sucre sur nous.

Je suis donc parti pour New York pour rencontrer Michael Moss, lauréat du prix Pulitzer pour son livre *Sucre, sel et matières grasses, comment les industriels nous rendent accros*, pour en savoir plus.

C'est ainsi que par une journée torride, au 25e étage du New York Times Building, mon petit cerveau banlieusard subit son deuxième choc depuis le début du voyage. « *Damon, il ne faut surtout pas sous-estimer le nombre de recherches scientifiques réalisées pour concevoir les produits alimentaires* », me confia Michael. « *Nestlé emploie 700 chercheurs pour optimiser l'attrait de leurs produits et pour comprendre les principes fondamentaux du goût, de ce qui suscite notre désir et de ce qui rend la nourriture addictive.* »

Moss m'initia ensuite au jargon qu'il avait glané dans les coulisses de l'industrie agroalimentaire pendant l'écriture de son livre. Un produit suscite-t-il le « désir d'en reprendre » (*moreishness*) ? Engendre-t-il le « besoin » (*craveability*) ? Quelle est sa « longueur en bouche » (*mouthfeel*) ? Mon expression préférée est « densité calorique fugitive » (*vanishing caloric density*). Ce terme est utilisé pour les aliments tels que les Curly ou les soufflés qui semblent disparaître quand on croque dedans (le secteur adore la « densité calorique fugitive », car elle permet aux consommateurs de se goinfrer tout en ayant l'impression de ne pas manger grand-chose). Mes oreilles de lutin se sont toutefois encore dressées d'un cran lorsque Michael Moss a évoqué l'« apogée gustative » (*bliss point*), une expression inventée par Howard Moskowitz, une légende du secteur alimentaire. C'est vers lui que se tournent les ténors de l'industrie lorsque les ventes sont en berne. Il fallait que je le rencontre.

La personnalité de Howard Moskowitz est aussi fantaisiste que le papier peint de sa maison (je n'avais encore jamais rien vu de pareil). Pendant l'entretien, il refusait de livrer des noms d'entreprises ou de produits, mais entre les prises, ilse mettait à chanter ou à faire des rimes évoquant son passage dans l'industrie.

LA QUANTITÉ IDÉALE DE SUCRE

Dans les années 1970, Howard Moskowitz a découvert que nous avions tous notre « apogée gustative » pour le sucre. Pour faire simple, il s'agit de notre tolérance individuelle au sucre ou la quantité idéale de sucre qui nous convient : le point critique avant que cela ne devienne trop sucré. Par exemple, vous pouvez aimer votre café avec un sucre et le préférer avec deux. Mais un troisième sucre le rendra trop sucré pour vous. Dans ce cas, la quantité maximale de sucre, votre apogée gustative, est de deux sucres.

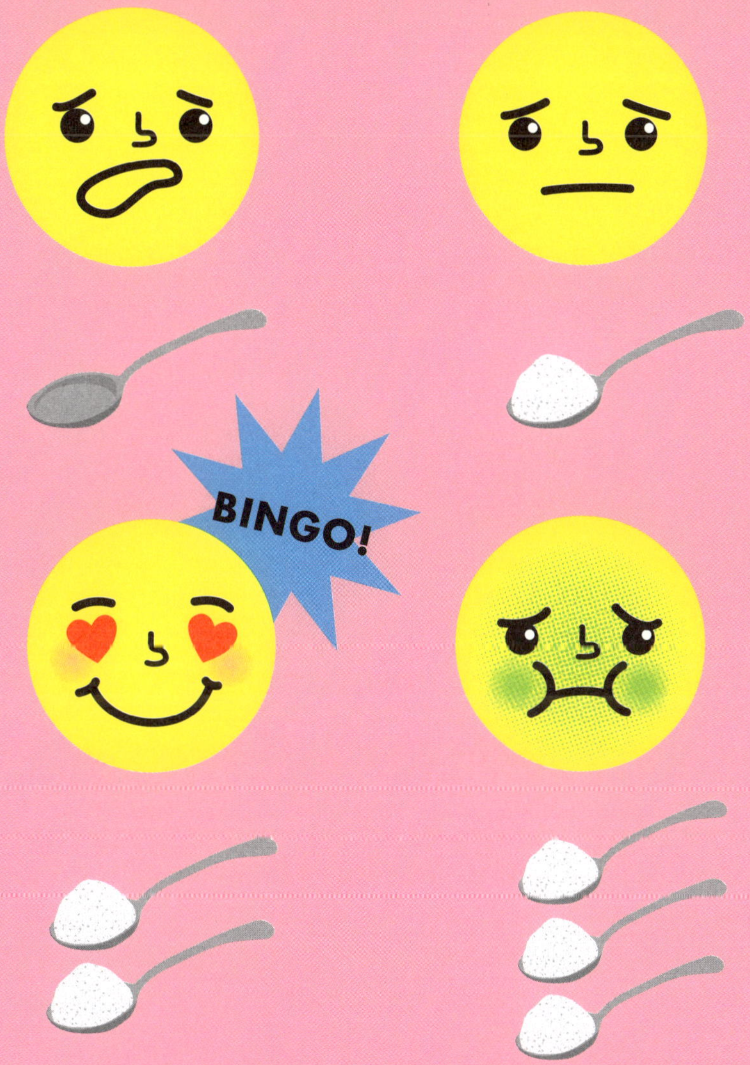

Howard Moskowitz découvrit que lorsque l'on augmente progressivement la quantité de sucre dans un produit, il plaît de plus en plus jusqu'à un certain point au-delà duquel il cesse de plaire.

Il appliqua alors sa théorie de l'apogée gustative aux sodas et contribua tout particulièrement à l'immense succès du Dr Pepper vanille-cerise. Sa théorie fit ensuite le tour des rayons de supermarché et s'applique désormais à un ensemble d'articles comme les sauces pour les pâtes, le pain, les condiments et les yaourts allégés. J'ai toutefois cru comprendre qu'il avait aujourd'hui des sentiments ambivalents à l'égard de sa découverte et de la place qu'elle s'est octroyée dans l'industrie agroalimentaire. Lors d'une pause pendant notre entretien, je l'ai entendu improviser ce petit rap : « *Les gens n'en sauront rien, ils n'en feront qu'une bouchée, bourrés de sucre, ils finiront tous malades.* »

J'ai décidé qu'il était temps pour moi de découvrir ma propre apogée gustative. Direction le Monell Chemical Senses Center de Philadelphie, un centre de recherche de pointe qui se targue d'abriter l'élite scientifique de la planète. « Un club pour docteurs », comme le déclare Michael Moss.

Dès le hall d'entrée, j'ai été impressionné par les plaques apposées au mur : Kraft, Pepsi, Coca-Cola et d'innombrables autres entreprises du secteur agroalimentaire qui apportent une contribution financière au centre.

J'ai été remis à ma place deux fois, après à peine deux minutes dans le bâtiment. D'abord pour avoir demandé la nature de la contribution financière de Coca-Cola, puis pour avoir mentionné l'expression même qui motivait ma venue, « apogée gustative ». « *Vous devez surveiller votre langage, Damon* », m'enjoignit le responsable des médias. « *Ici, nous utilisons l'expression "test de préférence au saccharose".* »

LE TEST

Le test de l'apogée gustative ou de « préférence au saccharose » fut des plus simples. Je devais boire des gobelets d'eau plus ou moins sucrée dont j'ignorais les concentrations et choisir celui que je préférais. Il en est ressorti que j'avais un bec sucré digne d'un gamin de dix ans, ce qui n'est peut-être pas si surprenant avec mes quarante cuillères à café de sucre par jour !

Chose intéressante, deux mois après avoir de nouveau supprimé le sucre de mon alimentation, je trouvais les bananes trop sucrées. En fait, cinq mois après la fin de l'expérience, j'ai refait le test de préférence au saccharose qui révéla que ma tolérance au sucré avait considérablement diminué. Je pense qu'après la suppression du sucre, on s'adapte, mais les scientifiques du centre de Philadelphie me confièrent qu'aucune étude de ce type n'avait été faite. Cela révèle peut-être à quel point il est rare que les gens arrêtent de consommer du sucre ?

Au centre de recherche, j'ai également rencontré les chercheuses Julie Mennella et Danielle Reed, qui m'ont expliqué que l'amour du sucré a accompagné l'évolution humaine. « *Dès la naissance, nous aimons le sucré* », m'expliqua Julie. « *Cet engouement peut être plus ou moins intense, mais cela reste un signal indiquant une source d'énergie.* » J'ai appris que notre instinct de récompense était tellement primitif, que même les nouveau-nés dont le cerveau n'est pas complètement développé sourient lorsqu'on leur donne du sucre. « *Lorsque l'on introduit du sucre dans sa bouche, on le sent sur toute la surface de la langue, même sur les côtés et au fond de la gorge* », m'apprit Danielle. « *Des centres neuronaux situés entre la langue et le cerveau indiquent à ce dernier, un peu comme un téléphone, que l'on a pris du sucre.* »

C'est peut-être ce qui nous rend si vulnérables dans notre environnement actuel.

Autrefois, les aliments sucrés étaient rares (fruits sauvages, miel et nectar), mais ils étaient gorgés de vitamines et de nutriments. De nos jours, on trouve nos doses de sucre à tous les coins de rue, mais elles manquent sérieusement de nutriments.

Les scientifiques du centre de recherche se sont montrés charmants, mais on sentait un peu partout l'influence de l'industrie agroalimentaire. Lorsque je tentai d'amorcer une discussion sur les effets du sucre sur les enfants, le responsable des médias rétorqua : « *Et les jeux vidéo ? Il faudrait les supprimer sous prétexte qu'ils font grossir les enfants ? Quelle est la différence avec le sucre ?* »

En fait, j'ai vraiment compris que le moment de partir était venu quand, après deux jours de discussion (alors que j'avais expliqué notre expérience et dit clairement ce que je pensais du sucre), le responsable des médias m'apporta une boîte XXL de beignets. Cela partait d'une bonne intention, mais c'était un véritable camouflet après tout ce que j'avais dit au cours des précédentes 48 heures. Cela m'a permis de réaliser à quel point le sucre imprègne notre société et qu'une réduction de notre consommation ne se fera pas du jour au lendemain. Le sucre est plus qu'un simple ingrédient, il est synonyme de récompense et s'insinue dans nos émotions et nos célébrations.

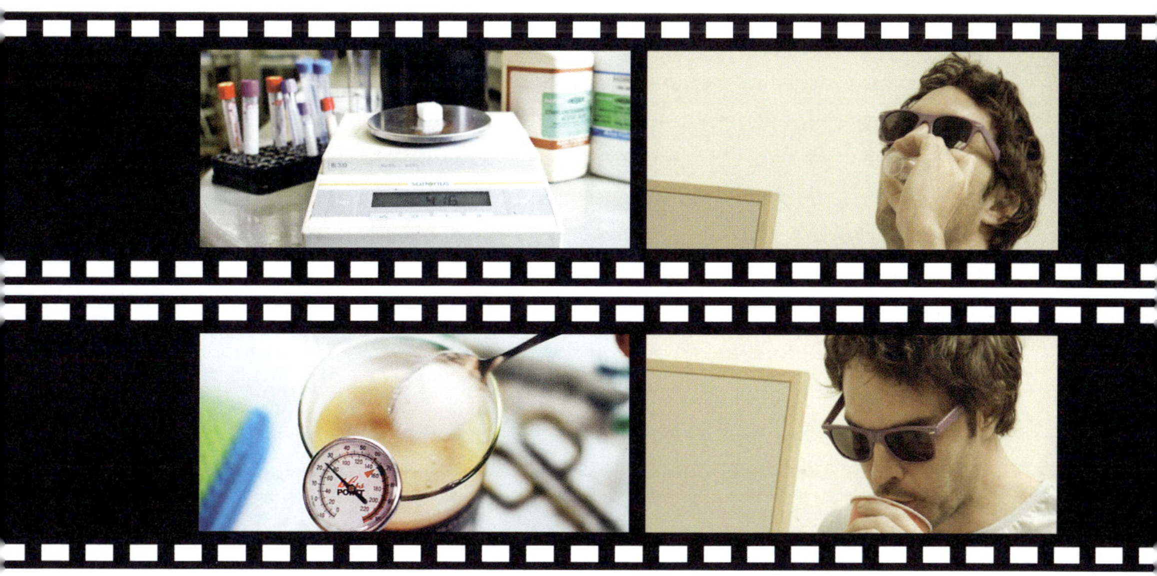

À la recherche de l'apogée gustative.

SHOOTÉ AU SUCRE : NOTRE HISTOIRE D'AMOUR AVEC LE SUCRÉ

Dès le début de mon marathon au royaume du sucre, j'ai réalisé combien il était difficile d'avoir une sensation de satiété avec une alimentation riche en sucre. Pendant mon séjour aux États-Unis, cela ne fit qu'empirer. J'avais maintenant du mal à ne pas dépasser la barre des quarante cuillères à café de sucre. Je voulais manger sans arrêt. Puis, malgré de nombreuses discussions fort instructives, je n'avais toujours pas trouvé de réponse satisfaisante à la soif inextinguible de Larry pour le Mountain Dew malgré sa dentition en déroute. Comment expliquer que nous ne parvenons pas à résister à des substances ou à des aliments alors que nous savons qu'ils sont mauvais pour la santé ?

Selon l'avis général, les personnes qui mangent trop manquent de volonté ou de maîtrise de soi. C'est de la gloutonnerie pure et simple, ils mangent plus que nécessaire et grossissent. Cet avis, qui non seulement porte un jugement mais manque aussi totalement de compassion ou de compréhension, est celui que défend l'industrie agroalimentaire depuis plus de cinquante ans.

En fait, une étude récente suggère qu'une alimentation riche en sucre peut surstimuler le système de récompense du cerveau jusqu'à réduire à néant la capacité d'un individu d'arrêter de manger, tout en générant des schémas inconscients ou des habitudes alimentaires. (Des études sur les rats ont démontré que le circuit de la récompense est si puissant dans le cerveau qu'après trois semaines d'une alimentation riche en sucre, même lorsqu'on les rend malades avec, ils y reviennent le lendemain tellement l'habitude est ancrée.)

Pour en savoir plus, je me suis rendu à l'Oregon Research Institute où une équipe de chercheurs disposant de technologies dernier cri étudie la relation entre l'alimentation et le cerveau. On me présenta Eric Stice, un chercheur de renom de l'institut. Voilà ce qu'il m'a dit : « *L'un des faits intéressants qui ressort de la littérature scientifique indique que plus on mange d'aliments sucrés, plus on en désire et plus on veut en manger.* » Je pense que c'est une façon très diplomatique de dire que le sucre est addictif.

Les chercheurs ont donc prévu de prendre des clichés haute résolution de mon cerveau à l'aide d'une IRMf (imagerie par résonance magnétique fonctionnelle) géante, pendant que je buvais un milk-shake au chocolat pauvre en matières grasses et riche en sucre à l'aide d'une longue paille. Ils allaient prendre des photos de mon apogée gustative que nous analyserions ensuite et, éventuellement, nous pourrions en poster certaines sur Instagram. #sugarbrain #milkshakehead #sweetbunsonaccumbens [#shootéausucre #milkshakeenvue #briochesuraccumbens].

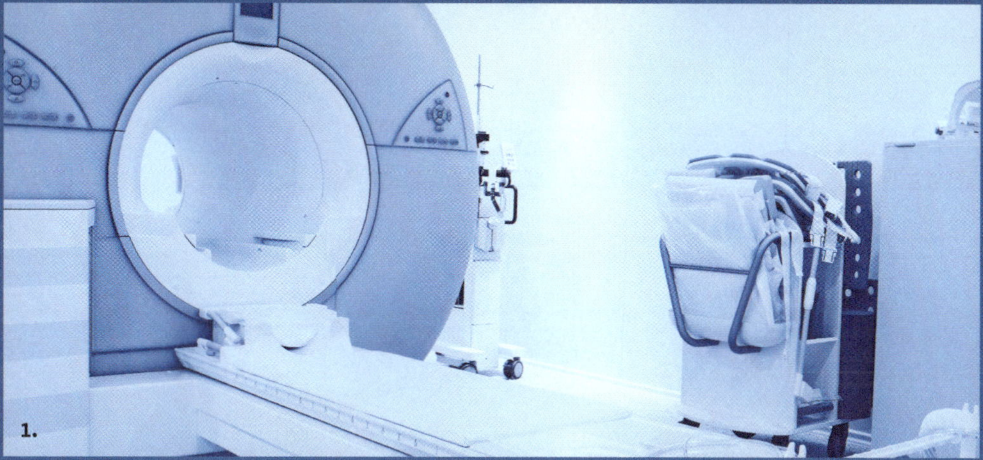

1.

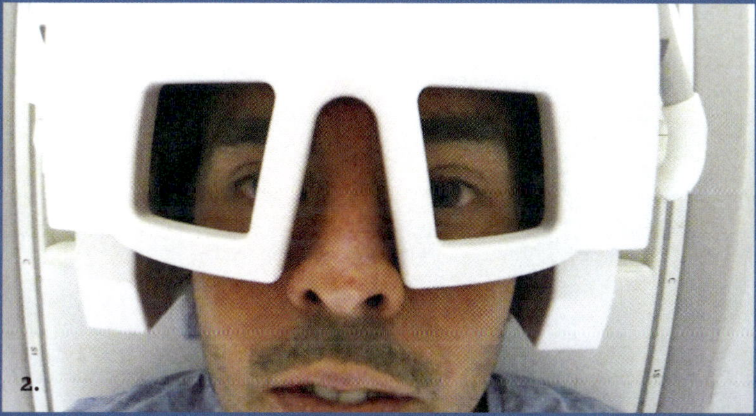

2.

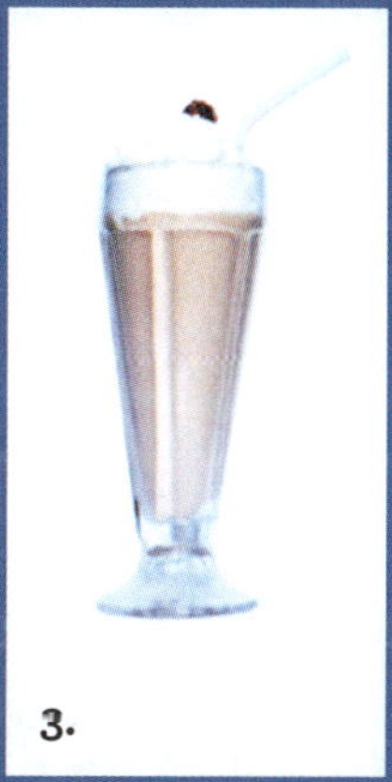

3.

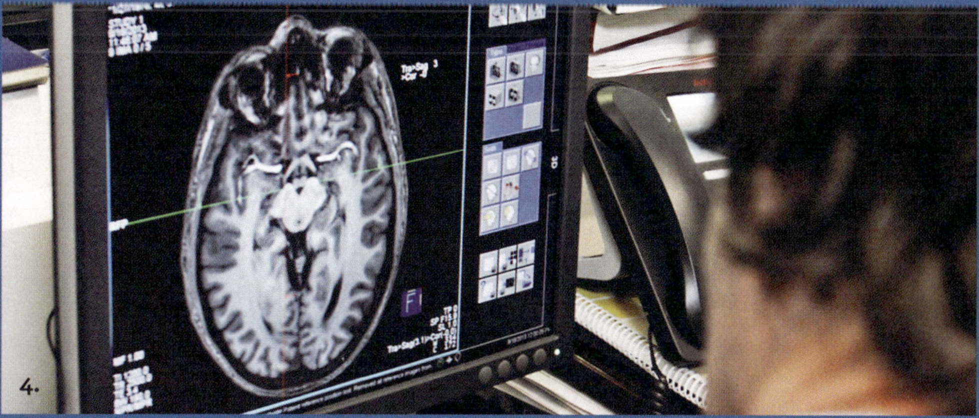

4.

1. Le Seigneur des machines.
2. Mes lunettes spéciales clairement conçues pour des têtes gigantesques.
3. Le coupable, allégé en gras mais riche en sucre.
4. Mon cerveau en train de sourire.

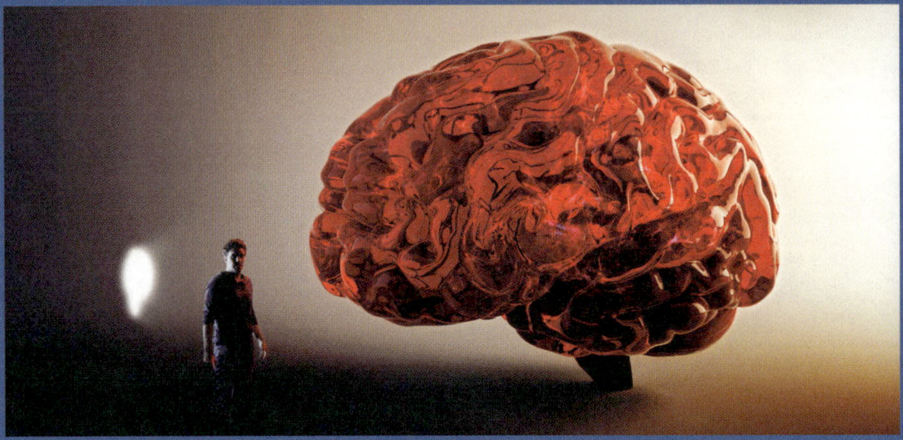

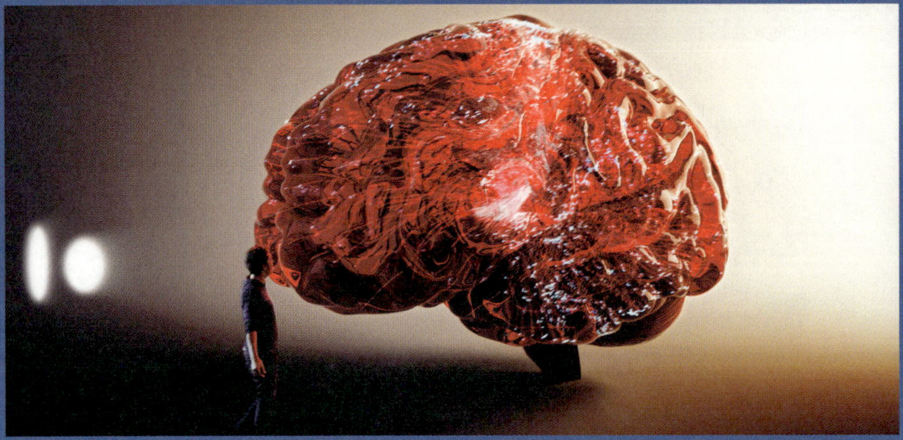

Mon cerveau s'est illuminé à la seule vue d'une « photo » de milk-shake.

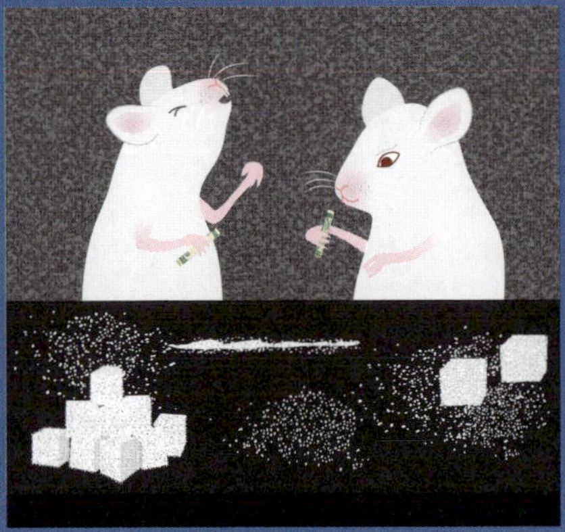

Les rats font plus d'efforts pour obtenir du sucre que de la cocaïne. (Imaginez un peu des rats faire des lignes de sucre dans les toilettes d'une boîte de nuit !)

« L'INGESTION D'ALIMENTS AGRÉABLES À FORTE TENEUR EN SUCRE ACTIVE-T-ELLE LE CIRCUIT DE LA RÉCOMPENSE DE LA MÊME FAÇON QUE LES STUPÉFIANTS ? LA RÉPONSE EST CLAIREMENT OUI. »

ERIC STICE, ORÉGON RESEARCH INSTITUTE

Je chaussais mes lunettes spéciales avant d'être placé entre les mâchoires du tunnel de l'IRM, comme une offrande au « Seigneur des machines ».

Pendant les trente minutes qui ont suivi, on m'a montré des photos de milk-shakes sur un écran d'ordinateur avant de m'en faire boire un à l'aide d'une paille. (On m'a également montré des photos de verres d'eau et j'en ai bu quelques gorgées pour que cela serve de « contrôle ».) Je dois admettre que boire du lait tiède sucré avec une paille en forme de mamelon tout en étant enfermé dans un espace confiné a suscité toutes sortes d'émotions. Les résultats de l'examen furent remarquables. Ils montraient que je ne boudais pas mon plaisir à cette régression infantile un peu tordue (voir page 122).

L'équipe de chercheurs a évoqué une étude qu'ils avaient menée auprès d'enfants sur l'influence de la publicité pour la malbouffe. L'expérience consistait à observer des enfants par IRMf pendant qu'ils regardaient une émission de télévision. Les pauses publicitaires étaient délibérément orientées vers des produits de beauté, des téléphones mobiles et de la malbouffe. Les centres du circuit de la récompense de tous les enfants s'allumaient, plus ou moins intensément, lorsqu'ils voyaient de la publicité pour la nourriture. Lors du suivi de l'étude un an plus tard, l'équipe a découvert que les enfants dont la réaction était la plus forte avaient tous pris du poids.

« *Plus vite vous apprenez à décrypter ces signaux, plus vous risquez de prendre du poids par la suite* », explique Eric Stice. « *Comment expliquer que certaines personnes succombent à l'excès alimentaire ? Le circuit de la récompense de certains individus est hyperréactif. Ils vivent donc cet excès alimentaire comme une récompense et cela devient une habitude.* » Il m'a ensuite parlé d'une étude de l'université de Bordeaux qui démontre que les rats font plus d'efforts pour obtenir du sucre que de la cocaïne. (Imaginez un peu des rats faire des lignes de sucre dans les toilettes d'une boîte de nuit !)

HABITUDES ALIMENTAIRES MODERNES

Il est très facile de contracter des habitudes dans notre société. L'époque est au multitâche et un grand nombre d'entre nous jongle avec sa vie au lieu de la vivre. Nous arrive-t-il souvent de placer la nourriture en tête de notre liste de priorités ? Combien sommes-nous à taper sur le clavier de notre ordinateur en grignotant machinalement quelque chose de sucré sans nous poser de question ? Nous avons pris l'habitude de manger sans y penser, ce qui n'est pas sans conséquence.

Pour moi, c'est exactement ce qui se passe avec le chocolat. C'est pour cela que je dois désormais en limiter ma consommation. Si j'en mange dans la soirée, j'en prendrai de nouveau à la même heure la soirée suivante. Je peux développer une habitude si rapidement qu'en un rien de temps, l'idée de ce régal me hantera toute la journée dans l'attente de ce moment de plaisir. Une chose menant à une autre, je risquerais de rallumer ma flamme pour ce grand classique australien, le sticky date pudding.

C'était pareil avec la cigarette. Je savais que c'était mauvais pour moi, mais le système de récompense de mon cerveau avait aboli mon instinct de conservation et j'avais besoin de ce plaisir éphémère. Pour de nombreuses personnes, c'est la même chose avec le sucre. Nous sommes dominés par ces envies incontrôlables et nous sommes nombreux à manger pour la récompense et non pour nous nourrir. Les personnes les plus sensibles au sucre sont celles qui souffrent le plus. Elles ne sont pas « paresseuses », mais simplement plus vulnérables.

La bonne nouvelle, si l'on en croit de nombreux experts, c'est que le cerveau peut développer de bonnes habitudes alimentaires aussi rapidement que les mauvaises. Je reviendrai plus loin sur la façon dont j'ai réussi à changer mes habitudes alimentaires (voir pages 153 à 155).

J'ai récemment eu le plaisir de passer une journée avec l'acteur et l'intarissable génie des mots, Stephen Fry. Outre le soutien indéfectible qu'il a apporté au film, il a accepté de participer à un sketch et de nous accorder un entretien. Il a évoqué en toute franchise son combat contre son addiction au sucre. Elle a commencé quand, enfant, il se faufilait en pleine nuit dans la cuisine pour saupoudrer du sucre sur du beurre. Il décrit ces instants comme « une expérience pratiquement sexuelle, avec un regard vitreux, la bouche entrouverte. Pour un enfant, c'était un moment érotique. » Selon lui, c'est ce qui le mit sur la voie de l'addiction.

La question du sucre et de ses effets sur la santé lui tient vraiment à cœur. Il explique qu'il a une certaine propension à la dépendance et que même s'il est capable de maintenir le cap pendant de longues périodes, il peut facilement succomber.

Il est particulièrement préoccupé par l'abus de pouvoir dont font preuve les entreprises du secteur agroalimentaire en matière d'étiquetage et de slogans publicitaires. Selon lui, dans trente ans, avec le recul, nous serons abasourdis de nous rendre compte que nous avons laissé faire.

Ses explications sur sa dépendance au sucre et sa façon d'y faire face m'ont particulièrement intéressé. Pour expliquer la singularité de chacun, il se compare à sa fratrie peu friande de sucre, ce qu'il n'a jamais pu comprendre tellement son propre désir était puissant. Il en a donc conclu que la dépendance au sucre ne doit pas être perçue comme une faiblesse ou un échec, mais comme un « état ».

« *L'addiction au sucre n'est pas une lâcheté morale, mais une condition génétique, tout comme l'asthme dont je souffre également. C'est juste ma constitution, ce n'est pas de ma faute. D'un autre côté, je sais ce qui déclenche une crise d'asthme et c'est de ma faute si je fais l'autruche. De la même façon, j'aurais tort de constamment me gaver de sucreries, car je sais maintenant de quoi il retourne.* »

« JE PENSE QUE SAVOIR QUE LES HUMAINS SONT ACCROS AU SUCRE POUR DES RAISONS BIOLOGIQUES ET PAS PAR LÂCHETÉ PEUT AIDER. C'EST AINSI QUE NOUS GÉRONS LES EXCÈS. »

DANIELLE R. REED PHD – MEMBRE DU MONNELL CHEMICAL SENSES CENTER

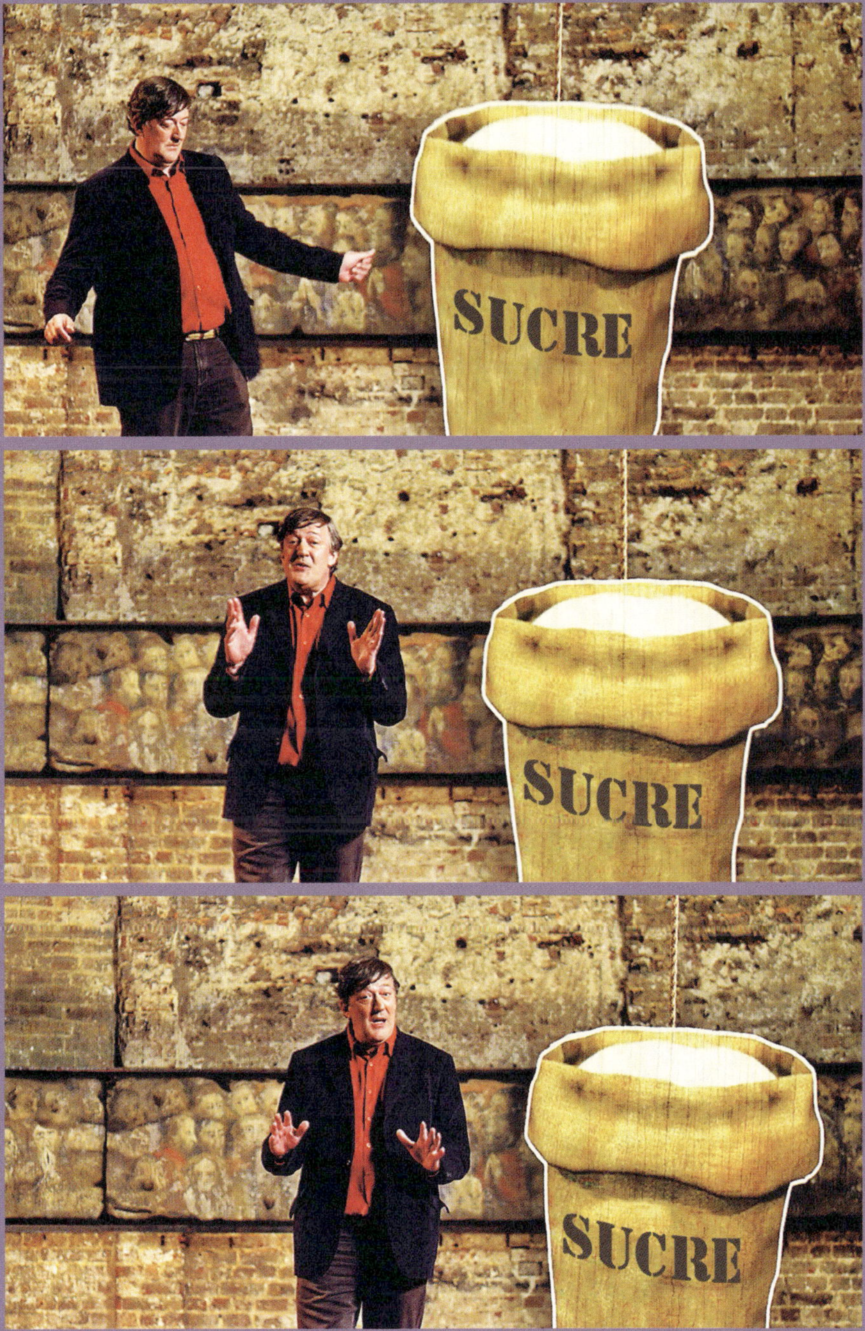

« L'ADDICTION AU SUCRE N'EST PAS UNE LÂCHETÉ MORALE, MAIS UNE CONDITION GÉNÉTIQUE, TOUT COMME L'ASTHME... »

STEPHEN FRY, COMEDIEN, ACTEUR, ÉCRIVAIN, PRESENTATEUR ET ACTIVISTE

LE MOT QUI FÂCHE

De nombreux experts rencontrés lors de mon voyage aux États-Unis ont évoqué la susceptibilité des entreprises du secteur agroalimentaire à l'égard du terme « addiction ». Tous s'entendent sur le fait que s'il était prouvé que le sucre rend dépendant, l'industrie serait plongée dans un véritable cauchemar juridique. Il existe des termes et des principes scientifiques pour classer une substance comme addictive, mais depuis le début de cette aventure, la plupart de mes interlocuteurs se soucient peu de la terminologie scientifique. Plutôt que de rester dans leur tour d'ivoire, les scientifiques feraient bien d'assister à une réunion d'un groupe d'« outremangeurs anonymes ». Il y est fait grand cas du sucre.

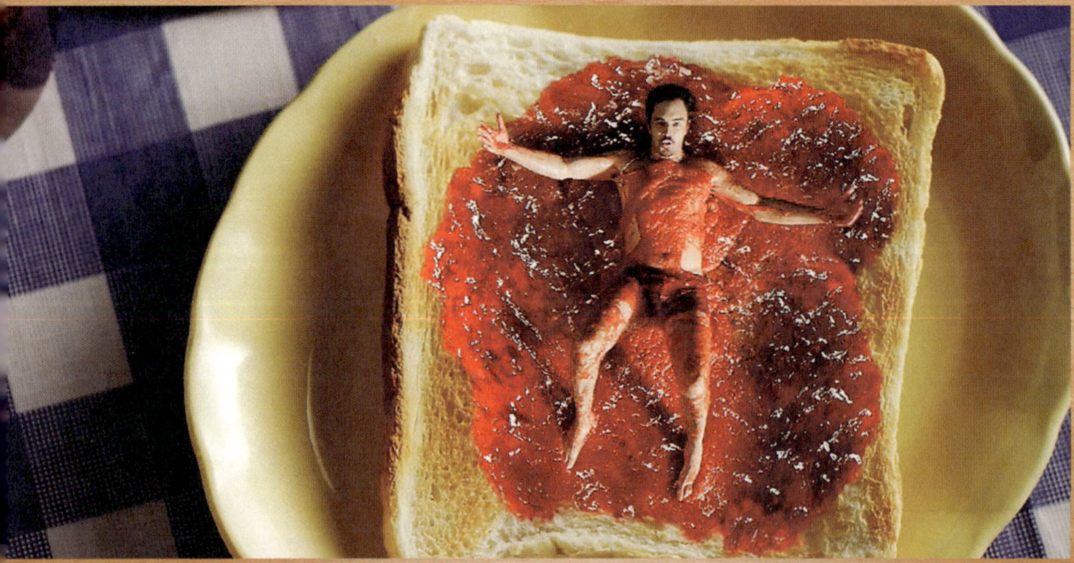

« POUR SAVOIR SI VOUS ÊTES DÉPENDANT AU SUCRE, LE PLUS SIMPLE EST D'ARRÊTER D'EN MANGER PENDANT 24 HEURES POUR VOIR COMMENT VOUS VOUS SENTEZ. C'EST L'HORREUR. »

DAVID GILLESPIE, AUTEUR DE *SWEET POISON*

« ADDICTION, C'EST UN TERME QUE LE SECTEUR AGROALIMENTAIRE ABHORRE PLUS QUE TOUT AUTRE. »

MICHAEL MOSS, JOURNALISTE D'INVESTIGATION ET AUTEUR

« CERTAINES PERSONNES SONT PARTICULIÈREMENT VULNÉRABLES, NOTAMMENT, MAIS PAS SEULEMENT, S'IL EXISTE DES ANTÉCÉDENTS FAMILIAUX DE DÉPRESSION OU D'ALCOOLISME. SI ON LEUR DONNE SUFFISAMMENT DE SUCRE, ON MET EN PLACE LES CONDITIONS NÉCESSAIRES POUR LES RENDRE ACCROS. »

KATHLEEN DESMAISONS,
AUTEURE DE *THE SUGAR ADDICT'S TOTAL RECOVERY PROGRAM*

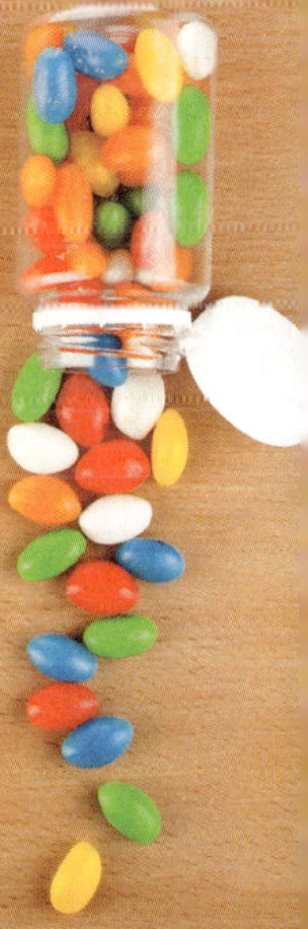

LE MOT SWEETHEART (LITTÉRALEMENT « CŒUR EN SUCRE », EN FRANÇAIS) VIENT DE L'EXPRESSION DU XIVE SIÈCLE « SWETE HERT », QUI SIGNIFIE UN « CŒUR QUI BAT LA CHAMADE ». IL FUT PAR LA SUITE ASSOCIÉ À L'AMOUR PAR ANALOGIE AVEC UNE PERSONNE CAPABLE D'ACCÉLÉRER VOS PULSIONS CARDIAQUES.

MES CŒURS EN SUCRE

Après l'Oregon, me voilà en route pour San Francisco. On m'avait suggéré de faire un crochet par la boulangerie qui avait inventé le « cronut », un hybride entre le croissant et le donut. J'étais curieux de goûter à ça… avant d'apprendre qu'il fallait commencer à faire la queue devant le magasin à six heures du matin, deux heures avant son ouverture ! Voilà encore une belle démonstration de la puissante emprise qu'exerce le sucre sur nous. Ces gens ne faisaient certainement pas la queue pour acheter du pain. Pour certains d'entre nous, le sucre est une véritable histoire d'amour.

Ma quête pour comprendre notre relation au sucre a donné lieu à l'un des points forts du voyage. À San Francisco, j'ai rencontré l'auteure Kathleen DesMaisons qui, depuis trente ans, aide des gens à se sevrer du sucre. Ce fut comme rencontrer un vieux sage ; elle débordait de savoir qu'elle partageait avec chaleur et humilité.

Pour Kathleen, les personnes qui évincent le sucre de leur régime alimentaire doivent faire preuve d'indulgence envers elles-mêmes, car l'épreuve peut s'avérer particulièrement difficile.

Elle m'a expliqué que le sucre libère dans le cerveau des bêta-endorphines, les mêmes que celles sécrétées par l'amour. Le problème étant que si le sucre procure les mêmes sensations que l'amour, celles liées au sucre sont éphémères et loin d'arriver à la cheville de la vraie chose. Ce n'est ni en conseillant aux gens d'arrêter brutalement le sucre ni en leur faisant peur que Kathleen leur prête assistance, mais en leur suggérant de rechercher la « douceur » dans d'autres sphères de leur existence. Elle les aide à ne plus rechercher leurs « récompenses » dans le sucre, mais à se tourner vers des gratifications plus satisfaisantes et plus enrichissantes. Lorsqu'on y parvient, assure-t-elle, le besoin de sucre disparaît. Elle donne aux gens l'assurance qu'ils ne vont rien perdre en renonçant au sucre, mais qu'au contraire, ils vont acquérir un nouveau mode de vie qu'ils devraient chérir et embrasser.

Lorsqu'on a compris que le sucre sécrète les mêmes endorphines que l'amour, l'alliance du chocolat et de la Saint-Valentin n'est plus surprenante, pas plus que la capacité de certains à dévorer tout un paquet de cookies sous le coup de la déprime ou la difficulté éprouvée par d'autres à réduire leur consommation de sucre. Les ruptures sont toujours difficiles. Il est même particulièrement compliqué de rompre avec le sucre : il ne vous envoie pas de SMS injurieux après un verre de trop à trois heures du matin, mais se contente de rester patiemment dans le placard sous ses habits séduisants en attendant docilement que vous soyez prêt à renouer.

« *Les gens voient le sucre comme un un réconfort* », explique Kathleen. « *Nous avons oublié l'art de trouver le réconfort ailleurs... [Lorsque l'on commence à] vivre sans sucre, l'existence dévoile soudain des merveilles que l'on ne voyait pas quand on était englué dans le sucre.* »

J'adhérais totalement à cette explication de Kathleen. Lorsque le sucre a disparu de mon existence, beaucoup de choses se sont améliorées. Je tirais de la « douceur » d'une énergie apaisée, d'une personnalité plus rayonnante, d'une apparence plus saine et d'une connexion plus forte aux autres. C'est pour cette raison que je suis convaincu que le sucre raffiné n'aura plus jamais sa place dans mon existence.

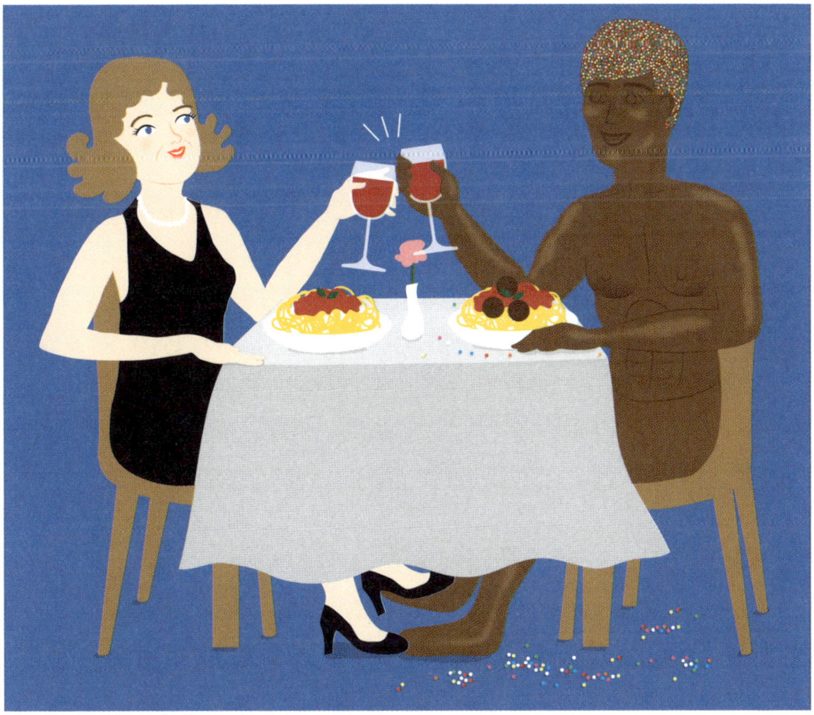

Le sucre libère les mêmes opioïdes et les mêmes endorphines que l'amour. Cela explique que certains éprouvent des difficultés à rompre avec le sucre.

LE SUCRE ET LA SOCIÉTÉ

Plus mon séjour aux États-Unis durait, plus il devenait évident que le sucre est en grande partie le reflet de notre société contemporaine. Le sucre, c'est l'assurance d'un shoot rapide, d'un frisson bon marché sans aucune qualité nutritionnelle. On pourrait largement en dire autant d'une grande part de la culture contemporaine avec les films dont l'intrigue est réduite à quelques explosions et à une exhibition de chair, les chansons oubliées dès la dernière note, les infos sur Internet ou les commentaires ou jugements hâtifs sur les réseaux sociaux.

Le philosophe australien Rudolf Steiner évoque une concomitance entre l'essor du matérialisme et l'augmentation de la consommation de sucre. Autrement dit, notre obsession pour notre dose rapide de sucre va de pair avec notre obsession pour les satisfactions rapides de l'existence.

Cette analyse de Rudolf Steiner prend tout son sens lorsque l'on comprend le métabolisme rapide et fugace des aliments sucrés par rapport à la lenteur de celui des aliments riches en fibres, des matières grasses saines et des nutriments. Le second est long et apaisant, le premier est immédiat et électrisant. Nous savons maintenant que les humains constituent un champ d'énergie formé d'un ensemble d'atomes en vibration rapide. Ne peut-on donc pas conclure que notre « champ d'énergie » sera affecté par la nourriture que nous choisissons d'y introduire ? Allez-vous opter pour la douce et lente libération d'un avocat ou la vague rapide d'une barre chocolatée ?

LES SOIGNEURS D'UN PARC ZOOLOGIQUE DU DEVON, AU ROYAUME-UNI, ONT DÛ ARRÊTER DE NOURRIR LES SINGES AVEC LES BANANES PROVENANT DU SUPERMARCHÉ VOISIN. SUITE À DES MANIPULATIONS GÉNÉTIQUES, CES BANANES ONT UNE TENEUR TROP ÉLEVÉE EN SUCRE ET AFFECTENT LE COMPORTEMENT DES SINGES !

VERS UN MONDE PLUS CALME

À quoi ressemblerait notre société sans la frénésie des accros qui se shootent au sucre ? Ralentirions-nous tous un peu ? Aurions-nous tous un peu plus de temps à consacrer aux autres ? Serions-nous tous plus à même de comprendre ce dont nous sommes capables en tant qu'individu et en tant que collectivité ?

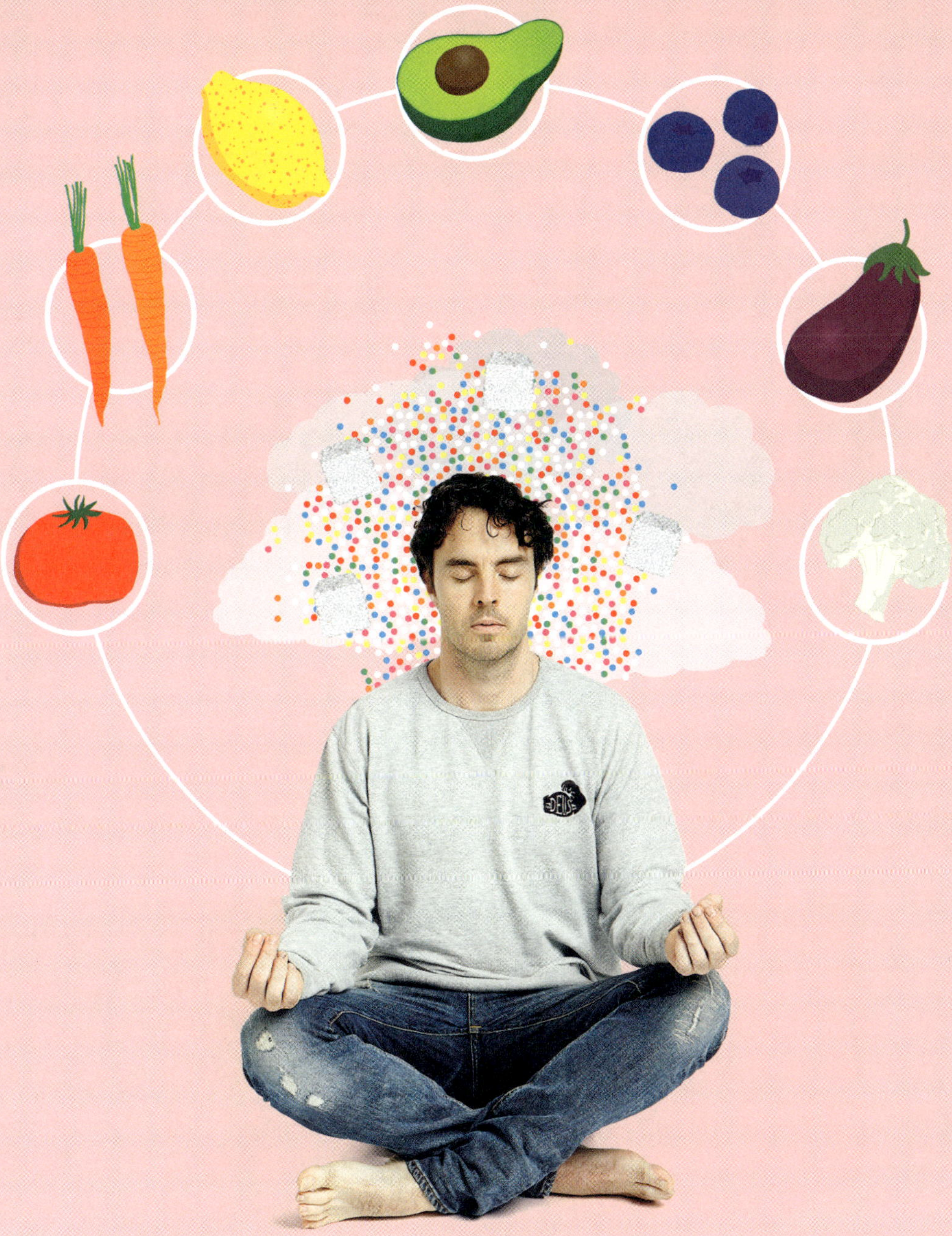

Le sucre génère dans notre cerveau un brouillard
qui altère notre perception.

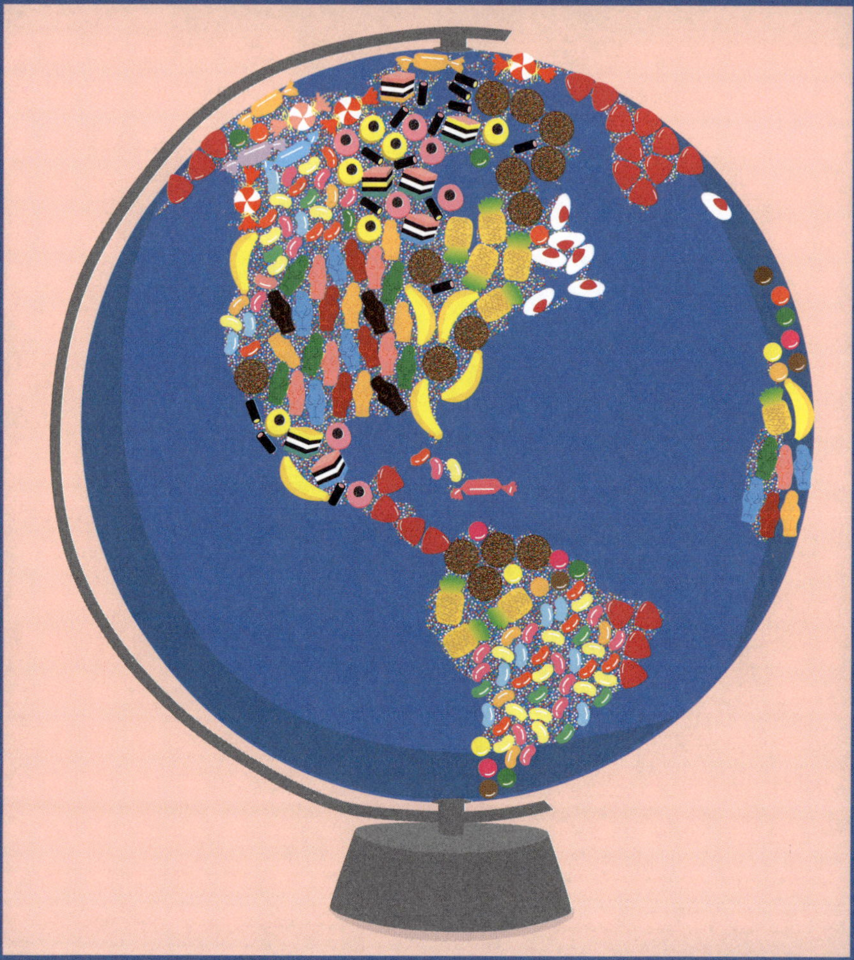

« NOUS DEVONS PRENDRE NOS DISTANCES AVEC CETTE SOCIÉTÉ AUX ALLURES DE MARÉCAGE SUPERFICIEL ET UNIVERSEL ET NOUS ORIENTER VERS CE LAC PROFOND QUE NOUS SOMMES TOUS CAPABLES DE DEVENIR. L'ÉLIMINATION DU SUCRE AURA UN RÔLE À JOUER DANS CE PROCESSUS. »

THOMAS CAMPBELL,

PHYSICIEN DE LA NASA À LA RETRAITE, AUTEUR DE *MY BIG TOE*

Pendant mon périple aux États-Unis, j'ai interviewé Thomas Campbell, un physicien de la NASA à la retraite, un type formidable avec qui j'aurais pu parler pendant des heures (boosté que j'étais par des barres de céréales et de l'eau vitaminée, évidemment). Thomas s'intéresse particulièrement à la nature du réel et à notre perception du monde. Il a contribué au développement de Monroe Laboratories, une entreprise qui explore de nombreuses facettes de la conscience humaine. Il a entrepris d'examiner de plus près la façon dont le sucre agit sur notre cerveau.

Médiateur aguerri, Thomas Campbell a jadis fait une expérience au cours de laquelle, après avoir atteint un état de parfaite relaxation, il a consommé différentes substances comme la caféine, la nicotine, des colorants alimentaires, du sucre et des édulcorants artificiels. Il m'a assuré que le sucre est celle qui a eu le plus d'effet. Il a observé que son état de frénésie n'a commencé à se dissiper et à lâcher son emprise sur son esprit qu'au bout de quatre heures et qu'il fallut huit jours de plus pour qu'il disparaisse totalement. Il est maintenant convaincu que le sucre génère dans notre cerveau un brouillard qui altère notre perception et notre capacité à utiliser tout notre potentiel.

Ma propre expérience m'a appris que je suis une autre personne lorsque je ne mange pas de sucre. Je suis plus calme, plus patient, plus présent et plus enclin à écouter et à communiquer avec les autres. Beaucoup affirment manger du sucre tous les jours et se porter parfaitement bien, mais combien ont cherché à savoir ce qu'il en est sans sucre ? Bien peu, j'en ai peur, étant donné l'âge précoce auquel nous commençons à en ingérer et son omniprésence dans notre alimentation. Dans nos sociétés modernes, la plupart des gens dépassent rarement quatre heures sans sucre et encore moins les huit jours qu'il faut pour totalement l'éliminer de notre organisme.

L'influence du sucre sur le comportement a de profondes implications pour la société et les études poussées sur le sujet ne font que commencer. Les enfants devraient être notre priorité. Est-il surprenant qu'ils aient du mal à rester tranquilles et à se concentrer à l'école avec les quantités astronomiques de sucre caché que contiennent les céréales du petit déjeuner, les jus et les barres de céréales ?

« J'AI VU DES CENTAINES DE PERSONNES SE SEVRER DU SUCRE DANS LE SEUL BUT DE S'ÉCLAIRCIR L'ESPRIT. JE DISPOSE DE NOMBREUSES DONNÉES SUR LE SUJET ET LES RÉSULTATS SONT LÀ. LEUR RÉACTION EST GÉNÉRALEMENT : OUAH, SI JE M'ÉTAIS DOUTÉ DE ÇA ! »

THOMAS CAMPBELL, PHYSICIEN DE LA NASA À LA RETRAITE, AUTEUR DE *MY BIG TOE*

« DANS LE SECTEUR AGROALIMENTAIRE, LE SEL, LES MATIÈRES GRASSES ET LE SUCRE FORMENT LA SAINTE TRINITÉ. MAIS LE SUCRE SURPASSE LES AUTRES : C'EST UN AGENT DE CONSERVATION, IL AGIT SUR LE CONTRÔLE DE NOTRE APPÉTIT ET SEMBLE ENGENDRER UNE DÉPENDANCE À MÊME DE RIVALISER AVEC LES DROGUES LES PLUS DURES. »

MICHAEL MOSS, AUTEUR DE *SUCRE, SEL ET MATIÈRES GRASSES, COMMENT LES INDUSTRIELS NOUS RENDENT ACCROS*

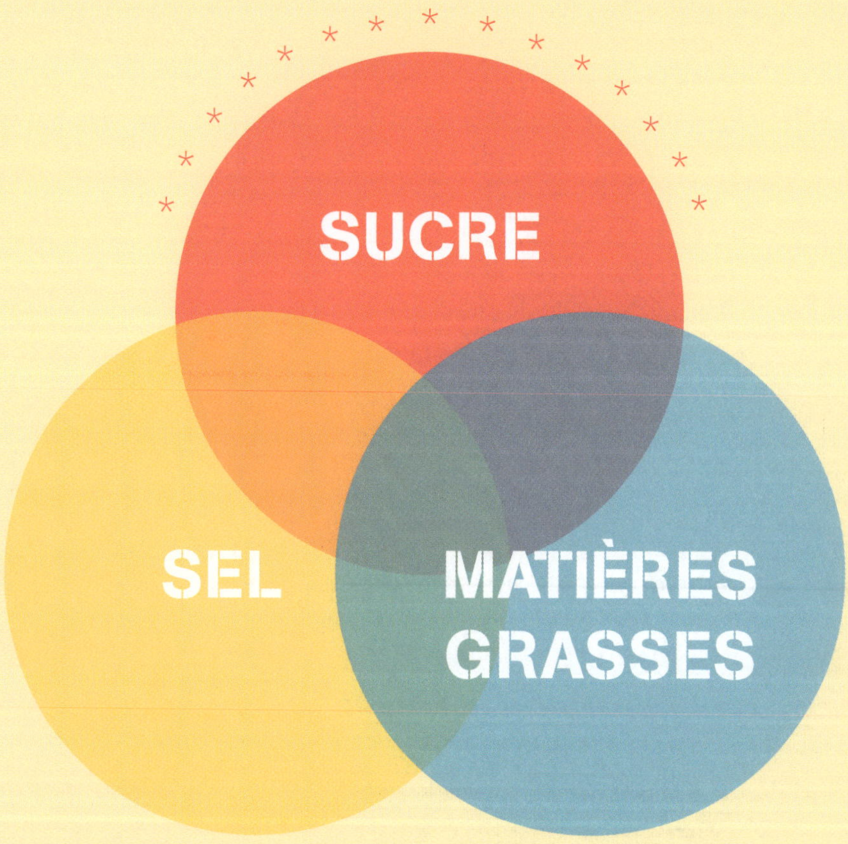

L'INDUSTRIE AGROALIMENTAIRE : COMMENT EN SOMMES-NOUS ARRIVÉS LÀ ?

Nous en étions au quarantième jour de notre expérience et, après tout ce que j'avais appris, cette question me taraudait : pourquoi les informations relatives au sucre n'étaient-elles pas rendues publiques ? Plus précisément, pourquoi les directives concernant la consommation du sucre sont-elles si vagues et aussi neutres ? Je me trouvais à San Francisco, le lieu idéal pour obtenir quelques réponses.

Commençons par replacer les choses dans leur contexte. Le 24 septembre 1955, le président des États-Unis, Dwight D. Eisenhower, est victime d'une crise cardiaque. C'est ainsi que les maladies cardiaques font leur apparition sur la scène publique. Deux camps s'affrontent sur leurs causes : le premier, mené par le scientifique américain Ancel Keys, estime que les matières grasses sont seules coupables ; le nutritionniste britannique John Yudkin est à la tête du deuxième camp qui tient le sucre pour responsable.

Ancel Keys s'appuyait sur des études menées dans différents pays établissant un lien entre la consommation de matières grasses et les maladies cardiaques. C'est « L'étude des sept pays ». (On sait maintenant qu'il avait soigneusement choisi les pays et que s'il avait inclus les 22 pays étudiés, les résultats auraient été totalement différents.)

John Yudkin, quant à lui, est arrivé à la conclusion qu'il n'arrivait pas à engraisser des rats en leur faisant manger des matières grasses, mais qu'il y parvenait en leur donnant du sucre. La lecture de son ouvrage *Pure, White and Deadly* (non traduit en français), écrit alors qu'il n'avait pas accès aux données scientifiques et à la technologie d'aujourd'hui, est tout simplement incroyable. Il fait à plus d'un titre figure de prophète.

De vifs débats opposent pendant deux décennies les deux camps avant que celui d'Ancel Keys ne l'emporte. Le gras vole la vedette et devient l'ennemi numéro un, alors que le sucre est innocenté. Vers la fin des années 1970, le mouvement en faveur d'une alimentation pauvre en graisses (considérée comme le meilleur régime alimentaire) bat son plein et l'industrie agroalimentaire commence à adapter ses produits en conséquence. À San Francisco, l'auteur Gary Taubes (*Pourquoi on grossit* et *Good Calories, Bad Calories*, non traduit en français) m'a expliqué que le yaourt allégé en est un exemple emblématique : « *On enlève les matières grasses, on ajoute des fruits et du sucre et on le commercialise comme un produit bon pour la santé.* »

Depuis lors, et encore aujourd'hui, l'idée qu'on grossit et qu'on accroît les risques de maladie cardiaque si l'on mange des matières grasses reste prévalente. John Yudkin et ses recherches sur le sucre furent écartés, il fut même tellement ridiculisé que d'autres chercheurs renoncèrent à étudier les effets du sucre. Le faire était prendre le risque de subir le même sort.

L'INGRÉDIENT MIRACLE

Lorsque l'industrie supprima les matières grasses des aliments, le sucre devint l'ingrédient miracle. C'est bon marché, les gens l'adorent, c'est un excellent conservateur et il redonne du goût et une sensation en bouche qui disparaissent lors de l'élimination du gras.

Parallèlement à cette attaque en règle des matières grasses aux États-Unis, une équipe de chercheurs japonais découvrait qu'il était possible de transformer les molécules d'amidon de maïs en fructose, dont le goût est plus sucré. C'est ainsi qu'apparut le « sirop de maïs riche en fructose », un édulcorant. Non seulement cet ingrédient était bon marché, mais il était également bien accueilli par un public convaincu que le fructose, qui est le sucre naturellement présent dans les fruits, ne pouvait pas être si mauvais que ça. Il n'a jamais pris en Australie, mais reste largement utilisé aux États-Unis, en Hongrie, au Canada, en Corée, au Japon, au Mexique et dans une moindre mesure en Allemagne, en Grèce, en Finlande et au Portugal.

L'utilisation galopante du sucre dans nos aliments en fit rapidement un produit très prisé. Il représente aujourd'hui cinquante milliards de dollars sur l'économie mondiale. Comme souvent quand de tels chiffres sont en jeu, l'intrigue se corse.

À San Francisco, j'ai rencontré Cristin Kearns, une femme charmante (que je n'ai malheureusement pas pu faire apparaître dans le documentaire). Dentiste à la retraite, elle a décidé d'explorer les recoins du royaume du sucre et a fait une étonnante découverte. Dans une bibliothèque du Colorado, elle a retrouvé des notes de service et des documents d'une ancienne entreprise sucrière qui se rapportent à un moment clé de l'histoire de la Sugar Association, en lien avec la controverse qui a opposé les partisans du gras à ceux du sucre.

Au milieu des années 1970, alors que le débat faisait rage, le gouvernement américain a étudié la nocivité du sucre pour la première fois. Le sénateur George McGovern mit en place un comité pour examiner le rôle du sucre dans l'alimentation américaine et publia le rapport *Dietary Goals for the United States* (Objectifs nutritionnels des États-Unis). Le comité a entendu différents experts, dont le chercheur George Campbell qui anticipait une épidémie de diabète de type 2 si la consommation de sucre atteignait 32 kg par personne et par an. (Les Américains en consomment actuellement deux fois plus et le diabète a augmenté de 33 % ces dix dernières années.)

Le sucre était sous le feu des projecteurs et la Sugar Association ne tarda pas à passer à l'action. Elle fit appel à l'entreprise de communication Carl Byoir and Associates, puis réunit une équipe de scientifiques acquise à sa cause dirigée par le professeur Frederick Stare de l'université de Harvard. (Il fut par la suite exposé pour avoir accepté de l'argent de l'industrie agroalimentaire ; il en reçut également de l'industrie du tabac pour une étude réfutant un lien entre le tabac et les maladies cardiaques.) Frederick Stare et son équipe ont produit un document de 88 pages intitulé *Sugar in the Diet of Man* (Le sucre dans l'alimentation humaine) qui fut distribué

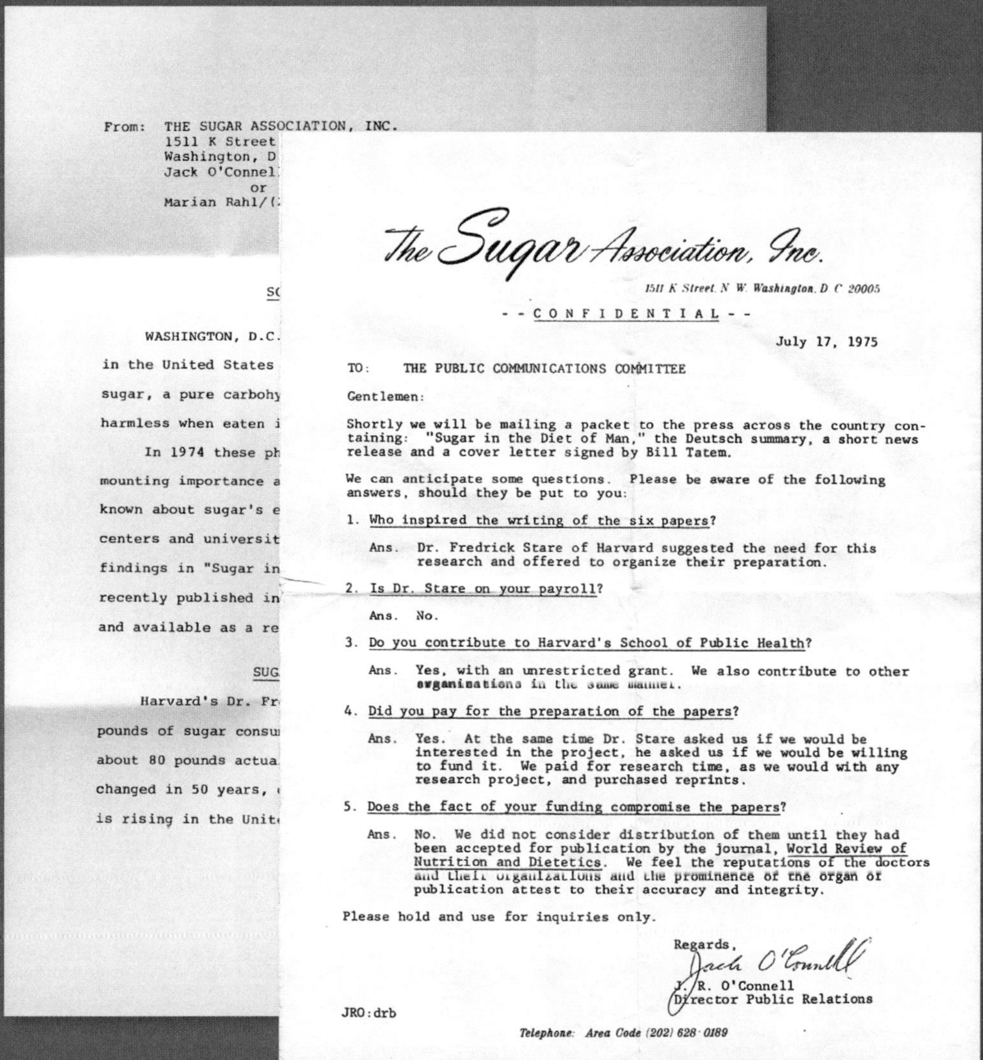

From: THE SUGAR ASSOCIATION, INC.
1511 K Street
Washington, D
Jack O'Connel
or
Marian Rahl/(

SC

WASHINGTON, D.C.
in the United States
sugar, a pure carbohy
harmless when eaten i

In 1974 these ph
mounting importance a
known about sugar's e
centers and universit
findings in "Sugar in
recently published in
and available as a re

SUG

Harvard's Dr. Fr
pounds of sugar consu
about 80 pounds actua
changed in 50 years,
is rising in the Unit

The Sugar Association, Inc.

1511 K Street, N. W. Washington, D. C. 20005

- - CONFIDENTIAL - -

July 17, 1975

TO: THE PUBLIC COMMUNICATIONS COMMITTEE

Gentlemen:

Shortly we will be mailing a packet to the press across the country containing: "Sugar in the Diet of Man," the Deutsch summary, a short news release and a cover letter signed by Bill Tatem.

We can anticipate some questions. Please be aware of the following answers, should they be put to you:

1. Who inspired the writing of the six papers?

Ans. Dr. Fredrick Stare of Harvard suggested the need for this research and offered to organize their preparation.

2. Is Dr. Stare on your payroll?

Ans. No.

3. Do you contribute to Harvard's School of Public Health?

Ans. Yes, with an unrestricted grant. We also contribute to other organizations in the same manner.

4. Did you pay for the preparation of the papers?

Ans. Yes. At the same time Dr. Stare asked us if we would be interested in the project, he asked us if we would be willing to fund it. We paid for research time, as we would with any research project, and purchased reprints.

5. Does the fact of your funding compromise the papers?

Ans. No. We did not consider distribution of them until they had been accepted for publication by the journal, World Review of Nutrition and Dietetics. We feel the reputations of the doctors and their organizations and the prominence of the organ of publication attest to their accuracy and integrity.

Please hold and use for inquiries only.

Regards,
Jack O'Connell
J. R. O'Connell
Director Public Relations

JRO:drb

Telephone: Area Code (202) 628-0189

Les documents retrouvés par Cristin Kearns.

« LA SUGAR ASSOCIATION A PRIS L'ENGAGEMENT DE PROTÉGER ET DE PROMOUVOIR LA CONSOMMATION DE SUCRE. TOUT DÉNIGREMENT DU SUCRE SERA SUIVI DE PROPOS VIGOUREUX ET STRATÉGIQUES ÉTAYÉS PAR DES ÉTUDES SCIENTIFIQUES. »

SUGAR E NEWS **2003**

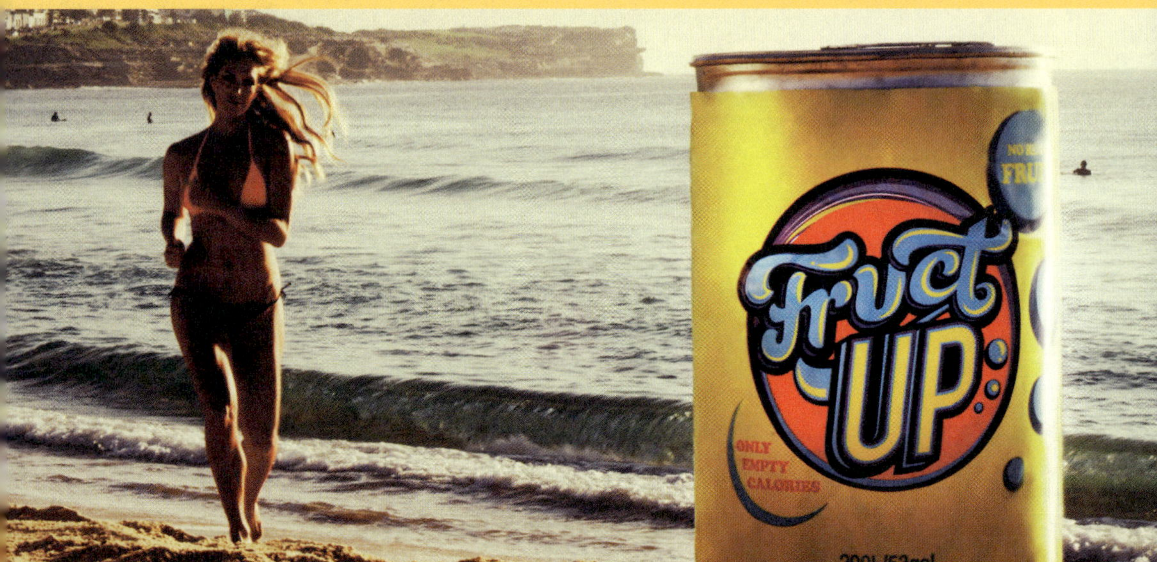

« DE NOMBREUSES ÉTUDES QUI CONCLUENT QU'IL N'Y A AUCUNE PREUVE DÉMONTRANT UN LIEN ENTRE LE SUCRE ET LES MALADIES DU MÉTABOLISME SONT FINANCÉES PAR L'INDUSTRIE SUCRIÈRE. LORSQUE VOUS EMPLOYEZ DES GENS, C'EST VRAIMENT ANGOISSANT DE SE DIRE QUE VOS FINANCEMENTS DISPARAÎTRONT SI VOUS APPORTEZ UNE RÉPONSE CONTRAIRE À CELLE ATTENDUE [PAR L'INDUSTRIE]. JE PRÉFÈRE MA POSITION DE SCIENTIFIQUE QUI PEINE À TROUVER DES FINANCEMENTS... À CELLE DES SCIENTIFIQUES FINANCÉS PAR UNE ENTITÉ INTÉRESSÉE PAR UN RÉSULTAT SPÉCIFIQUE. »

KIMBER STANHOPE, UNIVERSITÉ DE CALIFORNIE, DAVIS

à 25 000 organisations triées sur le volet, assorti d'un communiqué de presse affirmant « les scientifiques dissipent les craintes liées au sucre ». Évidemment, il ne mentionnait nulle part que la « recherche » avait été financée par la Sugar Association.

En 1976, la Sugar Association fut distinguée du Silver Anvil (les Oscars du monde des relations publiques) pour « excellence dans son action pour former l'opinion publique ». Apparemment, ils étaient parvenus à convaincre le public et les politiques que le sucre était inoffensif. Le Secrétariat américain aux produits alimentaires et pharmaceutiques, l'organe gouvernemental en charge de la première évaluation de la sécurité du sucre, s'appuya sur ce document pour établir ses conclusions, un véritable coup dur pour notre société. Comme le souligne l'auteur Gary Taubes : « *Ils se sont dit : Super ! Des recherches ont déjà été faites.* » Il poursuit : « *Jack Tatem, président de la Sugar Association, prit la parole lors d'une assemblée générale la même année et déclara qu'il n'y avait aucune preuve formelle démontrant un lien entre le sucre et les maladies chroniques. Il ajouta que le sucre était la clé de voûte de l'organisation. Que si quelqu'un faisait le lien entre le sucre et ces maladies, ils étaient morts.* »

Cet extrait du Silver Anvil décerné à la Sugar Association dans la catégorie relations publiques stipule ce qui a motivé le choix :

> De par sa visibilité et l'universalité de son utilisation, le sucre constituait une cible naturelle pour les profanes de la nutrition et les promoteurs d'aliments et de régimes en vogue qui voulaient tirer parti des inquiétudes suscitées par le mouvement de défense des consommateurs. L'industrie fut donc en proie aux critiques dans les médias qui suggéraient que l'augmentation constante de la consommation de sucre était responsable d'un grand nombre de problèmes de santé. Le programme visait à fournir à un public ciblé des données scientifiques sur le sucre, de s'assurer de son aide pour éduquer les consommateurs et de montrer la non-dangerosité du sucre comme aliment auprès d'une vaste audience.

(Pour plus d'informations, consultez l'article « Big Sugar's Sweet Little Lies » de Cristin Kearns et Gary Taubes, sur le site Mother Jones à l'adresse www.motherjones.com.)

Cristin Kearns affirme que cette manipulation des preuves et cette tentative délibérée de brouiller les pistes est toujours d'actualité. En 2003 lorsque l'Organisation mondiale de la santé (OMS) voulut publier une recommandation stipulant que le sucre ne devait pas dépasser 10 % de l'apport calorique de la population, elle fut ouvertement attaquée par la Sugar Association. Dans un communiqué, le président prévenait : « *Nous exercerons tous les recours disponibles pour exposer la nature douteuse [de ce rapport et nous recommanderons aux] membres du congrès de s'opposer aux financements futurs* », autrement dit, ils promettaient de faire pression sur les États-Unis pour qu'ils renoncent à verser à l'OMS leurs 260 millions de dollars de financement. On peut bien s'attendre à quelques chamailleries et à ces paroles sévères d'un secteur qui pèse cinquante milliards de dollars.

De nombreux scientifiques que j'ai rencontrés ont évoqué des publications financées par l'industrie du sucre et celle des boissons dont les conclusions étaient diamétralement opposées à celles de leurs propres recherches. En 2007, Kelly Brownell et ses collègues de l'université Yale ont publié une étude dans l'*American Journal of Public Health* qui révélait les divergences des conclusions d'une étude financée par l'industrie et d'une étude indépendante relative aux effets des sodas sur l'organisme. Une autre étude menée en 2013 par Maira Bes-Rastrollo révèle que si les articles rédigés sans conflits d'intérêts sont pratiquement unanimes pour mettre en garde contre les dangers des sodas, ceux financés par l'industrie concluent dans cinq cas sur six qu'ils ne présentent aucun danger. Cristin Kearns résume parfaitement les choses : « *Je pense qu'il est important que les gens comprennent les tactiques de l'industrie ; c'est quand la population a commencé à saisir les manigances de l'industrie que la lutte contre le tabagisme a commencé à payer.* »

LA STRATÉGIE DE L'INDUSTRIE : TACTIQUE À ADOPTER QUAND LE SUCRE A MAUVAISE PRESSE

Kelly Brownell, professeur à l'université Yale, mène depuis longtemps une croisade contre l'industrie agroalimentaire et le secteur des boissons en raison des méthodes douteuses dont ils usent pour influencer l'opinion publique. Il m'a exposé quelques-unes de leurs tactiques :

- **PAYER DES CHERCHEURS AFIN DE FINANCER DES ÉTUDES EN ADÉQUATION AVEC LES POSTURES DE L'INDUSTRIE**
  J'en ai moi-même été témoin. Au Canada, j'ai rencontré un chercheur financé par Coca-Cola (et d'autres entreprises du secteur agroalimentaire). De retour en Australie, je suis tombé sur l'annonce d'un « Symposium autour des boissons sucrées – coup de projecteur sur le fructose », également financé par Coca-Cola. Ce même chercheur fit une intervention pour affirmer qu'il n'existe aucun lien entre le fructose et les maladies cardio-métaboliques. Coca-Cola s'empressa de tweeter la chose ; des diététiciens présents dans la salle relayèrent le tweet, puis l'hôte du symposium encouragea les gens à faire des vidéos YouTube sur ce qu'ils venaient d'apprendre. Le mécanisme est bien rodé.

- **QUALIFIER DE « SCIENCE DE PACOTILLE » LES ÉTUDES EN PORTE-À-FAUX AVEC LE POSITIONNEMENT DE L'INDUSTRIE**
  Il s'agit des différences criantes évoquées plus haut entre les conclusions des études financées par l'industrie et des études indépendantes.

- **QUALIFIER LES MILITANTS DE « MANIAQUES DE L'ALIMENTATION »**
  Écarter les éventuelles attaques à l'encontre du sucre en les qualifiant de « phénomène à la mode » et accuser les militants de chercher à attirer l'attention ou à faire de l'autopromotion pour vendre leurs livres. [C'est exactement ce que je suis en train de faire, donc, si vous lisez ça, vous êtes un gogo !]

- **NUIRE À LA CRÉDIBILITÉ**
  Technique classique de l'industrie visant à mettre en doute l'intégrité de la personne qui dénonce le sucre. [Je pourrais bien être coupable de ce travers, à vous de détecter les passages concernés !]

FINANCER DES ORGANISATIONS PROFESSIONNELLES TELLES QUE DES FONDATIONS DE CARDIOLOGIE OU DU CANCER

Dans son ouvrage *Food Politics*, Marion Nestle explique qu'aux États-Unis, des entreprises paient environ 4 500 dollars pour qu'une fondation de cardiologie appose son sceau d'approbation sur leur produit. Ainsi, en Australie, il n'y a pas si longtemps, McDonald's versait 300 000 dollars australiens par an à la fondation de cardiologie pour qu'elle approuve les Chicken McNuggets et le McChicken. De nombreuses céréales destinées aux enfants restent concernées, même si la plupart présentent une forte teneur en sucre.

PUBLIER DES COMMENTAIRES DÉSOBLIGEANTS DANS LA PRESSE À L'ENCONTRE DE TOUT MESSAGE ANTISUCRE

INSISTER SUR LES DOGMES « CALORIES INGÉRÉES -CALORIES DÉPENSÉES » ET « TOUTES LES CALORIES SE VALENT »

Ce message est au cœur de la communication de l'industrie : si vous êtes gros, c'est que vous êtes trop paresseux, autrement dit, c'est de votre faute et pas de la nôtre. Des études récentes montrent pourtant que les calories n'agissent pas toutes de la même façon dans l'organisme (voir pages 117 et 118).

IL NE FAUT PAS SE FOCALISER SUR UN ALIMENT !

Et c'est parti pour la rengaine : « Il ne faut pas reproduire l'erreur que nous avons faite avec les matières grasses et se focaliser sur un seul aliment ! Il faut regarder l'alimentation dans son ensemble ! » L'argument est recevable, sauf que le sucre est désormais présent dans 80 % des aliments, soit pratiquement toute l'alimentation.

SI RIEN DE TOUT CELA NE MARCHE, PRÉTENDRE SE SENTIR CONCERNÉ

La campagne « Come Together » de Coca-Cola en est un bon exemple. Elle se focalise sur le duo calories-exercice et sur le désir de l'entreprise de s'attaquer à l'obésité. Kelly Brownell pense que la crainte de poursuites suscite cette prétendue sollicitude.

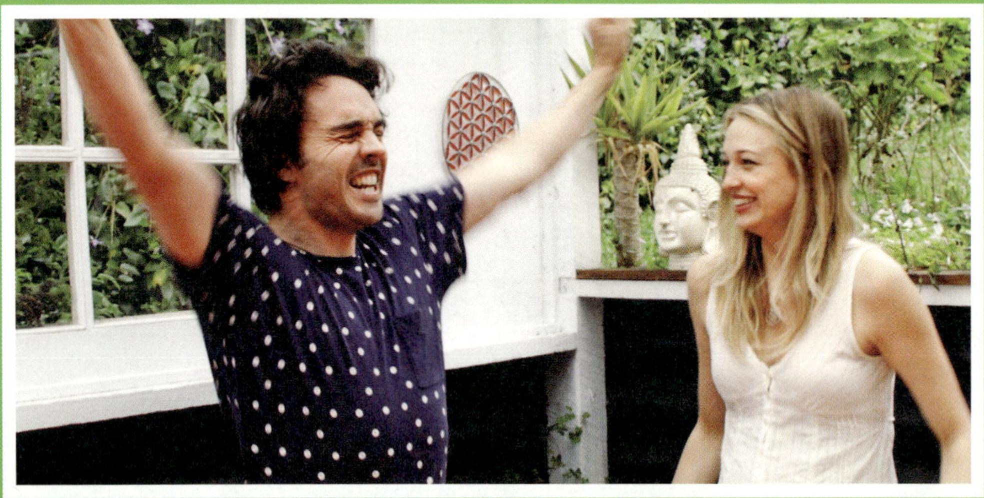

Ma réaction après ma 2 400e cuillère à café de sucre. Je l'ai trouvée dans la boîte repas d'un enfant (pâte de fruits à la pomme) Joie visiblement partagée par Zoe.

LA CÈNE

Cinquante jours d'expérience ! Sept semaines de bombes énergétiques au petit déjeuner, de tsunamis de fructose et d'effroyables sautes d'humeur. J'étais épuisé et je me sentais anéanti. Avec le caméraman Judd Overton, nous venions de trimbaler neuf sacs à travers onze États américains en dix-sept jours. Outre le matériel cassé, les avions ratés, on avait été chassé d'une ville de la Bible Belt et entendu le mot « sucre » plus souvent que Willy Wonka dans *Charlie et la chocolaterie*. (Je précise qu'il n'y eut jamais un mot plus haut que l'autre, ce qui tient du miracle si l'on considère les quantités de sucre que j'ingérais et les fluctuations de mon humeur. Chapeau, Judd Overton !)

Zoe me manquait et je commençais à craindre qu'elle n'accouche prématurément… Imaginez la première impression qu'aurait notre enfant de son père : un ronchon agité au foie gras affichant un air de famille avec Shrek. À coup sûr, il voudrait retourner d'où il venait !

Je suis sûr que l'aéroport de Melbourne a été le théâtre de nombreuses retrouvailles et que toutes les larmes qui y ont été versées doivent avoisiner le taux de précipitations de la ville, mais mes retrouvailles avec Zoe auraient sans nul doute leur place sur l'enregistrement des étreintes de légende du personnel de l'aéroport. Je n'oublierai jamais la force de cette étreinte et la collision entre deux ventres qui s'étaient considérablement arrondis depuis mon départ.

Avec Zoe, on a commencé à planifier mon « ultime souper » dix jours avant la fin de l'expérience. Il fallait en faire quelque chose de spécial, quelque chose d'émouvant. On hésitait entre une salade à la gelée et une spécialité de Thanksgiving à base de patate douce et de guimauve, puis on a décidé que l'exercice devait servir à informer les parents et les enfants sur les dangers des sucres cachés.

Mon voyage aux États-Unis m'a cruellement fait prendre conscience de la vulnérabilité des enfants face aux effets du sucre : dents pourries, cerveau embrouillé, foie gras ou même les germes de l'addiction. En ajoutant du sucre aux pains et aux céréales industriels, aux jus, aux sauces et aux soupes (sans parler des déjeuners tout prêts soi-disant « sains »), l'industrie agroalimentaire incite les enfants dès leur plus jeune âge à penser que la plupart des aliments devraient être sucrés. C'est ainsi que le goût des aliments salés bons pour la santé, comme les légumes verts, devient insolite. L'auteur Michael Moss parle de « détournement de la biologie de l'enfant ».

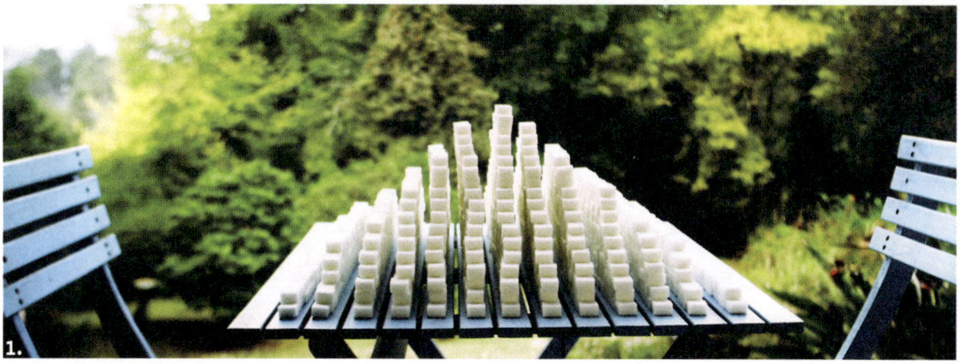

1.

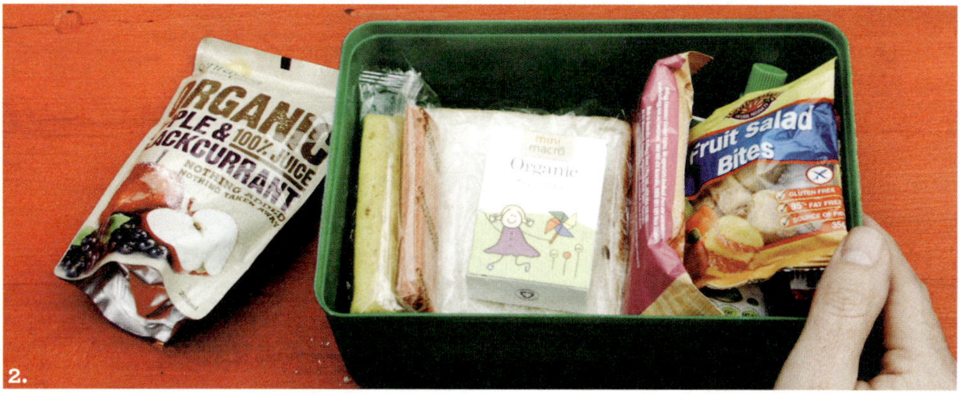

2.

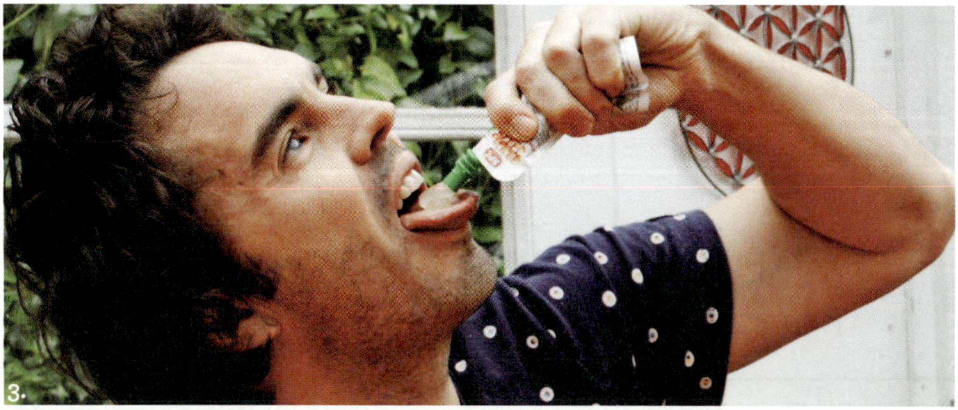

3.

1. Mon ami Gareth Davies édifia littéralement une pyramide avec les 2 400 cuillères à café de sucre que j'avais ingérées. On voit ici la deuxième tentative après l'anéantissement de la première par une bourrasque inopportune.
2. Rien de plus facile que de cumuler 40 cuillères à café de sucre avec des en-cas « sains » destinés aux enfants.
3. Voici la dernière cuillère à café de sucre de l'expérience ! Une horreur !

Si je m'en tiens à ma propre expérience, j'ai découvert tout un univers d'arômes lorsque j'ai supprimé le sucre de mon alimentation. L'omniprésence du sucre dans la nourriture anesthésiait mes papilles et seuls les aliments les plus sucrés paraissaient agréables. Quand j'ai finalement arrêté, ce n'est qu'après quelques semaines que j'ai commencé à apprécier de nouveau la cuisine saine et nourrissante de Zoe.

Les aliments gorgés de sucre privent nos enfants des arômes naturels et subtils d'une nourriture saine et installent des préférences gustatives dont les effets pourront par la suite se révéler nocifs. Nous savons que les maladies du métabolisme comme l'obésité, le diabète et les maladies cardiaques se développent doucement au fil du temps. Les graines de ces maladies sont plantées à un jeune âge.

Nous avons décidé que mon ultime repas devait en être la démonstration. J'ai donc acheté le format standard de l'une de ces boîtes repas dans lesquelles les écoliers mettent leur goûter et je l'ai remplie avec l'équivalent de quarante cuillères à café de sucre sous forme d'en-cas « sains » : galettes de riz, tartines de confiture, petites bricks de jus de fruits bio, raisins secs, petites gourdes de compote de pomme, et yaourt. J'ai tout démoli, on a fait un check avec ma douce, puis je me suis brossé les dents pendant dix bonnes minutes.

J'étais surpris de mon émotion au moment de conclure cette expérience. Je pouvais me relâcher. Je savais pourtant que les jours et les semaines de sevrage qui allaient suivre seraient difficiles, mais j'avais hâte de retrouver ma personnalité d'avant. Le Damon sans sucre était bien plus heureux et bien plus calme. Il était par ailleurs mieux armé pour remplir son rôle de père (un véritable soulagement pour ma famille, en particulier Zoe, un ange de patience). Fini le papa-gâteau.

Dès le lendemain, j'avais rendez-vous au palais des seringues avec l'anatomopathologiste qui m'a littéralement vampirisé. Ces tubes de sang contenaient les réponses à certaines des questions sur le sucre que j'avais posées soixante jours plus tôt.

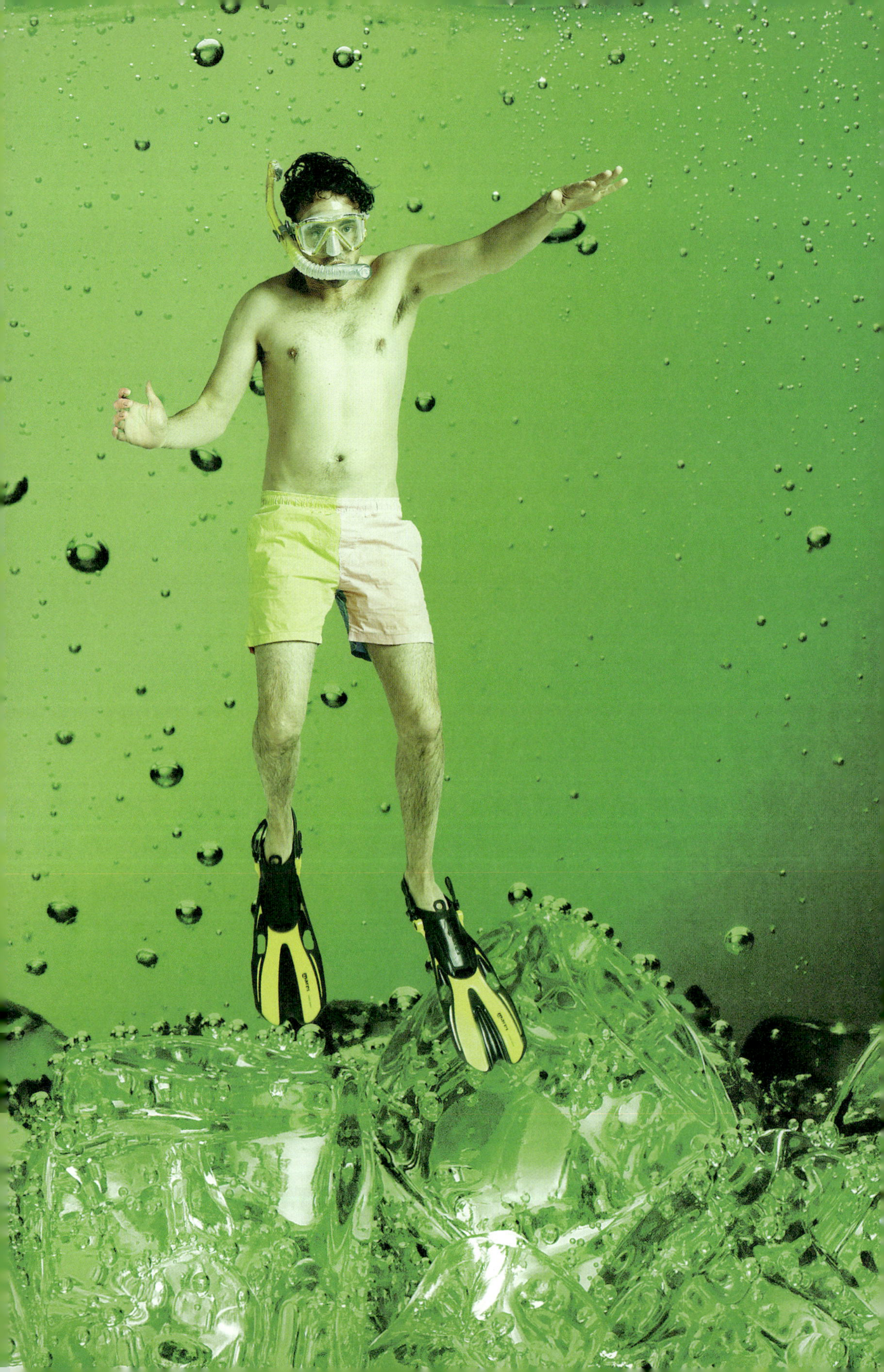

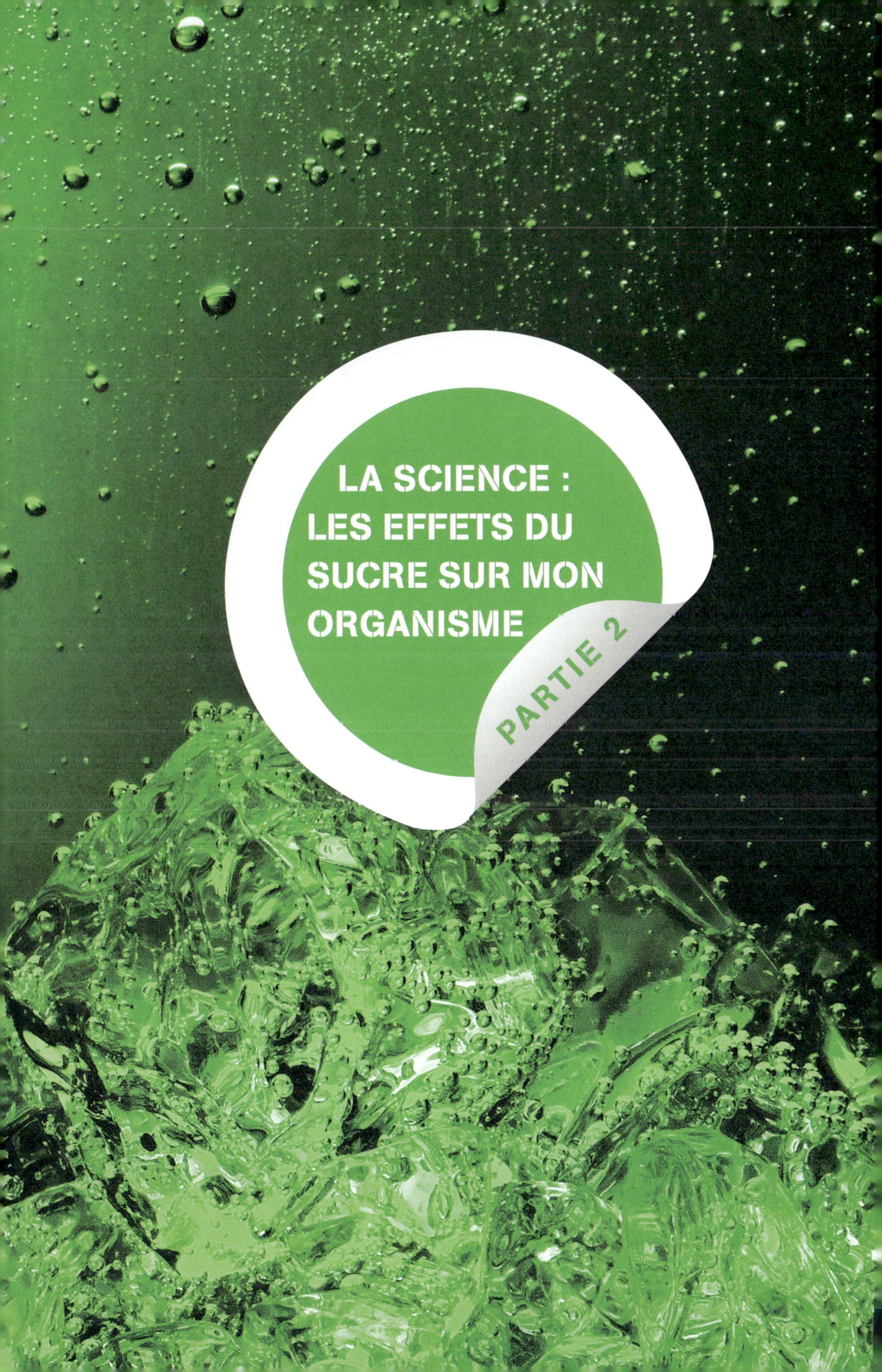

PARTIE 2

LA SCIENCE : LES EFFETS DU SUCRE SUR MON ORGANISME

ALBUM DE FAMILLE DU SUCRE

Commençons par faire plus ample connaissance avec les différents membres de la famille du sucre. Pour beaucoup, ils font figure de cousins éloignés croisés aux grandes occasions, mais il faut apprendre à mieux les connaître pour préserver sa santé. Certains sont essentiels (comme cette tante, qui offre invariablement des chaussettes et des sous-vêtements), alors que d'autres ont des effets dévastateurs sur le mécanisme délicatement réglé de notre organisme (un peu comme cet oncle à la poignée de main ferme et aux plaisanteries déplacées sur l'immigration).

LE SUCRE DANS LA NATURE

LA NATURE OFFRE ESSENTIELLEMENT QUATRE SUCRES :

LE GLUCOSE est présent dans pratiquement tous les aliments que nous consommons et constitue une source d'énergie cruciale pour notre organisme. En fait, pour notre corps, la plus grande partie de notre nourriture n'est rien de plus que du glucose déguisé. Le pain, l'avoine, le riz, les pâtes, les fruits et les légumes se dégradent en glucose dans l'organisme et, quand on évoque la « glycémie », c'est encore du glucose dont il est question.

LE LACTOSE est un disaccharide. Autrement dit, il est constitué de deux sucres : le glucose (voir ci-dessus) et le galactose (on dirait le nom d'une planète géante recouverte de lait où règnent d'énormes vaches). Le lactose se trouve uniquement dans le lait, notamment le lait maternel, c'est donc le premier sucre que nous consommons.

LE SACCHAROSE est également un disaccharide. Il contient 50 % de glucose et 50 % de fructose. Il est naturellement présent dans la canne à sucre, la betterave sucrière et la plupart des fruits. Notons qu'il ne compose que 10 % de la canne à sucre, mais qu'une fois raffiné, il devient ce que ma grand-mère déversait copieusement dans son thé et l'industrie agroalimentaire dans la nourriture industrielle.

4

LE FRUCTOSE est un monosaccharide (composé d'un seul sucre), comme le glucose. Cependant, contrairement au glucose dont l'omniprésence dans la nature explique qu'il fait depuis longtemps partie de notre régime alimentaire, le fructose était autrefois un sucre rare présent uniquement dans les fruits, certains légumes racines et le miel. Les choses ont bien changé et l'on en trouve maintenant partout. Alors que notre organisme a appris à gérer le glucose, il a du mal à faire face à la quantité de fructose désormais consommée (voir les pages 109 et 110).

Les sources de fructose de nos ancêtres se limitaient au miel (chipé dans une ruche par les braves), aux fruits de saison, à certains légumes ou au gastre d'une fourmi à miel. **Aujourd'hui, nous en consommons dans les jus de fruits, les sodas, les boissons énergisantes, les glaces, le chocolat, les bonbons, toute la nourriture contenant du sucre raffiné (grosso modo 80 % de la nourriture industrielle), le miel, les fruits, les fruits déshydratés, les édulcorants comme le sirop d'agave et tout ce qui contient du sirop de maïs à haute teneur en fructose.**

AUTRES SUCRES NATURELS :

LE MALTOSE, présent dans les graines en germination telles que l'orge, est constitué de deux molécules de glucose. On en trouve habituellement dans la bière.

LA STEVIA est une plante originaire du Brésil et du Paraguay. C'est un édulcorant de plus en plus populaire. Certains en cultivent un pied sur le rebord de leur fenêtre pour en prélever des feuilles en cas de besoin, mais la stevia que l'on achète en supermarché est généralement hautement transformée.

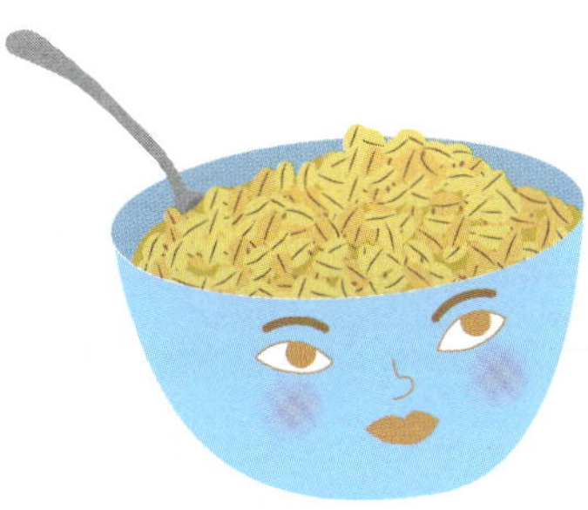

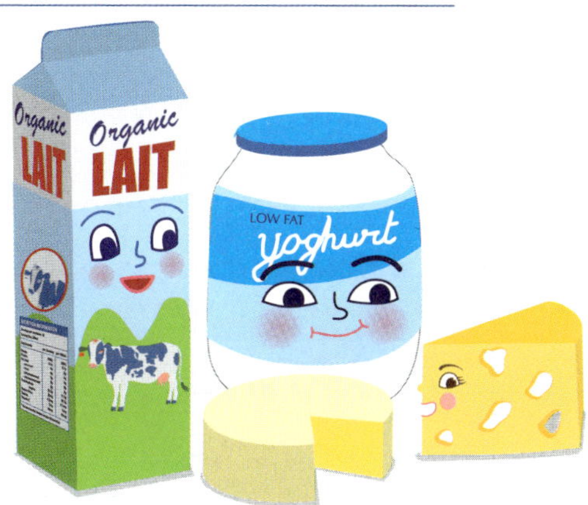

ALBUM DE FAMILLE DU SUCRE

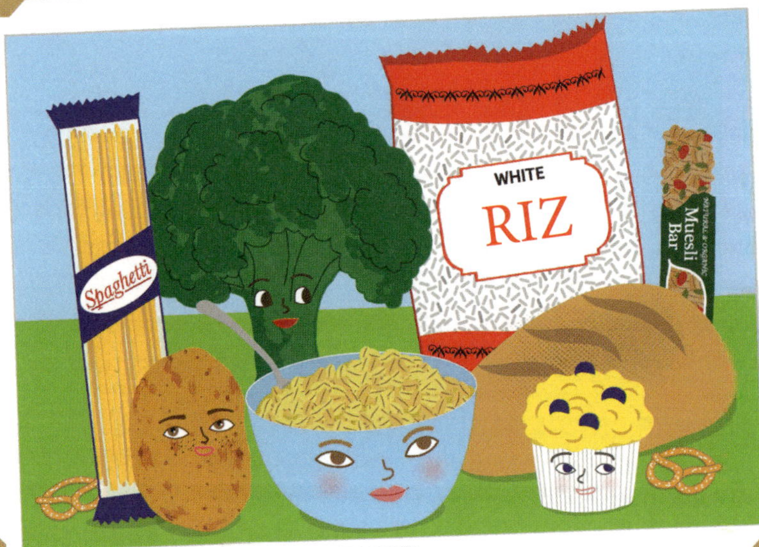

GLUCOSE

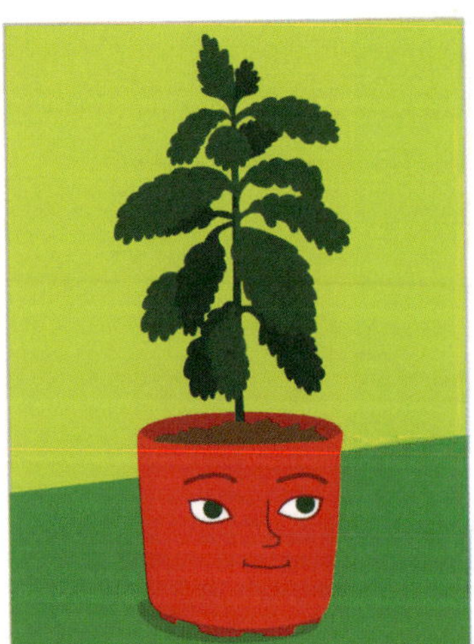

STEVIA

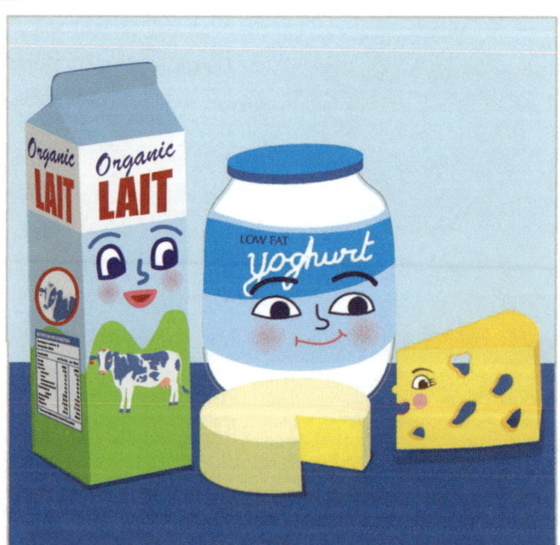

LACTOSE

FAMILLE DU SUCRE

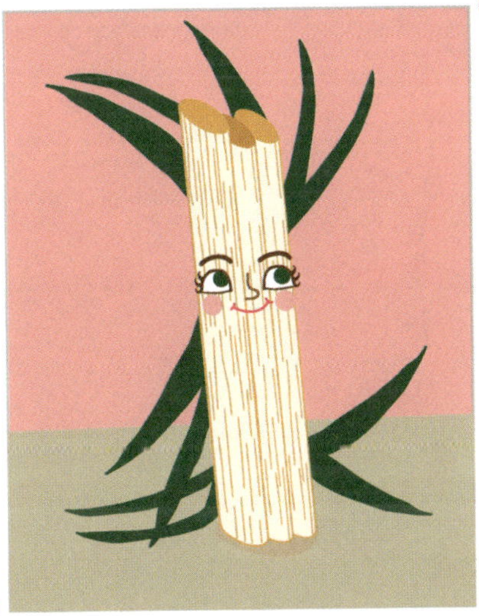

SACCHAROSE

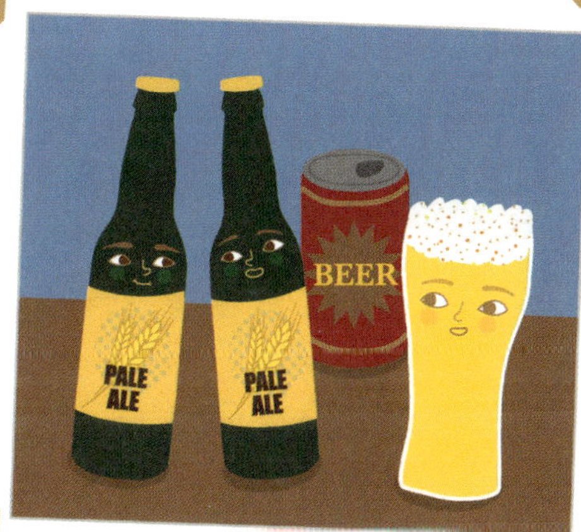

MALTOSE

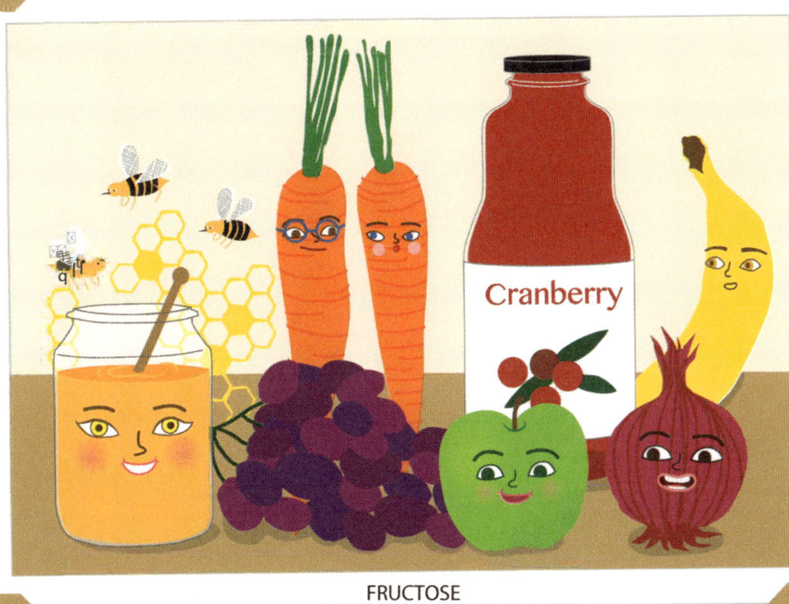

FRUCTOSE

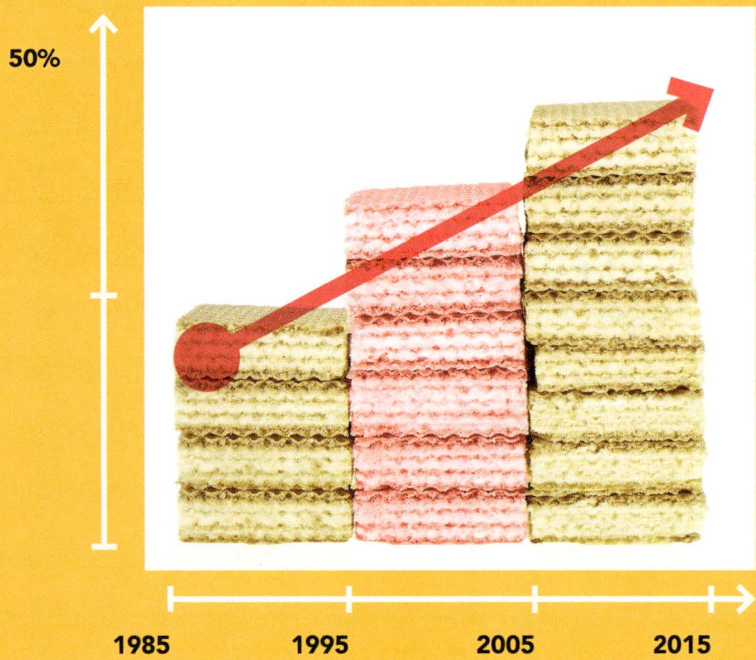

LA CONSOMMATION MONDIALE DE SUCRE A AUGMENTÉ DE 46 % AU COURS DES 30 DERNIÈRES ANNÉES.

RAPPORT DE 2013 DU CREDIT SUISSE

Lorsque nous mangeons certains aliments, ils obéissent à une règle précise, ils se dégradent en GLUCOSE que notre corps utilise comme carburant. Pain, pâtes, légumes et céréales se transforment tous en GLUCOSE utilisé ensuite par notre cerveau, mais aussi nos cellules et nos organes, de sorte que sans GLUCOSE, on n'existerait pas.

Vient ensuite le LACTOSE, aussi doux que la soie. c'est le premier sucre ingéré par les mammifères via le lait de leur mère. on le trouve dans le fromage, le lait, ainsi que les yaourts. mais attention, si vous êtes intolérant, ne vous éloignez pas trop des toilettes.

venons-en au SACCHAROSE, celui par qui le scandale arrive. certains le disent dangereux tandis que d'autres ont encore des doutes. le SACCHAROSE est le sucre de table que l'on met dans le café ou dans le thé. dans la famille des sucres, c'est la gentille petite fille… enfin, pas pour tout le monde.

puis vient le FRUCTOSE, l'adolescent espiègle de la famille. par le passé, le fructose était extrêmement rare, on le trouvait dans les fruits, les légumes et le miel (mais là, il ne fallait pas avoir froid aux yeux) mais aujourd'hui, on le trouve absolument partout, sa consommation est courante. on sait tout de suite quand on mange du FRUCTOSE, c'est lui qui donne leur goût sucré aux aliments.

SUCRES RAFFINÉS

Le **SACCHAROSE** est le sucre de table, celui que j'ai consommé pendant l'expérience. Il contient 50 % de glucose et 50 % de fructose. On en trouve désormais dans pratiquement 80 % de la nourriture industrielle. Il est produit à partir de la canne à sucre ou de la betterave sucrière. Il se présente sous différentes formes selon que la mélasse subsiste (sucre brun) ou qu'elle est totalement extraite (sucre blanc) lors du raffinage. Bien que le sucre brun soit perçu comme meilleur pour la santé, la réaction dans notre organisme est sensiblement la même, quel que soit le type de saccharose ingéré.

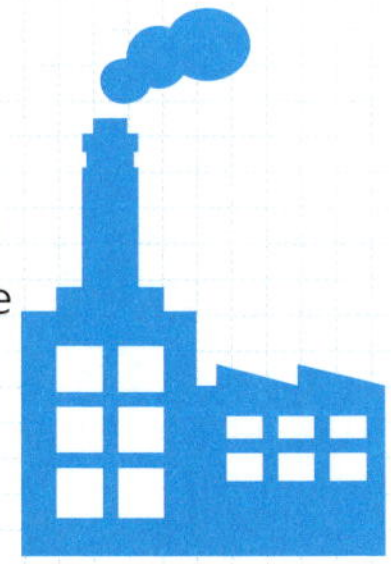

Le **SIROP DE MAÏS À HAUTE TENEUR EN FRUCTOSE** (SGHF) est obtenu par transformation en fructose des molécules de glucose du maïs. Sa teneur en fructose peut aller de 42 à 90 %. Il est largement utilisé dans les boissons sucrées et l'alimentation en raison de son faible coût, surtout aux États-Unis.

Le **SIROP D'AGAVE** est obtenu à partir du bulbe de l'agave, une plante originaire du Mexique. Il est souvent commercialisé comme une option saine, mais son taux très élevé de fructose (90 %) pourrait le rendre aussi nocif que le saccharose, sinon plus.

Le **SIROP D'ÉRABLE** est produit à partir de la sève d'érable et contient 66 % de saccharose.

Le **SUCRE DE COCO** est produit à partir des boutons floraux du cocotier. Sa teneur en saccharose est de 70 à 79 %. Il conserve certains nutriments de la plante et des études ont démontré la présence de minéraux, d'antioxydants et de fibres.

Le **SUCRE DE PALME**, souvent confondu avec le sucre de coco, est produit à partir de la sève du dattier ou du palmier de Palmyre.

Le **SIROP DE RIZ** (un sirop de riz brun) est produit à partir de l'amidon du riz complet. Il contient une molécule de glucose et une de maltose, mais pas de fructose. On le tient pour être l'édulcorant le plus sain pour ceux qui ont un penchant pour le sucre.

INDICE DE SUCROSITÉ

Ces différents types de sucres peuvent être classés selon leur indice de sucrosité. Cet indice est mesuré par rapport au saccharose (sucre de table), auquel on attribue une sucrosité de 1,0. Il s'agit de la référence. (La réaction au goût d'un enfant de dix ans est indiquée entre parenthèses.)

Saccharose 1,0 (Miam !)
Sirop de maïs à haute teneur en fructose 1,0 (Je peux en ravoir !)
Fructose 1,4 (Papa, je t'adore)
Glucose 0,7 (Bof)
Maltose 0,3 (Beurk !)
Lactose 0,2 (C'est pas périmé ?)
Stevia 300 (Ouah !)

Lorsqu'on mange du saccharose, c'est la molécule sucrée de fructose qui nous flatte. On pense que les fruits produisent du fructose afin d'attirer les animaux pour qu'ils les mangent et dispersent ensuite les graines.

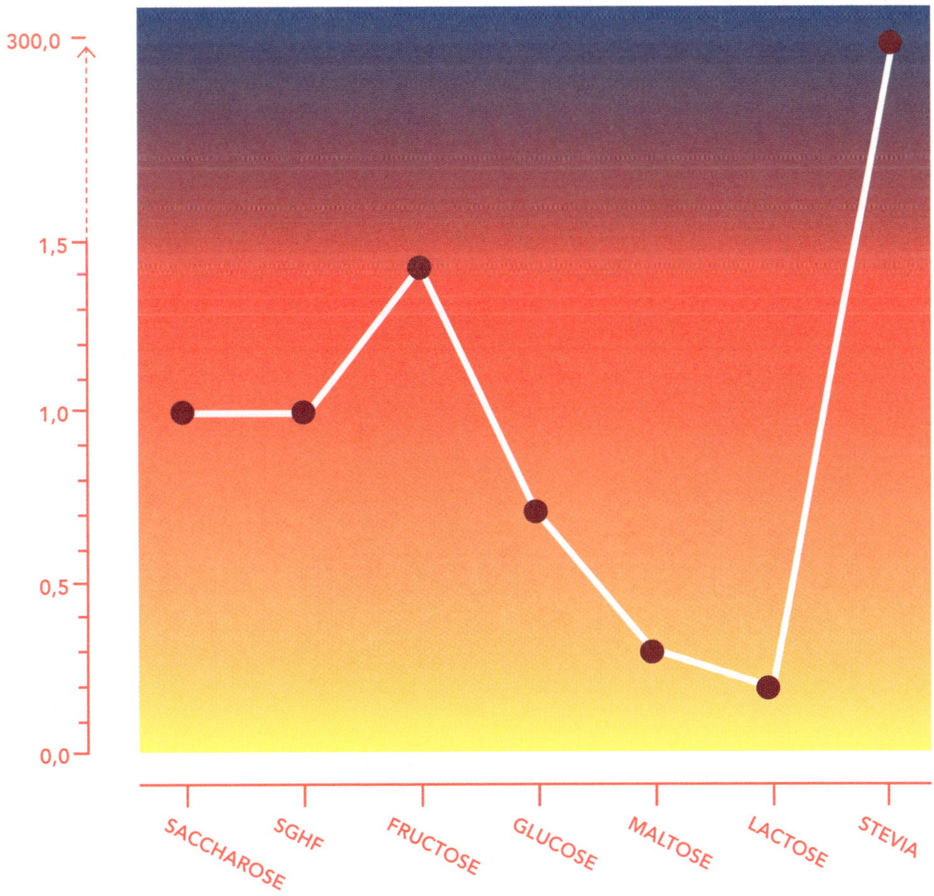

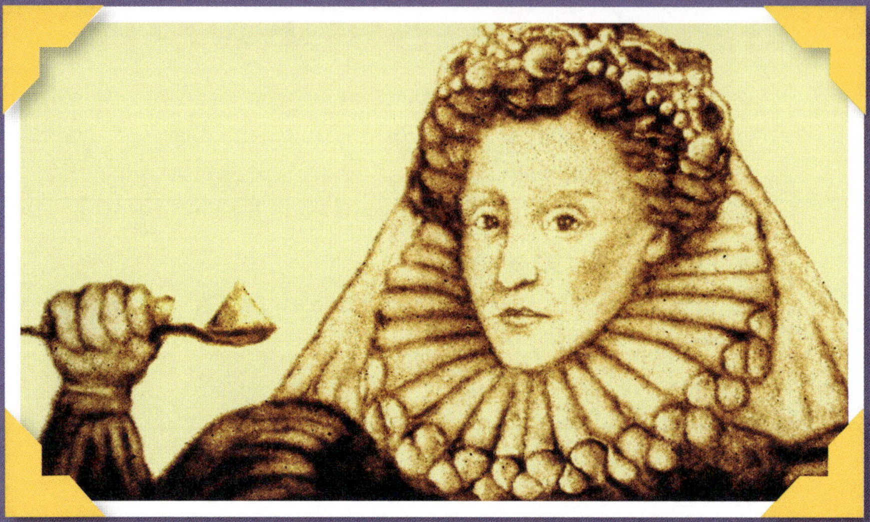

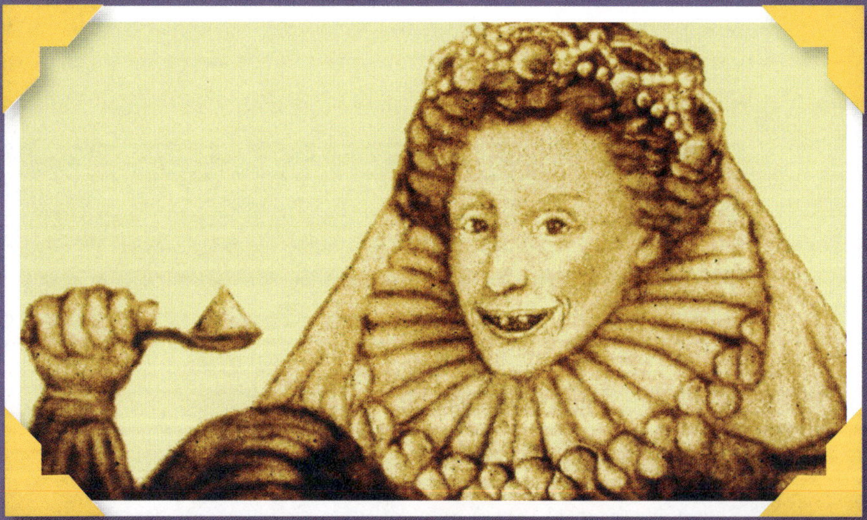

La Reine Elizabeth Ire aimait tellement le sucre que ses dents ont fini par pourrir et devenir toutes noires. (Illustration de l'artiste Marieka Walsh réalisée à partir de sucre brun.)

« LE SUCRE A ÉTÉ UN FACTEUR DÉMOGRAPHIQUE CONSIDÉRABLE DANS L'HISTOIRE DE L'HUMANITÉ... IL A ENTRAÎNÉ L'ESCLAVAGE DE MILLIONS D'AFRICAINS ENVOYÉS VERS LE NOUVEAU MONDE. »

SIDNEY MINTZ, AUTEUR DE ***LA DOUCEUR ET LE POUVOIR***

LA PLACE DU SUCRE DANS L'HISTOIRE MODERNE

- La première mention connue du sucre nous vient de Nouvelle-Guinée et remonte à 8 000 avant notre ère. La mythologie locale raconte que la race humaine serait le fruit des amours du premier homme avec une canne à sucre (ça fait mal rien que d'y penser). En Nouvelle-Guinée, les prêtres buvaient de l'eau sucrée dans des coques de noix de coco lors des cérémonies traditionnelles. Aujourd'hui, ils utilisent du Coca-Cola.
- La canne à sucre arrive ensuite en Inde et aux Philippines vers 6 000 avant notre ère.
- Voici ce que déclare Néarque, un Compagnon d'Alexandre le Grand, lorsqu'il découvre la canne à sucre en 327 avant Jésus-Christ : « *En Inde, on trouve un roseau qui donne du miel sans le concours des abeilles dont on peut faire une boisson alcoolisée, bien que la plante ne porte aucun fruit.* »
- Au VIe siècle, les Indiens commencèrent à produire du sucre en faisant bouillir le jus de la canne, bientôt connu sous le nom de « luxe des Indes ».
- Du VIIe au XIIe siècle, les Arabes utilisent le sucre dans la pâtisserie, l'art et les cérémonies religieuses. Un récit évoque l'édification d'une mosquée en sucre que les mendiants furent autorisés à déguster à l'issue des festivités.
- Le sucre a été introduit en Europe à l'époque des croisades (la première eut lieu en 1095). C'est alors une denrée rare que seuls les rois peuvent s'offrir. On estime que le contenu d'un seul paquet de sucre acheté aujourd'hui en supermarché équivaut à la totalité disponible en Angleterre sur tout le XIIIe siècle.
- En 1493, lors de son second voyage vers le Nouveau Monde, Christophe Colomb emporta de la canne à sucre. Les premières plantations sont faites sur l'île de l'actuelle République dominicaine. C'est le premier planteur à avoir recours aux esclaves africains.
- Au XVIe siècle, la reine Elizabeth Ire aimait tellement le sucre qu'elle a fini par avoir les dents toutes noires. On dit qu'à cette époque « *les pauvres du royaume d'Angleterre... avaient meilleure mine que les nantis, car ils ne pouvaient pas se permettre de satisfaire leur penchant pour le sucre* ».

- Au milieu du XVIIe siècle, les Anglais s'installent en Barbade et en Jamaïque, bientôt connues sous le nom d'« îles sucrières ». En 1675, quatre cents vaisseaux anglais rallient l'Angleterre avec cent cinquante tonnes de sucre à bord. Entre 1701 et 1810, 252 500 esclaves africains sont transportés à Barbade et 662 400 en Jamaïque pour travailler dans les plantations. On estime que 40 millions d'Africains ont été réduits en esclavage en seulement deux siècles, essentiellement au service de l'industrie sucrière.

- Très tôt, le sucre est utilisé comme épice. Par la suite, on l'utilise couramment en médecine pour soigner la fièvre, les toux sèches, les maladies pulmonaires et les lèvres abîmées ; on le retrouve également dans des préparations destinées à masquer le mauvais goût de la peau de serpent ou des déjections animales. Un médecin anglais est supposé avoir dit en 1715 : « *Le sucre est une véritable panacée, son seul inconvénient étant qu'il pourrait faire grossir les femmes.* »

- L'utilisation du sucre comme édulcorant commence véritablement avec l'arrivée du thé, du café et du chocolat. Ces substances sont naturellement amères, mais une pincée de sucre et voilà l'empire Starbucks sur les rails ! Le premier café de Londres a ouvert ses portes en 1652 et en 1750, même la plus pauvre des paysannes met du sucre dans son thé. Le livre de Hannah Glasse, *The Complete Confectioner* (Le Guide complet du confiseur), le premier du genre, est publié en 1760. On utilise le sucre dans les pâtisseries et les crèmes pour élaborer un mets servi après les plats salés. Ce qui était une curiosité en 1650 et un luxe en 1750 devient indispensable en 1850.

- À la fin du XVIIIe siècle, la première flotte (*First Fleet*) de l'Empire britannique s'arrête au large de l'Afrique du Sud et embarque de la canne à sucre pour la planter à Port Macquarie, en Australie. Ce pays est aujourd'hui l'un des plus gros exportateurs de sucre au monde. Dans son récit *Le Voyage du Beagle* des années 1830, Charles Darwin évoque les marins offrant du sucre aux aborigènes d'Australie pour qu'ils exécutent des danses.

- Au XIXe siècle, le sucre connaît un fulgurant essor. En 1800, les consommateurs européens en reçoivent 245 000 tonnes. En 1890, ce chiffre passe à 6 millions de tonnes. Dans l'intervalle, le sucre est affublé du sobriquet d'« or blanc ». Les Français commencent la production de sucre à partir de la betterave sucrière qui ne nécessite pas un climat tropical. Les Allemands deviennent les premiers producteurs de sucre de betterave en 1880.

LE SUCRE ÉTAIT AUTREFOIS SI RARE ET SI PRÉCIEUX QU'AU XVIIIE SIÈCLE, CERTAINS EN PORTAIENT UNE PETITE BOÎTE ET, EN CAS DE BESOIN, EN PRENAIENT UNE PINCÉE, UN PEU COMME UNE DROGUE.

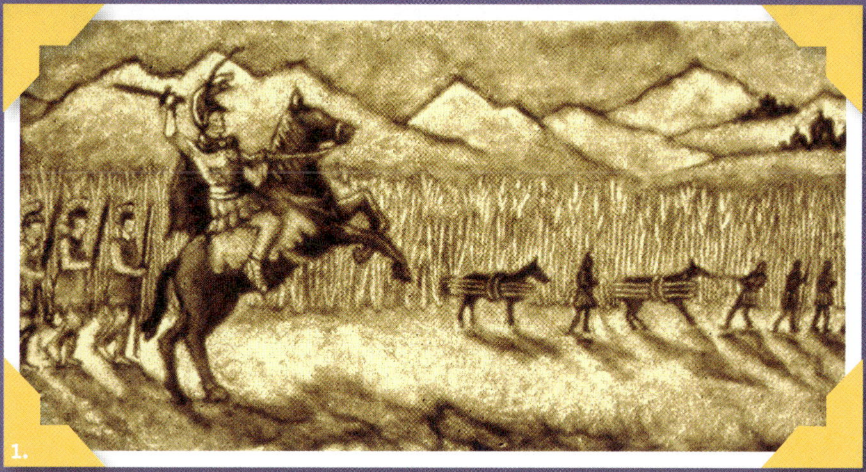

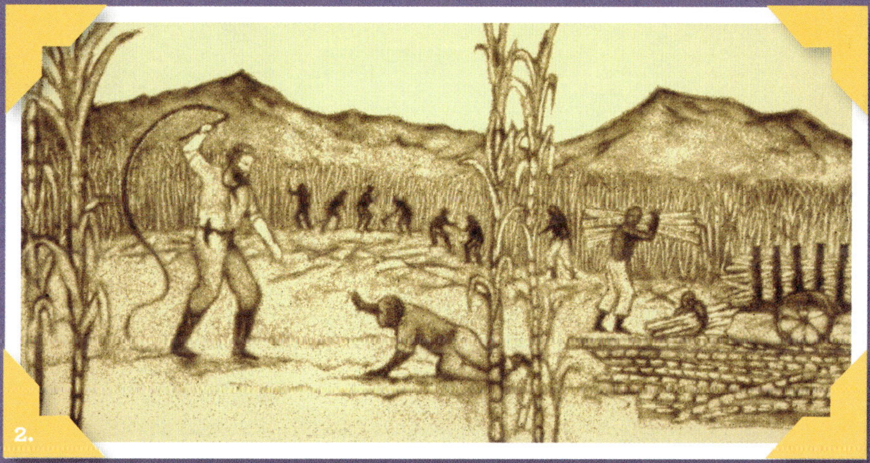

1. En 327 avant notre ère, Néarque, un Compagnon d'Alexandre le Grand, déclare : *« En Inde, on trouve un roseau qui donne du miel sans le concours des abeilles. »*
2. L'industrie sucrière contribua en grande partie à la traite des esclaves.

LES EFFETS DU SUCRE SUR MON ORGANISME

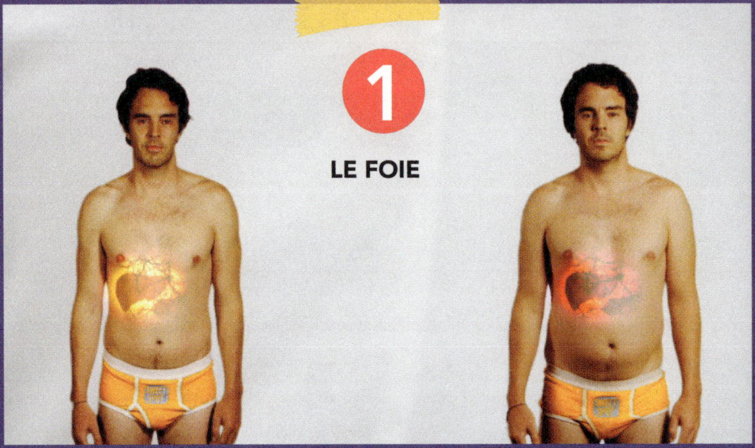

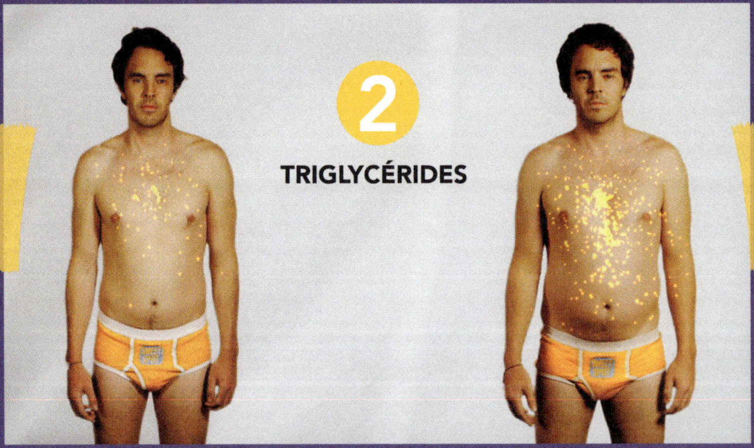

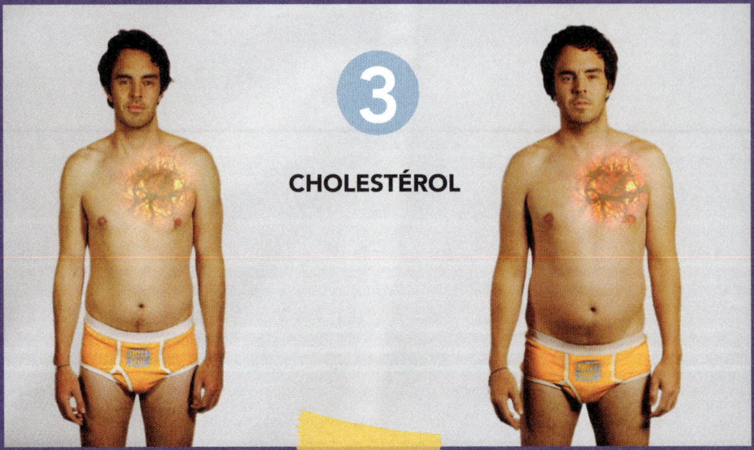

1 LE FOIE : L'enzyme ALAT est l'un des principaux marqueurs qui déterminent l'état de santé du foie. Deux mois ont suffi pour faire passer le mien de 20 au début de l'expérience (20 points sous le seuil de sécurité) à 60 à la fin (20 points au-dessus du seuil de sécurité). D'où la conclusion du professeur Sang : « *Pendant cette courte période, vous êtes passé du meilleur au pire taux pour un homme.* » (Voir page 109.)

2 TRIGLYCÉRIDES : Cette mesure vise à déterminer le taux de lipides dans le sang (triglycérides). Dans mon cas, j'avais un foie très gras qui évacuait la matière grasse dans le sang. Ce phénomène a permis aux scientifiques d'établir un lien entre le sucre et les maladies du métabolisme. Mon taux de triglycérides de 0,08 au début de l'expérience indiquait que j'étais en bonne santé. Deux mois plus tard, toutefois, j'avais atteint une zone à risque avec un taux de 1,5 (voir page 115).

3 CHOLESTÉROL : Un taux élevé de triglycérides constitue un nouveau marqueur pouvant pointer vers de potentielles maladies cardiaques. Une interaction entre le cholestérol et ces triglycérides forme les dangereuses particules LDL qui, petites et denses, se rencontrent dans les plaques d'athérome (voir page 124.)

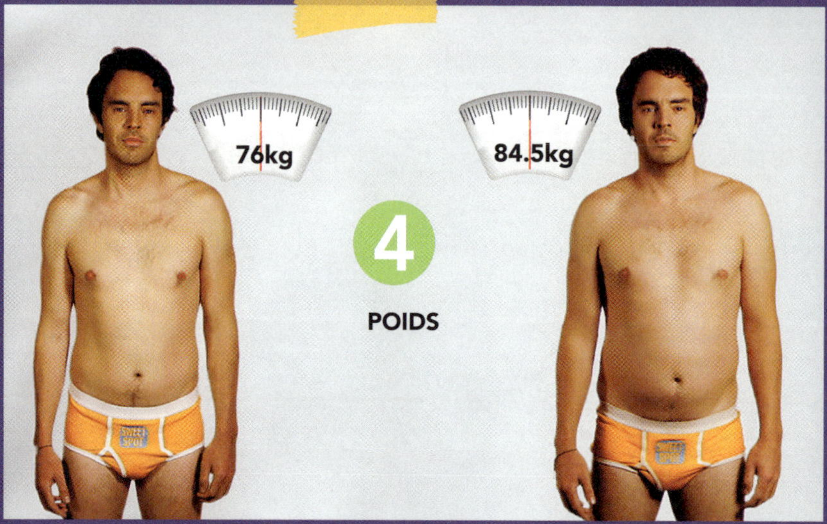
76kg
84.5kg
4
POIDS

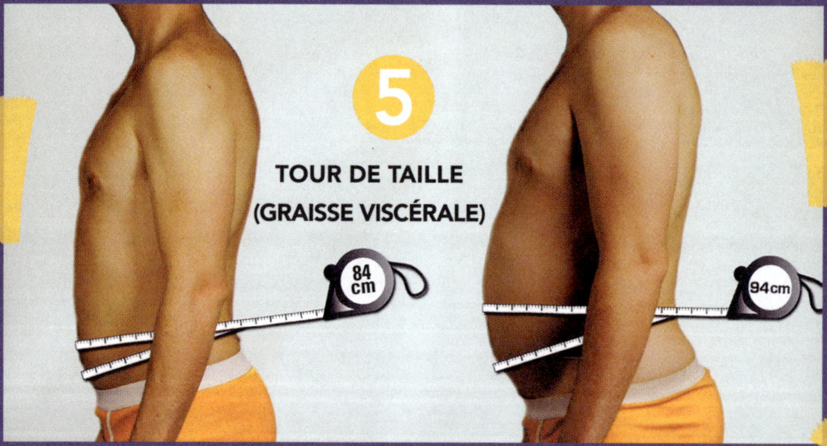
5
TOUR DE TAILLE
(GRAISSE VISCÉRALE)
84 cm
94cm

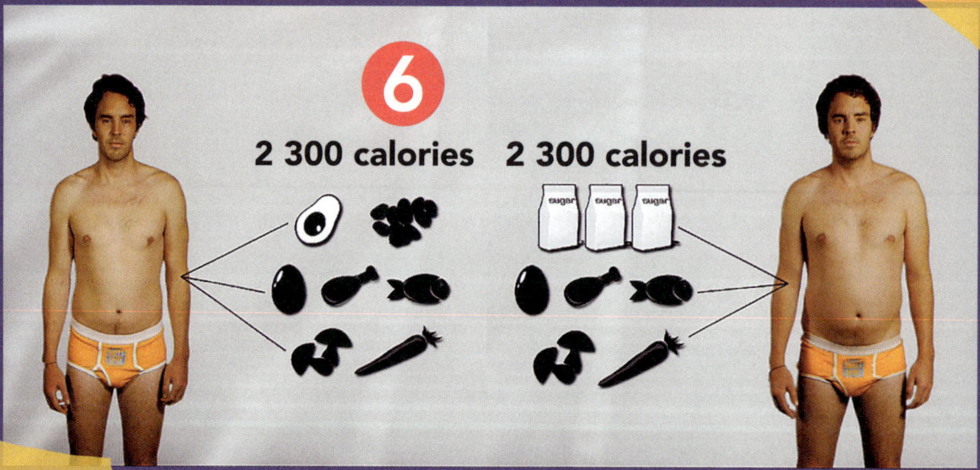
6
2 300 calories
2 300 calories
sugar
sugar
sugar

4 **POIDS :** Pendant cette expérience de deux mois, mon poids est passé de 76 kg à 84,5 kg. J'ai donc pris 8,5 kg, et j'ai gagné 7 % de masse graisseuse : tout ça avec une « nourriture saine » (voir page 115).

5 **TOUR DE TAILLE :** Le plus inquiétant, c'est l'augmentation de 10 cm de mon tour de taille. La cause en revient à la dangereuse graisse viscérale qui gêne les organes et peut provoquer de nombreuses maladies du métabolisme.

6 **BILAN CALORIQUE :** Si mon tour de taille était plutôt alarmant, le plus gros choc est venu de ce résultat. Mon apport calorique pendant l'expérience était identique à celui d'avant mon régime. La seule différence résidait dans la provenance des calories. Avant l'expérience, je consommais plus ou moins 2 300 calories par jour, dont 50 % de lipides, 26 % de glucides et 24 % de protéines. Pendant l'expérience j'en consommais le même nombre, mais réparties en 60 % de glucides, 18 % de lipides et 22 % de protéines. J'ai littéralement remplacé les graisses saines par des produits bourrés de sucre. De nouvelles études suggèrent que les calories issues du sucre, en particulier du fructose, ne se comportent pas du tout comme les autres calories (vous trouverez une explication détaillée à la page 117).

LE MÉCANISME DE L'INSULINE

Avant d'examiner plus en détail les effets du sucre sur mon corps, faisons un point sur l'insuline. Pour les profanes, l'insuline c'est un peu le Rubik's Cube des hormones. Je ne vais pas prétendre en comprendre toutes les fonctions. Ce que j'en sais, c'est qu'elle régit la transformation en énergie ou le stockage de la nourriture ingérée (ce que les scientifiques appellent la « répartition des substrats énergétiques ») par notre organisme.

Il existe une relation très étroite entre l'insuline et le glucose (obtenu par dégradation du sucre issu de la nourriture). Le rôle de l'insuline dans l'élimination du glucose du sang est vital, car elle facilite son passage dans les muscles, les organes ou les cellules adipeuses qui en tirent leur énergie, ou permet de constituer un stock de glycogène, un peu comme une pile de rechange que l'on utilise lorsqu'on a besoin d'énergie.

L'insuline est la clé qui permet d'accéder aux cellules. Elle en ouvre les portes pour permettre l'entrée du glucose utilisé comme énergie. La résistance à l'insuline se produit lorsque la clé reste bloquée dans la serrure et qu'il faut insister ; la porte de la cellule ne s'ouvre plus du premier coup. Ne pouvant plus franchir le seuil des cellules, le taux de glucose dans le sang reste plus élevé, ce qui peut provoquer de nombreux problèmes que connaissent bien les personnes qui souffrent de diabète de type 2.

L'insuline joue également un rôle essentiel vis-à-vis de la graisse dont elle stimule le stockage dans les cellules. C'est à ce stade qu'intervient l'hypothèse de Gary Taubes sur les glucides. Il pense, et il est loin d'être le seul, que lorsque nous ingérons des glucides, comme le pain, les pâtes et le sucre, notre taux d'insuline augmente pour éliminer le glucose du sang. Parallèlement, l'insuline s'applique à garder la graisse dans les cellules, si bien que tant que l'insuline doit gérer le glucose, notre corps est dans l'impossibilité de brûler des graisses. La prise de poids n'est donc pas uniquement liée au bilan calorique ou au manque d'exercice, mais vient également d'un déséquilibre hormonal provoqué par un excès de glucides.

D'autres facteurs peuvent également augmenter le taux d'insuline. En cas de stress, le cortisol indique à l'organisme qu'il doit se préparer à faire face (combat ou fuite), le foie libère du glucose qui entraîne à son tour l'augmentation du taux d'insuline. Le chewing-gum stimule la salive, faisant croire à l'organisme que l'on va manger, ce qui provoque la sécrétion d'insuline.

(Regardez le film *Cereal Killers* sur Internet. Donal, un type adorable, parvient à faire baisser son taux d'insuline en arrêtant de manger du sucre et des glucides raffinés. Il parvient à perdre du poids en consommant 5 000 calories (20 920 kJ) de graisse saine par jour.)

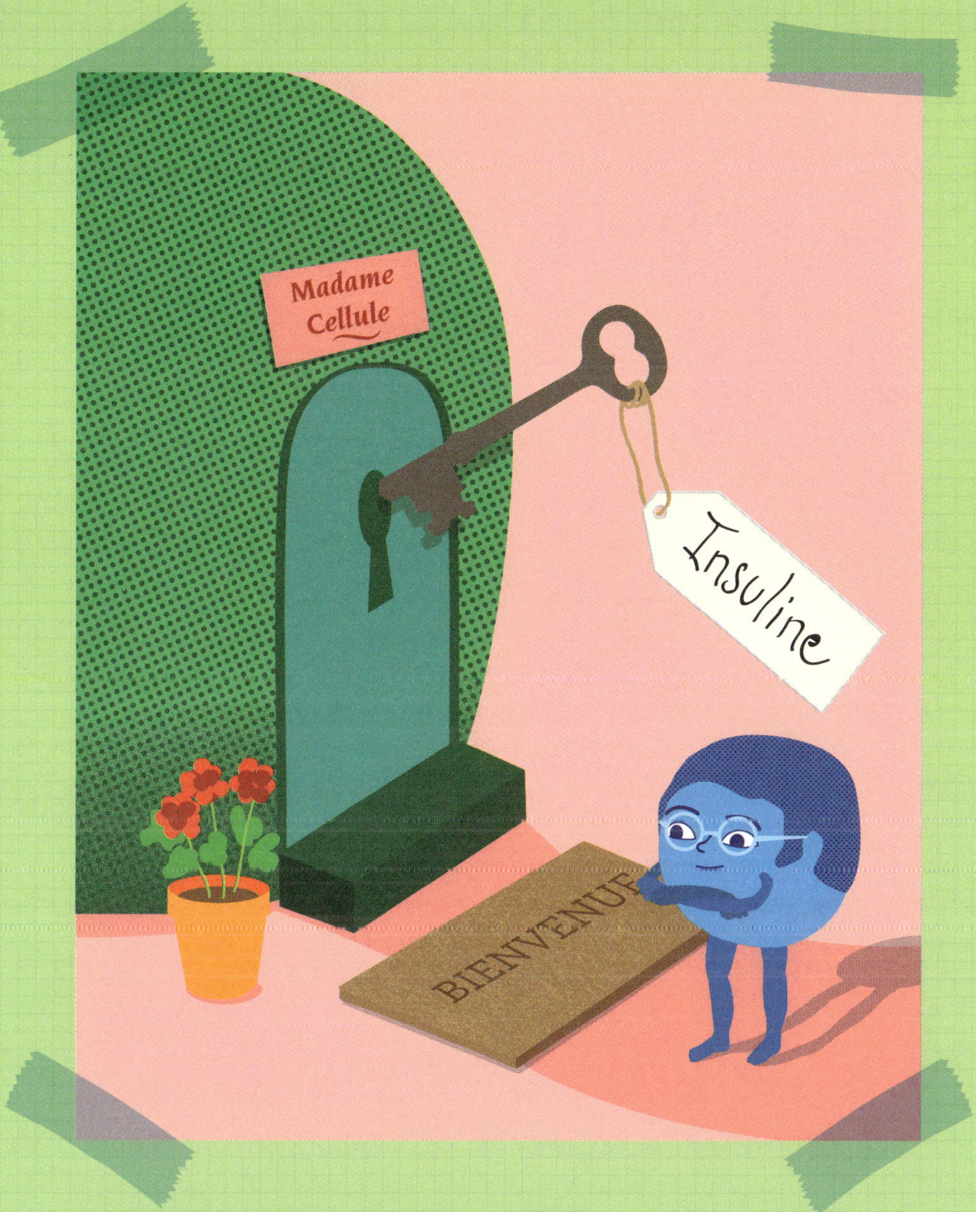

L'insuline est la clé qui permet d'accéder aux cellules. Elle en ouvre les portes pour permettre l'entrée du glucose pour qu'il soit utilisé comme énergie. La résistance à l'insuline se produit lorsque la clé reste bloquée dans la serrure et qu'il faut insister ; la porte de la cellule ne s'ouvre plus du premier coup.

L'INFLUENCE DU SUCRE SUR NOTRE HUMEUR

Commençons par le commencement. Comment expliquer mon humeur au petit déjeuner du premier jour de l'expérience (le jour où Zoe s'est pris une décharge verbale) ? Le glucose est la principale source d'énergie du cerveau. Comme nous le savons désormais, le saccharose (sucre de table) est constitué à 50 % de glucose (et à 50 % de fructose).

Ce matin-là, mon petit déjeuner ultrasucré composé de céréales, de yaourt et de jus a provoqué une fulgurante sécrétion d'insuline pour faire face à tout ce sucre (et aux glucides raffinés). Ce phénomène porte le nom de « pic d'insuline » (souvenez-vous que l'insuline est essentielle pour faciliter l'accès des cellules au glucose afin de produire de l'énergie). L'insuline a rapidement évacué le sucre de mon sang, provoquant une chute de glycémie (ou hypoglycémie). Mon cerveau réclamait le retour de ce sucre (glucose) dont il avait besoin pour puiser l'énergie nécessaire à son fonctionnement et ne tarda pas à agir. Il a déclenché la sécrétion de cortisol qui a fini de me réveiller ; c'est ce que certains appellent l'« effet sucre », que l'on associe au « mode combat ou fuite ». Mon cerveau a en outre demandé aux glandes surrénales de libérer de l'adrénaline et de la noradrénaline, d'où ma nervosité et mon agitation, puis il a fait entrer en piste le glutamate, un neurotransmetteur qui a accru mon excitation et fait passer mon cerveau à la vitesse supersonique. Vous comprenez maintenant pourquoi ce petit déjeuner soi-disant bon pour la santé m'a rendu hyperactif et insupportable.

SUCRE ET HUMEUR

Tout au long de l'expérience, j'ai noté que le sentiment d'excitation durait environ quarante minutes, puis était suivi d'une phase de confusion où je me sentais hébété, le regard parfois perdu dans le vague. J'ouvrais alors le réfrigérateur, prenais une dose du bien nommé Sanitarium « Up and Go » (une boisson spécial petit déjeuner à base de poudre de lait, de sucre de canne, de maltodextrine, de protéine de soja, de fructose...), avec quatre cuillères à café de sucre pour relancer la machine et réinitialiser le Damon bavard et plein d'énergie.

On estime que 50 % de la population américaine présente une forme d'hypoglycémie. Certaines personnes sont plus sensibles que d'autres et lorsque leur glycémie chute, elles sont anxieuses, contrariées, faibles, grincheuses, irritables ou maussades. Elles ont envie de manger du sucré pour se remettre en selle, ce qui entretient le cercle vicieux. J'ai rapidement compris au cours de cette expérience qu'une consommation élevée de sucre avait un impact considérable sur l'humeur et le comportement.

À la longue, les glandes surrénales sollicitées par le cerveau suite à la consommation de sucre peuvent en outre s'habituer à produire des quantités de cortisol susceptibles de nuire à la santé. Lorsqu'un régime riche en sucre est associé à un mode de vie stressant (le stress stimule également la sécrétion de cortisol), il peut endommager les glandes surrénales et nuire à leur bon fonctionnement. De plus en plus courante, la fatigue surrénale est associée à l'insomnie, la fatigue et la prise de poids ; certains vont jusqu'à dire qu'elle pourrait contribuer aux maladies cardiaques.

Le docteur Lidy Pelsser, du centre de recherche sur les troubles du déficit de l'attention avec hyperactivité (TDAH) des Pays-Bas, a publié une étude dans un journal néerlandais en 2011. Elle indique qu'un simple changement de régime alimentaire a permis à de nombreux enfants d'arrêter de prendre des médicaments contre le TDAH. Elle a découvert que 64 % des enfants de l'étude qui avaient été diagnostiqués comme atteints de TDAH souffraient d'une hypersensibilité alimentaire.

Une étude menée en 2001 à l'université du Vermont a conclu que les enfants du secondaire qui buvaient plus de cinq sodas par semaine avaient un comportement beaucoup plus violent que les autres.

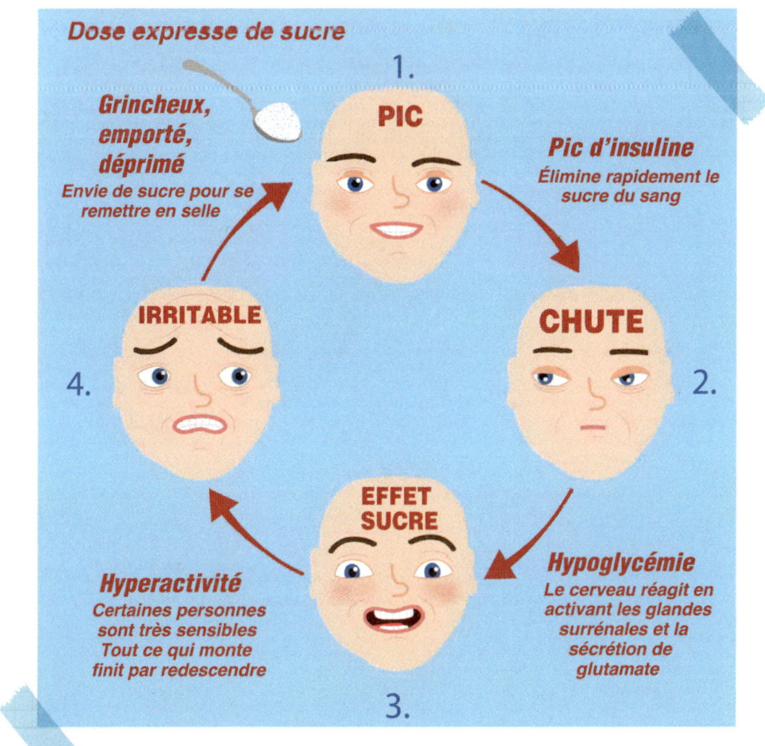

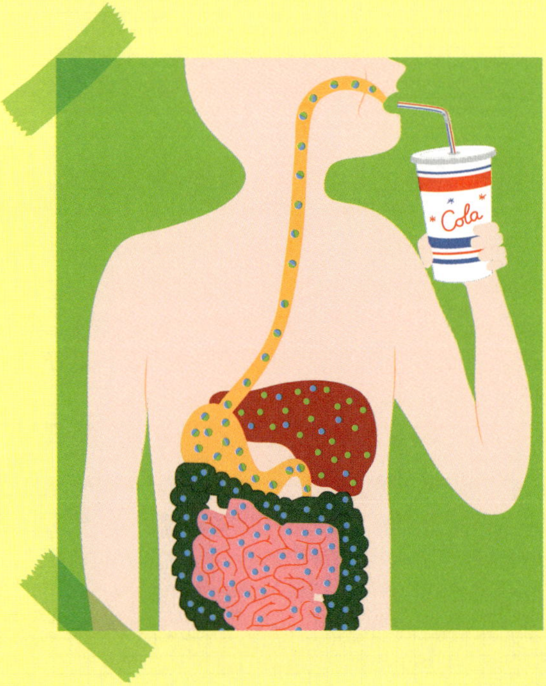

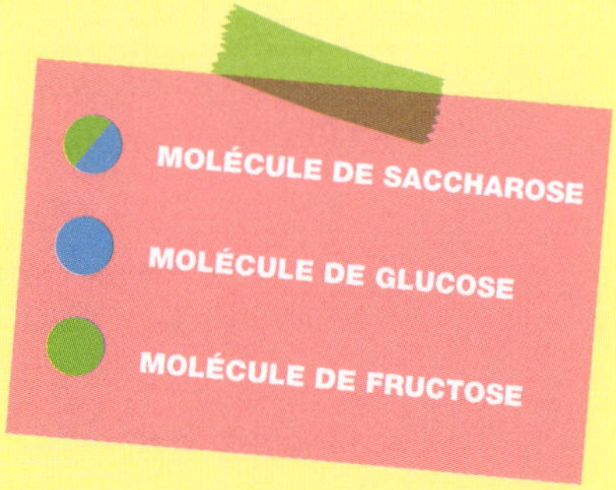

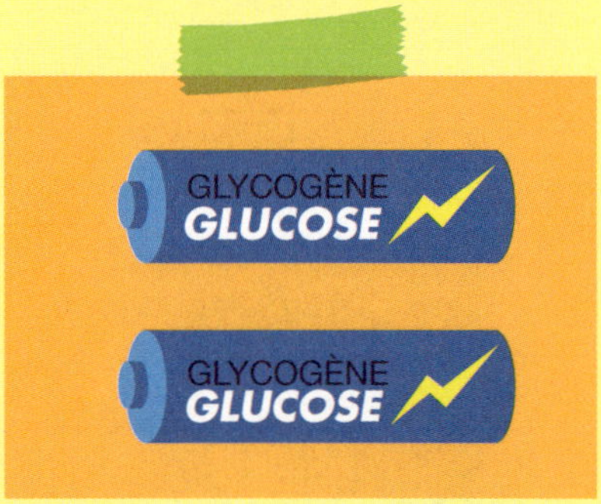

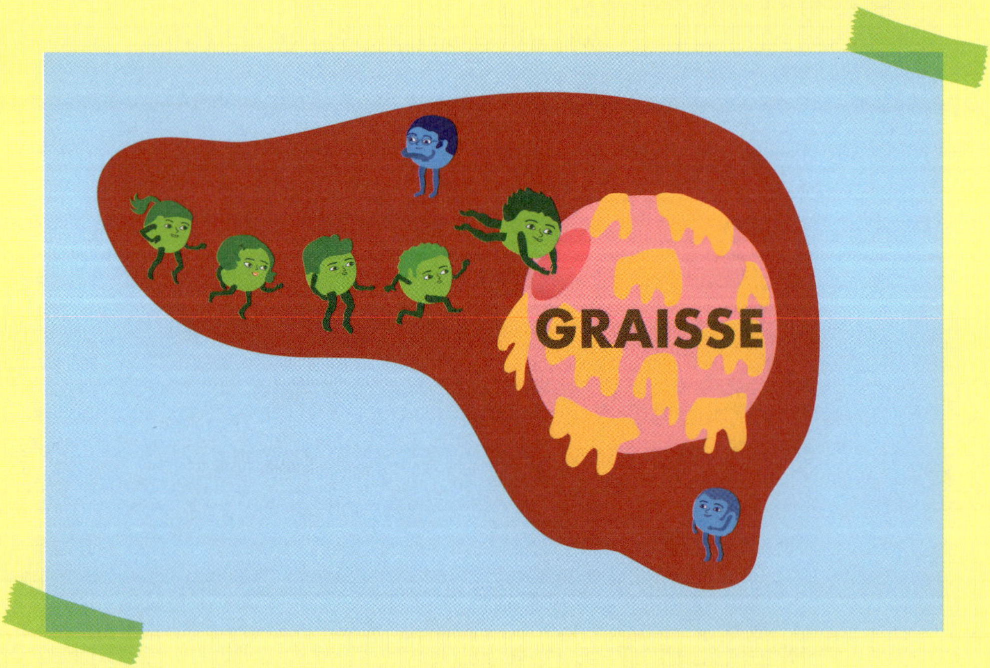

On estime que 5,5 millions d'Australiens souffrent de stéatose hépatique (foie gras). Elle est imputable à l'alcool dans seulement 6 000 cas.

COMMENT LE SUCRE A CHARGÉ MON FOIE DE GRAISSE

C'est le dix-huitième jour de l'expérience, lorsqu'on m'apprit que mon foie s'était chargé de graisse, que j'ai su que nous tenions notre histoire (ce qui fit d'ailleurs s'illuminer le visage du producteur comme une enseigne de Coca à Las Vegas).

Nous savons que le sucre est du saccharose, constitué pour 50 % de glucose et 50 % de fructose. Lorsqu'on en mange, il est envoyé directement dans l'intestin grêle. Il y est accueilli par une enzyme qui décompose le saccharose en fructose et en glucose. Les molécules de fructose et de glucose entrent dans le sang et se dirigent vers le foie, un organe primordial pour le métabolisme du sucre, une sorte de « gare de triage du sucre ». Les cellules qui en ont besoin tirent leur énergie du glucose au passage. L'intervention du foie est en revanche nécessaire pour permettre l'utilisation du fructose comme énergie.

Le foie traite le glucose de deux manières : soit il sert d'énergie, soit son excès est stocké pour faire face à un éventuel déficit. L'énergie stockée de cette façon porte le nom de glycogène et s'apparente à la batterie de secours d'un ordinateur portable. Lorsqu'on est connecté et que l'on mange, on la recharge. Lorsqu'on est déconnecté, on consomme le glucose sanguin avant d'entamer les réserves de glycogène (on puise alors notre énergie dans notre batterie de secours).

FRUCTOSE ET GRAISSE

Le foie ne réagit pas au fructose de la même façon. La sécrétion de l'enzyme appelée fructokinase n'est pas tributaire du statut énergétique du foie – elle ne s'arrête jamais et le foie extrait le fructose du sang et s'en gorge qu'il en ait ou non besoin. (On pourrait dire que le foie est raide dingue du fructose... et l'amour est aveugle.) Les chercheurs pensent que cela s'explique par la rareté du fructose dans la nature au cours de l'évolution : on en trouve uniquement dans le miel et dans les fruits de saison (on n'avait pas encore inventé la nourriture industrielle et les bars à jus).

Le fructose sert également à produire du glycogène en cas de besoin, en particulier pour faire le plein après une longue nuit de sommeil ou après un marathon. Mais une fois la batterie rechargée, le fructose se transforme immédiatement en graisse. C'est ce qui se produit lorsqu'on dispose de trop d'énergie : on la stocke sous forme de graisse. Comme le foie reste constamment réceptif au fructose, ce dernier s'y accumule sous forme de graisse. C'est là que les choses se gâtent.

Si vous ne faites pas attention, tout ça peut exploser dans votre cerveau. Il faut en être conscient, car la transformation du fructose en graisse dans le foie peut déclencher une série de réactions en chaîne dans le reste de l'organisme.

Essayons de simplifier les choses pour mieux les comprendre. Imaginons que le foie est une gigantesque usine, dont l'objectif premier est de séparer les sucres à transformer en énergie de ceux à stocker. Une chaîne de production se charge du glucose d'un côté de l'atelier et une autre se charge du fructose de l'autre côté. Le long des bandes transporteuses, des enzymes aident au traitement (comme les ouvriers d'une usine automobile).

La chaîne de production qui traite le glucose est d'une efficacité redoutable. Les ouvriers ont de longues années d'expérience et ne comptent plus les distinctions d'« Employé du mois ». Ils ont un contremaître formidable qui commence toujours par vérifier si l'usine (le foie) a besoin de produire de l'énergie. Si c'est le cas, les ouvriers travaillent sans relâche ; dans le cas contraire, le contremaître appuie sur un bouton, une alarme retentit et la chaîne de production s'arrête. Le glucose est alors entreposé pour plus tard (sous forme de glycogène) ou envoyé vers les muscles, le cerveau ou des cellules adipeuses du reste du corps (les concessionnaires).

De l'autre côté de l'atelier, il en va tout autrement. La chaîne de production qui gère le fructose est plutôt néophyte et ne bénéficie donc pas de l'expérience d'un contremaître. À l'arrivée du fructose, il n'y a personne pour vérifier si l'usine a besoin d'énergie. Le fructose afflue donc sur la chaîne de production. Lorsqu'elle est saturée, ce qui arrive très rapidement (parce que la chaîne de production de glucose a également entreposé de l'énergie pour plus tard), elle en ouvre une nouvelle maîtrisant parfaitement la production de graisse. Cette graisse finit par remplir toute l'usine, enrayant toutes les chaînes de production avant de s'échapper des ateliers vers le reste du corps (c'est ce qui m'est arrivé lorsqu'après seulement dix-huit jours, les graisses ont saturé mon usine).

Le chercheur Jean-Marc Schwarz, que j'ai rencontré à San Francisco, compare notre consommation actuelle de sucre à la fabrication de foie gras, une pratique qui consiste à gaver des canards ou des oies avec d'impressionnants volumes de glucides afin de remplir leur foie de graisse. Le foie gras est ensuite apprécié comme un mets délicat. Le docteur Schwarz explique que c'est exactement ce que notre monde saturé de fructose inflige au foie humain. Mais le plus inquiétant dans tout cela, c'est le génie déployé pour commercialiser le sucre dans d'attrayants emballages qui rendent le gavage inutile.

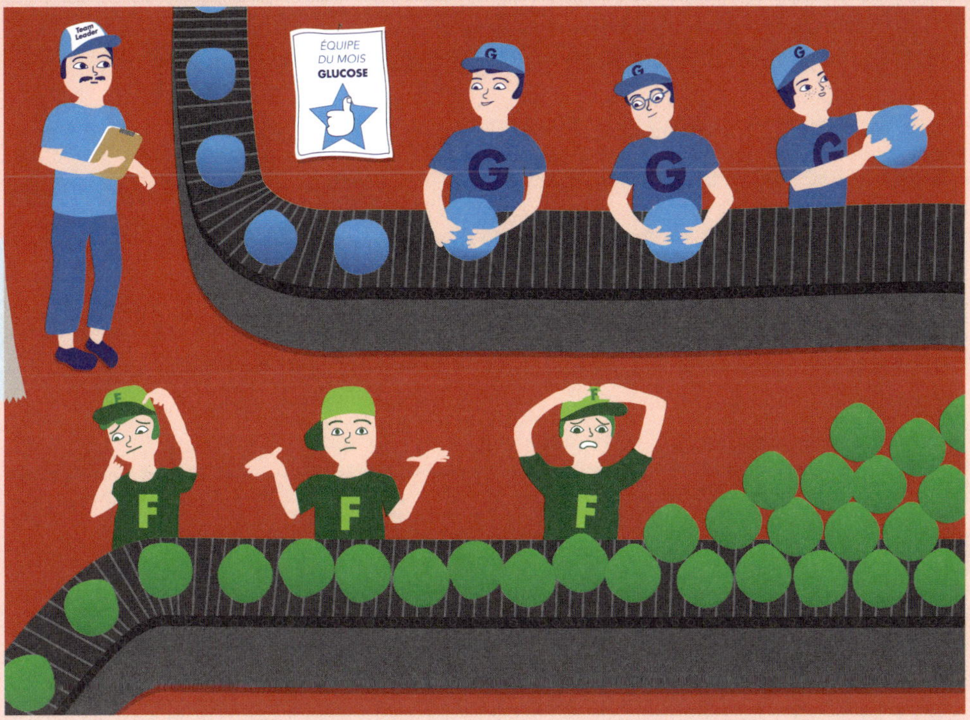

Les chaînes de production du foie.

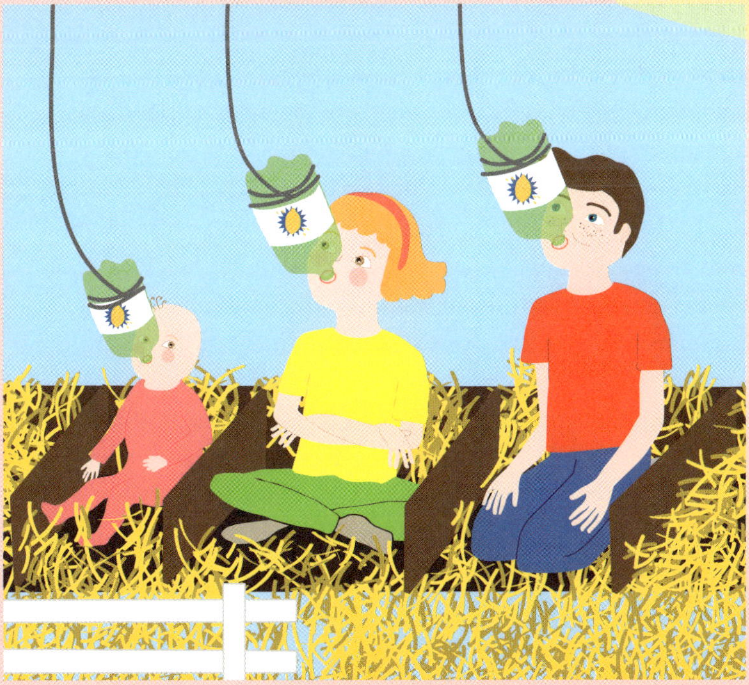

Gavage de soda dans une ferme productrice
de foie gras chez les enfants.

COMMENT LE FRUCTOSE A RÉUSSI À PASSER INAPERÇU

Deux explications justifient que nous commençons tout juste à examiner le fructose à la loupe.

La première raison qui a permis au fructose de rester dans l'ombre tient à sa provenance – issu des fruits, comment pourrait-il être nocif ? Rien n'est plus vrai si l'on en consomme de temps à autre de petites quantités sous forme de baies. Toutefois, lorsqu'on inonde le foie de fructose en buvant des jus ou des sodas, ou avec les 80 % des aliments industriels qui en contiennent, on change complètement de registre.

La deuxième raison est un peu plus compliquée. Les glucides sont souvent classés selon leur structure chimique dans la catégorie des « glucides simples » ou dans celle des « glucides complexes ». Les glucides simples sont composés d'un assemblage de molécules d'un ou de deux sucres, comme le fructose et le glucose. Les glucides complexes sont des chaînes qui peuvent contenir des milliers de sucres. Leur dégradation est donc plus longue. On les trouve dans les légumes, les légumes secs et les lentilles et on les dit meilleurs pour la santé.

L'indice glycémique (IG) fut mis au point au début des années 1980 pour nous aider à comprendre la vitesse de digestion des glucides dans l'organisme et de leur conversion en sucre sanguin (pour servir d'énergie à nos cellules). C'est un peu comme un tableau de bord des aliments. Ceux dont le sucre passe rapidement dans le sang (provoquant un pic d'insuline) ont un indice élevé : le pain blanc a un indice de 95 (sur 100), le riz blanc de 89 et les flocons d'avoine instantanés de 83. On nous demande d'éviter ces types d'aliments. (Il ne faut pas oublier que les pics d'insuline sont liés à la formation des graisses et que ces aliments peuvent donc faire grossir.)

Les aliments dont le sucre passe plus lentement dans le sang, donc en théorie moins nocifs pour le corps, ont un indice plus faible. C'est le cas des pois chiches (10), des pommes (39) et de la glace (36). Oui, vous avez bien lu, la glace ! Il faut savoir que la présence de matières grasses ou de protéines dans un aliment fait baisser son indice glycémique. Les matières grasses ne provoquent en effet aucun pic de glycémie donc l'indice glycémique reste faible. Ce système, utilisé par de nombreuses instances chargées de la santé et de la nutrition, permet de facilement distinguer les bons des mauvais glucides.

Pourtant, l'indice de certains aliments contenant du sucre est parfois relativement faible. L'indice du saccharose, par exemple, est plus faible que celui des pommes de terre ou du pain blanc. La glace a un indice de 36, alors que celui des petits pois est de 51. Devons-nous en déduire qu'il est préférable de manger de la glace à un steak purée ?

Nous savons désormais que cette anomalie est due au fructose. L'indice glycémique du fructose est incroyablement bas, autour de 19. Pendant un temps, il a même été recommandé pour les diabétiques. Au début des années 1980, John Bantle, un diabétologue, affirmait dans le *New England Journal of Medicine* que le fructose était peut-être le plus sain des glucides et écrivait : « *Nous ne voyons pas pourquoi les diabétiques ne pourraient pas manger d'aliments contenant du saccharose (sucre de table).* »

Si vous ne vous êtes pas endormi avant la fin de la section « Comment le sucre a chargé mon foie de graisse » (pages 109 et 110), vous savez qu'une infime proportion du fructose passe dans le sang, le reste étant absorbé par le foie et transformé en graisse. L'indice glycémique du sucre de table ou du sirop de maïs à haute teneur en fructose reste donc faible parce que le fructose ne provoque pas de pics glycémiques puisqu'il ne passe pas dans le sang, mais dans le foie où il fait d'autres ravages ! Mettez-vous bien ça dans la tête : le fructose ne loge pas dans le sang, mais dans le foie.

C'est un phénomène que nous commençons tout juste à comprendre et qui explique pourquoi le fructose a eu ses entrées à la grande fête planétaire du sucre ces 35 dernières années. Mais la fête est finie, exit le fructose !

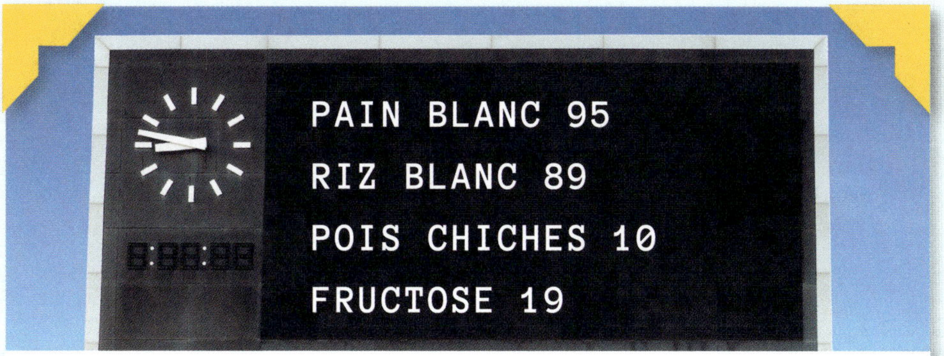

Un indice glycémique est associé aux aliments sur une échelle de 100. Il indique la rapidité avec laquelle l'aliment est transformé en sucre sanguin (et donc la vitesse de déclenchement de la sécrétion de l'insuline).

« DANS LES PAYS PRODUCTEURS DE SUCRE, LES [OUVRIERS] ET LE BÉTAIL TRAVAILLANT DANS LES PLANTATIONS DEVIENNENT ASSEZ CORPULENTS PENDANT LA RÉCOLTE DE LA CANNE ET L'EXTRACTION DU SUCRE. AU COURS DE CETTE PÉRIODE, ILS CONSOMMENT LIBREMENT LES JUS DE SACCHARINE, PUIS, UNE FOIS LA SAISON TERMINÉE, ILS PERDENT PROGRESSIVEMENT LEURS TISSUS ADIPEUX (GRAISSE) SURABONDANTS. »

THOMAS HAWKES TANNER, *The Practice of Medicine*, 1869

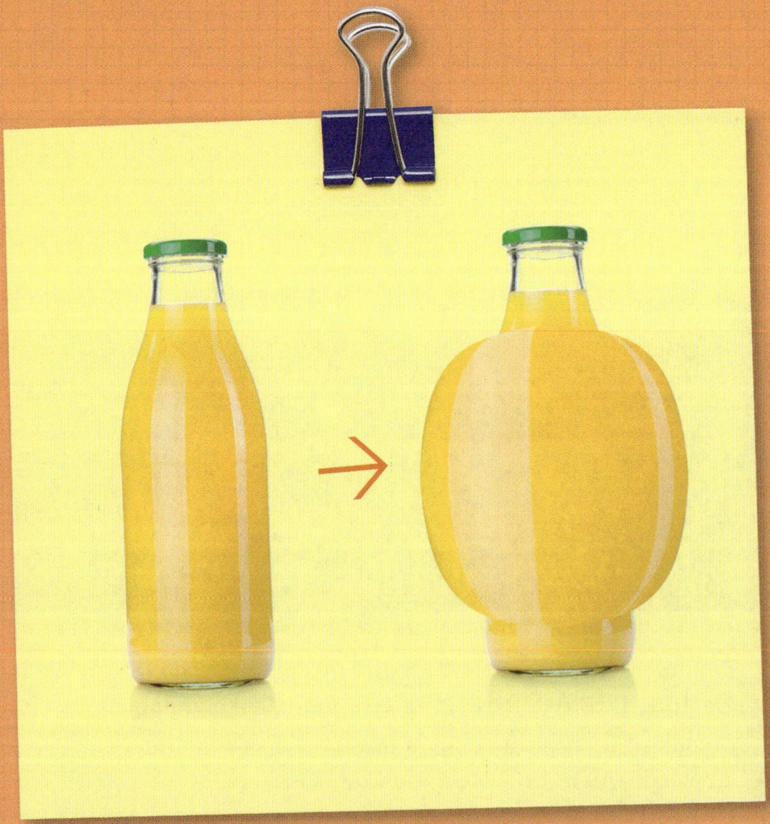

COMMENT LE SUCRE M'A FAIT GROSSIR

Notre corps renferme deux types de graisses : la graisse sous-cutanée qui se loge juste sous la peau, jugée relativement inoffensive, et la graisse viscérale, qui se dissimule dans l'abdomen et autour des organes et présente un risque pour la santé.

Il ne me fallut pas plus de soixante jours pour prendre dix centimètres de graisse viscérale au niveau du ventre et huit kilos et demi.

Il ne faut pas oublier que sur toute cette période, j'ai eu une alimentation pauvre en matières grasses, avec un apport calorique identique à celui d'avant, que je n'ai consommé ni soda, ni chocolat, ni confiseries, ni glace.

Comment ai-je donc bien pu devenir aussi gras ? N'aurais-je pas plutôt dû perdre du poids ? Avec le même apport calorique et l'absence de matières grasses, comment diable ai-je pu grossir ?

On ne sait pas encore vraiment pourquoi le fructose nous fait grossir, mais c'est la meilleure explication qu'on a pu me fournir sur la transformation de ma région abdominale. Il ne faut surtout pas oublier que le fructose du sucre est transformé en graisse sous forme d'acides gras et de triglycérides qui passent dans le sang. Ces derniers peuvent également s'accumuler dans les tissus adipeux (graisse) qui, chez moi comme chez la plupart des hommes, ont tendance à se concentrer niveau de la taille.

L'accumulation de graisse dans le foie peut provoquer une insulinorésistance (voir pages 104 et 105) qui, à son tour, entraîne une hausse du taux de sucre sanguin (glucose). Le corps sécrète alors plus d'insuline pour maîtriser la glycémie. Par ailleurs, le glucose, qui compose le sucre pour moitié, circule également dans le sang et son élimination nécessite un surcroît d'insuline. Comme le dit si bien Jean-Marc Schwarz : « *C'est un double ticket gagnant.* » Le moins que l'on puisse dire, c'est que l'insuline circule à profusion. En fait, mon taux d'insuline a pratiquement doublé pendant l'expérience.

N'oubliez pas que l'insuline stimule le stockage de la graisse et l'empêche de sortir des cellules. Lorsque le taux d'insuline est élevé, l'énergie est intégralement puisée dans le glucose sanguin et la graisse reste dans les cellules. Nous ne brûlons pas les graisses pour produire de l'énergie. Nous les stockons. Mon foie n'a donc pas arrêté de transformer le sucre en graisse et le taux élevé d'insuline qui en résultait a conduit mon corps à stocker cette graisse.

Un scientifique m'a appris que certains veinards, en particulier des adolescents, parviennent très facilement à brûler le fructose. Il m'a également expliqué que même si certaines personnes semblent minces, la graisse peut s'accumuler autour de leurs organes lorsqu'elles ont une alimentation riche en sucre. La graisse n'étant pas visible, elles peuvent ne pas être conscientes des possibles problèmes de santé. Il existe une expression pour désigner ces personnes : « maigre mais gras ». Si vous consommez beaucoup de sucre, il pourrait être intéressant de vérifier votre taux de triglycérides (qui correspondent aux graisses dans le sang), même si vous n'avez pas de problème de poids.

Kimber Stanhope, de l'université de Californie à Davis, a récemment mené une étude dans laquelle deux groupes d'individus ont consommé respectivement du glucose ou du fructose pendant dix semaines. Alors que la prise de poids a été identique pour les deux groupes, les personnes qui prenaient du fructose ont vu la masse graisseuse de leur foie augmenter, ainsi que leur taux de triglycérides et leur sensibilité à l'insuline. Les personnes qui prenaient du glucose ont développé de la graisse sous-cutanée moins dangereuse, tandis que les autres ont développé de la graisse viscérale autour du foie et des intestins, connue pour accroître les risques de maladies du métabolisme.

« LE CORPS EST COMME UNE GRANDE TOILE. TOUT EST CONNECTÉ ET, LORSQUE VOUS COMMENCEZ À SECOUER LA TOILE D'UN CÔTÉ EN TRANSFORMANT LE SUCRE EN GRAISSE, LES EFFETS NÉFASTES NE TARDENT PAS À APPARAÎTRE DE L'AUTRE CÔTÉ DE LA TOILE. »

JEAN-MARC SCHWARZ,
UNIVERSITÉ DE TOURO, CALIFORNIE

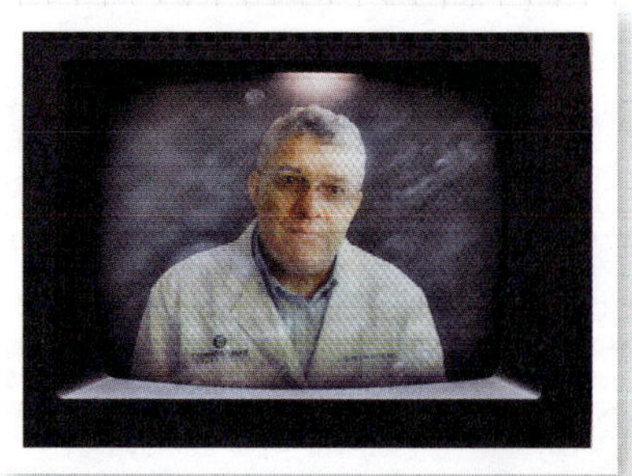

QUAND UNE CALORIE N'EST PAS QU'UNE CALORIE

Si l'on en croit l'Organisation mondiale de la santé (et beaucoup d'autres), le surpoids est la simple conséquence d'un déséquilibre énergétique entre les calories consommées et celles dépensées. La solution est apparemment évidente : manger moins et faire plus d'exercice.

J'ai toujours été convaincu que le corps est un mécanisme subtil et complexe et que, même si dans l'assiette, une calorie en vaut une autre, une fois qu'elle pénètre dans ce mécanisme, son comportement varie selon de nombreux facteurs propres à chaque individu. Cette intuition pourrait bien ne pas être totalement fausse.

Des recherches, comme celles menées par le biologiste Rob Dunn de l'université d'État de Caroline du Nord et le professeur Robert Lustig, un endocrinologue pédiatre et « parrain » du mouvement contre le sucre, ont démontré qu'une fois ingérées, les calories font tout un tas de choses en fonction de différents facteurs, comme la façon dont la nourriture a été préparée, le taux de bactéries présentes dans nos intestins et le niveau d'énergie nécessaire à la digestion de différents aliments. Par exemple, la digestion des protéines peut nécessiter cinq fois plus d'énergie que celle des matières grasses, car les enzymes ont besoin d'énergie pour décomposer les chaînes d'acides aminés qui les composent.

Si l'on en croit l'étiquette, un paquet d'amandes peut contenir 170 calories (710 kJ), mais le corps n'en recevra que 129 (540 kJ). Les fibres des amandes retardent en effet leur passage dans le sang, sans compter le grignotage des bactéries présentes dans nos intestins.

Une fois brûlé, un gramme de matière grasse fournit 9 calories (38 kJ), mais nous savons désormais qu'il existe toute une gamme de matières grasses avec chacune un comportement différent. Les oméga-3 issus des sardines, du saumon ou des noix sont censés être bons pour la santé, contrairement au dangereux « gras trans » que contiennent les chips, certaines margarines ou les donuts. L'étiquette ne mentionne pourtant que l'apport calorique des lipides.

L'expérience de Kimber Stanhope opposant le glucose et le fructose (voir ci-contre) le démontre clairement. Bien que les deux groupes ont bénéficié du même apport calorique, les calories issues du fructose ont affecté le corps de façon très différente de celles issues du glucose.

Ce qui a le plus choqué toute notre équipe, c'est que j'ai consommé en moyenne le même nombre de calories pendant ces soixante jours qu'avant l'expérience. Avant, j'avais une alimentation riche en matières grasses, avec de bonnes graisses issues d'aliments comme les avocats et les fruits à coque. Je pensais qu'avec tout ce sucre, mon apport calorique serait beaucoup plus élevé pendant l'expérience, mais j'ai appris qu'un gramme de lipides contient neuf calories (38 kJ), alors qu'un gramme de sucre n'en contient que quatre (17 kJ). Ce rapport allant du simple au double explique pourquoi on nous demande d'éviter les matières grasses au profit du sucre. Il semble néanmoins que tout ce sucre que j'ingérais se transformait principalement en graisse dans mon foie et, mon taux d'insuline restant élevé, cette graisse était stockée (voir page 115). Par ailleurs, le fructose du sucre affectait le contrôle de mon appétit (voir page 121). Pendant cette expérience, les calories issues du sucre affectaient mon corps de manière totalement différente que celles issues de mon alimentation habituelle. Cela pourrait expliquer pourquoi certains de mes amis qui ne renoncent pas au Gatorade ou à leur dessert ne parviennent pas à perdre du poids malgré les heures passées en salle de gym et le contrôle de leurs calories.

TOUTES LES CALORIES NE SE VALENT PAS

Je tends toujours l'oreille lorsque des entreprises comme Coca-Cola prétendent que toutes les calories se valent et que seul l'exercice permet de perdre du poids. C'est évidemment une façon de minimiser l'impact des effets du sucre. Frederick Stare, un professeur exposé pour avoir accepté de l'argent de l'industrie des boissons qui dirigeait le groupe d'experts de la Sugar Association (voir pages 76 à 79) aurait déclaré : « *Toutes les calories se valent, qu'elles proviennent du bœuf ou du bourbon, du sucre ou de l'amidon, du fromage ou des crackers.* » J'en viens à me demander s'il n'existe pas des collusions inquiétantes.

Sam Feltham, un type admirable qui a fait sur lui-même de nombreuses expériences liées à l'alimentation et qui anime le site internet Smash The Fat, a fait une analogie qui pourrait expliquer ce qui s'est passé dans mon corps. Il compare le corps à un évier, avec un robinet pour la nourriture saine et un autre pour les faux aliments et la nourriture industrielle comme le sucre et les autres glucides raffinés que j'ai consommés exceptionnellement pour l'expérience. Les calories issues de la nourriture saine, y compris certaines matières grasses, se transforment facilement en énergie et préservent l'équilibre du corps, alors que les calories provenant du sucre et des glucides raffinés dérèglent notre biochimie en se transformant en graisse dans le foie et en maintenant dans le sang un taux élevé d'insuline qui empêche la combustion des graisses. Ces faux aliments s'apparentent au tartre qui finit par boucher l'évier. Tout à coup, les calories consommées ne sont plus éliminées aussi facilement, mais sont stockées sous forme de graisse qui finit par s'accumuler où il ne faudrait pas, entraînant parfois des dommages.

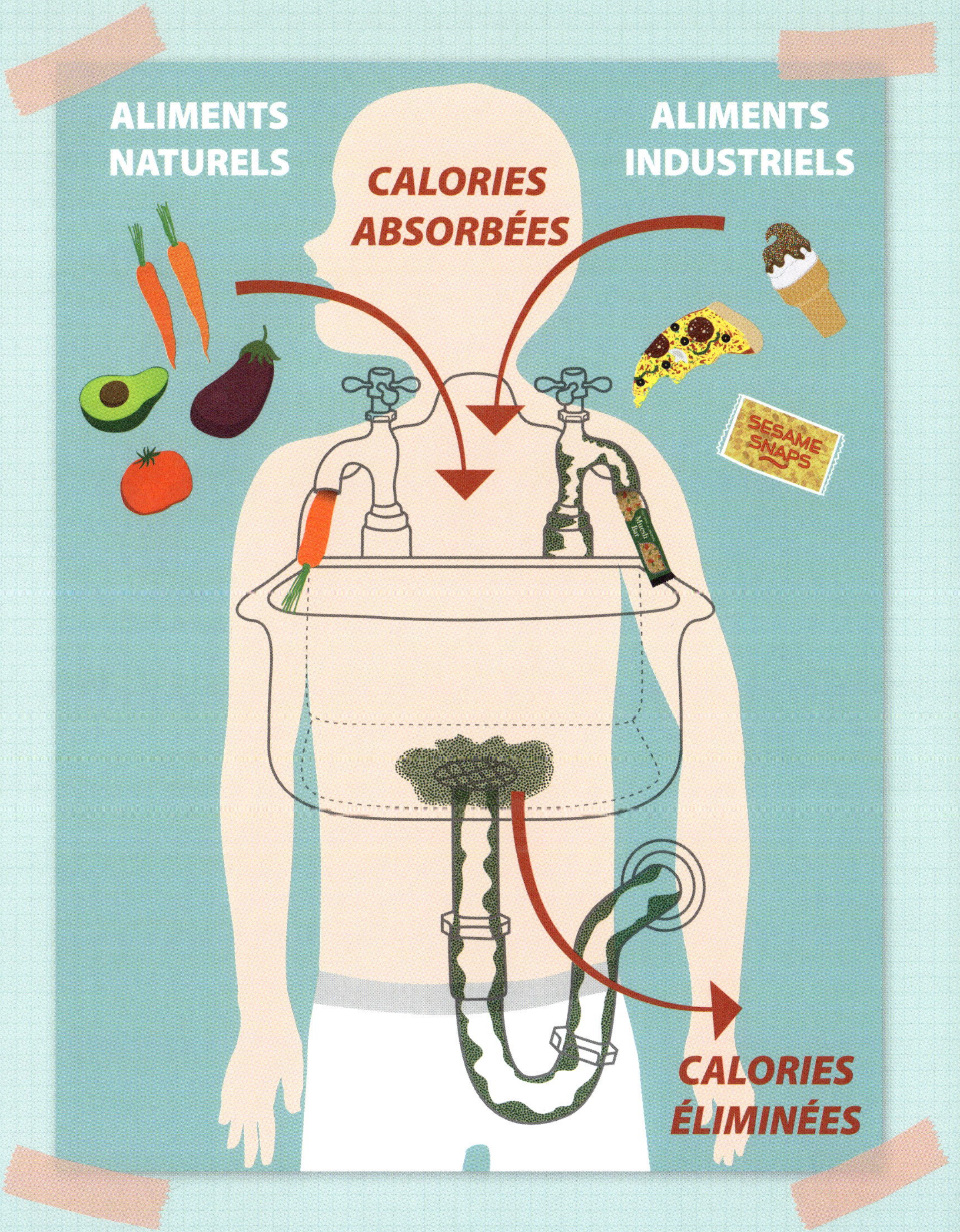
ALIMENTS NATURELS
CALORIES ABSORBÉES
ALIMENTS INDUSTRIELS
SESAME SNAPS
CALORIES ÉLIMINÉES

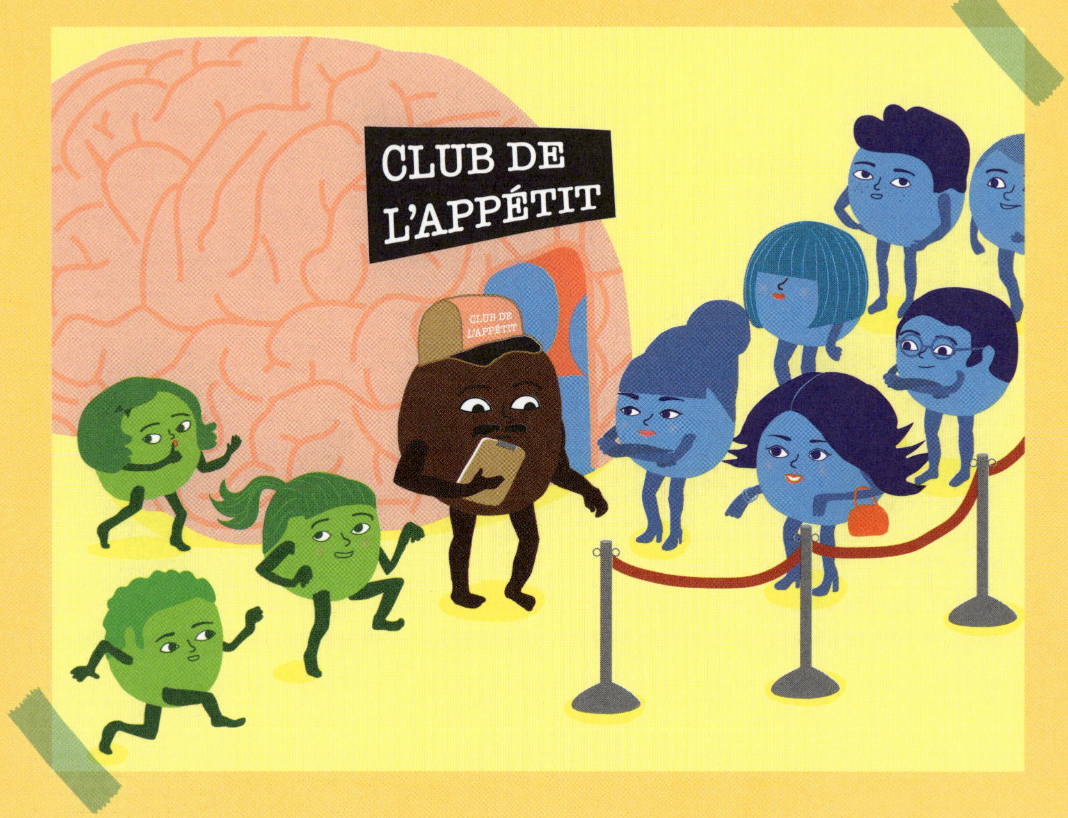

L'hypothalamus agit comme un videur de boîte de nuit.
Le fructose semble parvenir à se faufiler sans se faire remarquer comme un adolescent boutonneux rusé.

COMMENT LE SUCRE A DÉRÉGLÉ MON APPÉTIT

Pour comprendre les effets du sucre sur mon appétit pendant l'expérience, intéressons-nous aux recherches menées par Kathleen Page et ses collègues à l'université de Californie du Sud. L'équipe a observé la façon dont le glucose et le fructose affectent l'hypothalamus, une zone du cerveau. Il s'agit du centre de contrôle de l'appétit et il réagit aux hormones (en particulier à la leptine envoyée par les cellules adipeuses) qui indiquent à notre cerveau que nous sommes rassasiés.

Kathleen et son équipe ont constaté une diminution du débit sanguin et de l'activité de l'hypothalamus lorsque les sujets étudiés buvaient une boisson ne contenant que du glucose et se déclaraient rassasiés. Après avoir ingéré une boisson à base de fructose, en revanche, ils n'indiquaient pas qu'ils étaient rassasiés et la zone de l'hypothalamus restait active. En un mot, le cerveau restait persuadé que le corps avait encore faim.

Je me représente l'hypothalamus comme un videur de boîte de nuit. Un compteur lui permet de savoir quand l'établissement est plein. Le fructose semble parvenir à se faufiler sans se faire remarquer, comme un adolescent boutonneux rusé.

L'endocrinologue Robert Lustig pense que l'insuline est en grande partie responsable du blocage de la leptine, l'hormone qui indique à l'hypothalamus que nous sommes rassasiés. Ainsi, même avec d'importantes quantités de sucre dans l'organisme et la formation de graisse dans le foie, le cerveau continue de penser que nous avons faim. Pour le docteur Lustig, cela explique que nous n'avons aucun mal à manger lorsque nous accompagnons un repas d'un verre de jus de pomme ou de soda. Notre cerveau ne reconnaît tout simplement pas ces calories.

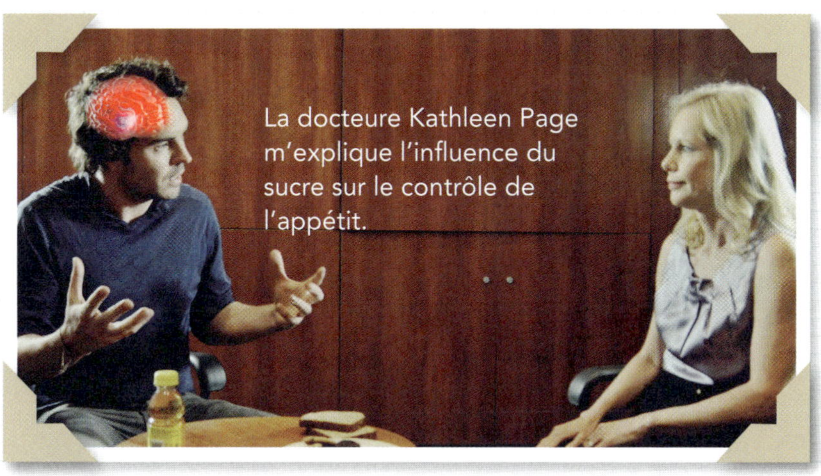

La docteure Kathleen Page m'explique l'influence du sucre sur le contrôle de l'appétit.

COMMENT LE SUCRE AGIT SUR MON CERVEAU

Voici ce qu'ont révélé les images de mon cerveau après trente minutes passées à boire un milk-shake pauvre en gras mais riche en sucres dans un IRMf de l'Oregon, habité par des flash-back de ma petite enfance (voir pages 60 à 63).

La première étape consistait à détecter le signal ou le déclencheur, dans mon cas, un milk-shake. Il peut s'agir du milk-shake lui-même ou de sa photo ! Lorsqu'on voit un aliment sucré, une substance chimique appelée dopamine est libérée. Cette réaction date d'une époque où le sucré était rare – lorsqu'on repérait un aliment sucré, le cerveau nous incitait à nous en saisir car on en avait besoin pour en tirer notre énergie.

On goûte ensuite à l'aliment sucré (dans mon cas, le milk-shake), ce qui libère des neuromédiateurs, les opioïdes et les endorphines bêta, qui produisent une incroyable sensation de bien-être. C'est « l'effet sucre », nos centres du circuit de la récompense sont au comble de la satisfaction. Selon les études, le sucre agit sur les mêmes zones du circuit de la récompense que la nicotine, la cocaïne et le sexe. Mais ça ne dure pas longtemps. Si l'on consomme une alimentation sucrée suffisamment souvent pour installer la sensation de récompense, une habitude inconsciente peut s'installer – elle peut être facilement déclenchée à l'aide de photos de mets sucrés. Ce qui m'a le plus choqué dans ces résultats, c'est la réaction de mon cerveau à la seule vue de la photo du milk-shake. Il s'est illuminé avec une intensité pratiquement identique à celle qu'il avait lorsque je buvais ledit milk-shake.

On peut en tirer d'évidentes conclusions sur la publicité pour la nourriture. Notre environnement est truffé de signaux – nous sommes constamment sollicités par des panneaux et des publicités télévisées montrant d'alléchantes boissons sucrées ou de délicieuses glaces. Les personnes particulièrement vulnérables peuvent difficilement passer une journée sans être confrontées à ces déclencheurs, d'où la répétition du cycle signal-désir-récompense mentionné précédemment.

Même lorsqu'on n'a pas vraiment faim, la simple vue du sucre peut libérer de la dopamine et déclencher le cycle signal–désir–récompense. De nouvelles études montrent que non seulement nous développons facilement des habitudes, mais que chez certaines personnes, les centres du circuit de la récompense peuvent aller jusqu'à ignorer les hormones indicatrices de satiété. Cela me rappelle ma vie d'amateur de sucre, avant ma rencontre avec Zoe. Même si j'étais rassasié après un repas copieux, il suffisait que quelqu'un produise un sticky date pudding pour me remettre en appétit. (Hé oui, je n'ai jamais réussi à effacer le sticky date pudding de mes pensées.)

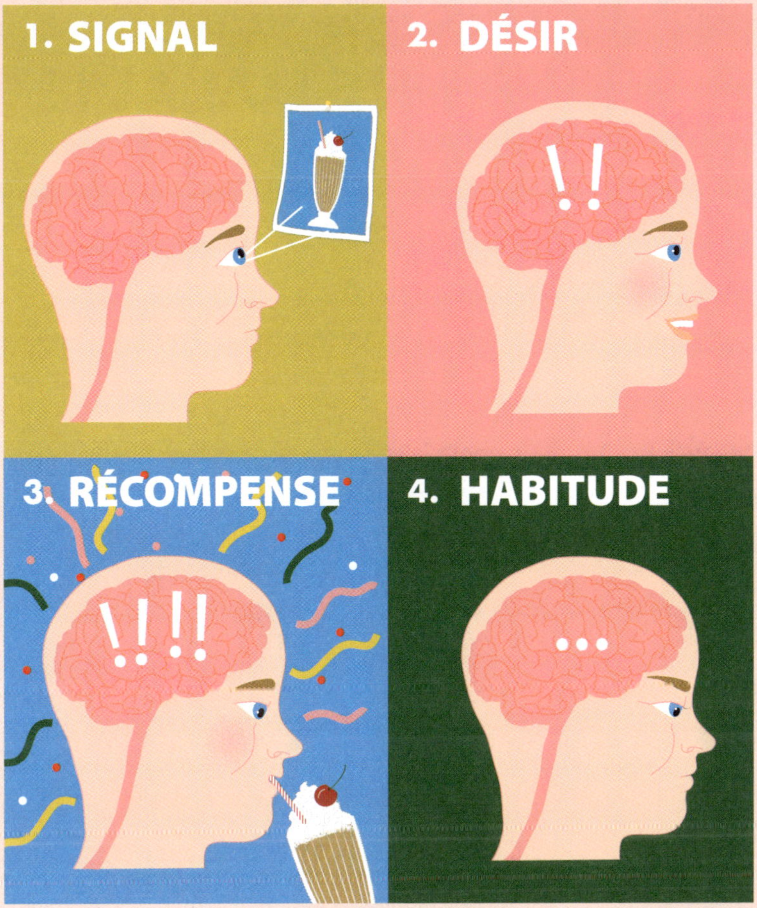

1. SIGNAL (on voit l'aliment sucré)
2. DÉSIR (libération de la dopamine. Un désir primitif nous susurre « prends-en, tu as besoin de cette énergie ».)
3. RÉCOMPENSE (satisfaction du désir et bien-être momentané)
4. HABITUDE (inconscient du schéma, il devient la norme ou conscient du schéma, mais l'envie est trop forte)

« LE CERVEAU FONCTIONNE GRÂCE AU GLUCOSE. SI SON TAUX SUBIT SANS CESSE DE FORTES VARIATIONS, UN COUP TRÈS HAUT, L'INSTANT D'APRÈS TRÈS BAS ET AINSI DE SUITE, SANS ARRÊT, LES FONCTIONS MENTALES DEVIENNENT INSTABLES. À L'INVERSE, SI VOTRE TAUX DE GLUCOSE EST STABLE ET NE VARIE PAS, VOUS AVEZ L'ESPRIT TOUT À FAIT CLAIR. »

THOMAS CAMPBELL, PHYSICIEN DE LA NASA À LA RETRAITE, AUTEUR DE *MA GRANDE THÉORIE DU TOUT*

COMMENT J'ÉTAIS EN VOIE DE DÉVELOPPER UNE MALADIE CARDIO-VASCULAIRE

Lorsqu'on a compris que le fructose est une machine à produire de la graisse, on saisit mieux les complications qu'il peut induire.

On nous rabâche depuis des lustres que le cholestérol doit retenir toute notre attention si l'on veut éviter les maladies cardiaques. Votre taux de cholestérol est élevé ? Vous feriez bien de vous inquiéter, vous pourriez ne pas passer la nuit ! Pourtant, lors de mes recherches, un médecin m'a affirmé que le cholestérol est un élément aussi essentiel à l'organisme que les clous qui tiennent les planches d'une maison en bois : sans eux, elle s'écroule. Un autre a comparé le cholestérol à des pompiers sur une scène d'incendie : ce n'est pas parce qu'ils sont présents qu'ils sont à l'origine du problème. Le cholestérol est envoyé pour résoudre un problème et non pour en causer un.

Depuis des années, on pense à tort qu'il n'existe que deux types de cholestérol, le bon et le mauvais (d'où les ventes massives de satines, les médicaments anti-cholestérol). Il s'avère que ce n'est pas le cas.

Nous savons désormais qu'il existe un bon cholestérol, le HDL, et deux types de celui que nous pensions être mauvais, le LDL. Le premier est gros, floconneux et plutôt inoffensif, alors que le second est petit, dense et présente une certaine intensité.

Le risque de maladie cardio-vasculaire (MCV) augmente lorsque le cholestérol entre en interaction avec des triglycérides pour former le deuxième type de LDL. Certaines personnes peuvent avoir le premier type de LDL, qui ne présente pas véritablement de danger, mais reste stigmatisé depuis des années comme étant mauvais (jusqu'à la découverte du LDL petit et dense).

Mon taux élevé de triglycérides (dû au fructose se transformant en graisse dans mon foie) me faisait courir le risque de voir mon bon cholestérol (HDL) se transformer en dangereux cholestérol LDL petit et dense. Pour faire simple, l'accumulation de graisse dans les vaisseaux sanguins provoquée par le sucre contribue à créer les plaques susceptibles d'obstruer les artères.

Désormais, les scientifiques qui travaillent sur les maladies cardiaques s'intéressent davantage au taux de triglycérides qu'à celui du cholestérol, car ce sont eux qui transforment le bon cholestérol en mauvais. (L'industrie pharmaceutique traîne un peu les pieds pour se ranger derrière cet avis.)

Les maladies cardio-vasculaires restent la principale cause de décès en Australie (selon les statistiques de 2011). Elles tuent un Australien toutes les douze minutes et touchent une personne sur six. (Les maladies cardio-vasculaires sont la première cause de décès dans le monde et la 2e en France [N.D.E.].) La plupart des médecins vous diront que les matières grasses et les cigarettes sont les principales fautives.

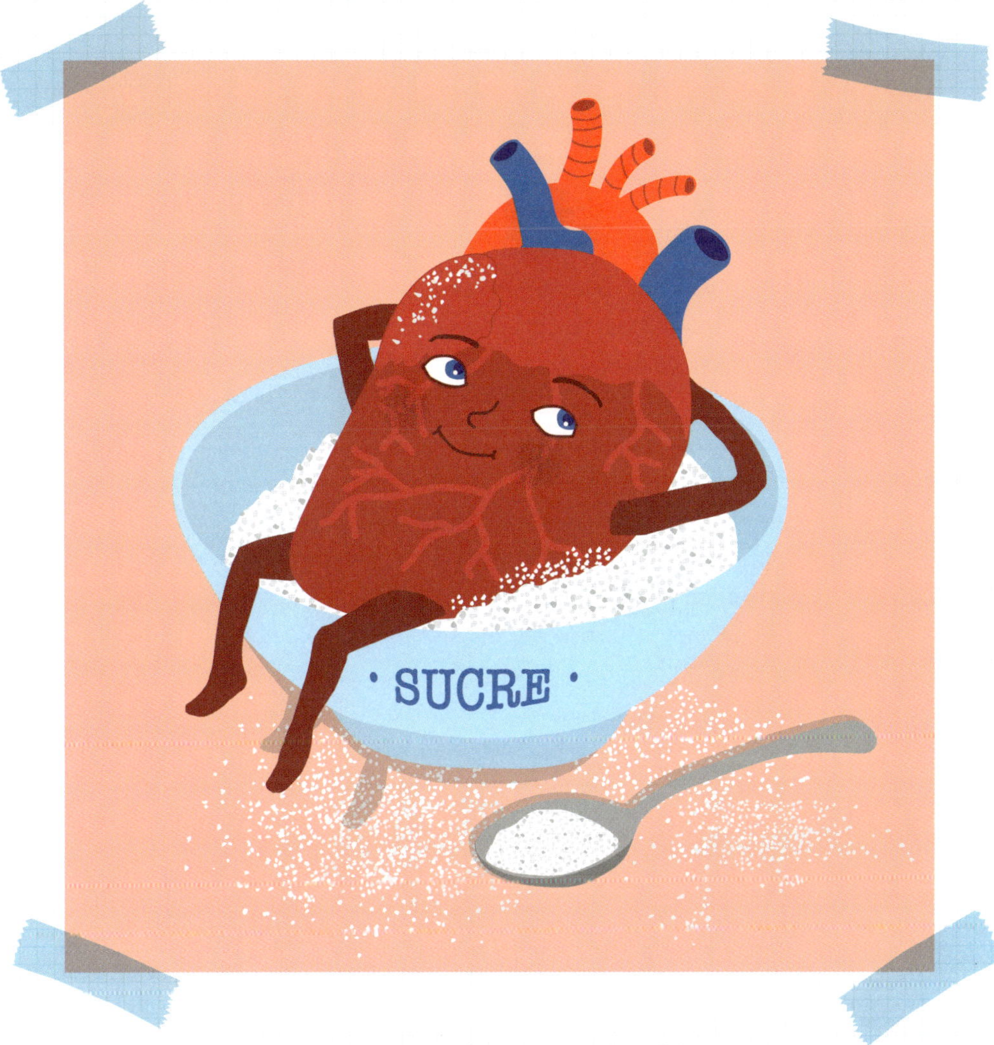

« NOUS AIMERIONS CREUSER LE PROBLÈME EN FAISANT UNE AUTRE ÉTUDE SCIENTIFIQUE, MAIS IL FAUDRAIT POUR CELA ATTENDRE CINQ ANS. QUELS RISQUES POURRAIT-IL Y AVOIR POUR LA SANTÉ PUBLIQUE SI LES GENS COMMENÇAIENT À RÉDUIRE LEUR CONSOMMATION DE SUCRE ? SINON, NOUS ATTENDONS CINQ ANNÉES DE PLUS, MAIS LE COROLLAIRE EST L'AVANCÉE DE L'OBÉSITÉ, DU DIABÈTE DE TYPE 2 ET DES MALADIES CARDIO-VASCULAIRES. »

KIMBER STANHOPE, UNIVERSITÉ DE CALIFORNIE, DAVIS

SIGNES AVANT-COUREURS DE DIABÈTE DE TYPE 2

Le diabète de type 2 est une maladie qui prend généralement un certain temps à se manifester. Avant de commencer l'expérience, personne ne s'attendait à en voir les prémices en une aussi courte durée. Tous s'accordaient sur mon bon état de santé et sur la capacité de mon corps à faire face à ce brutal afflux de sucre.

Mon taux d'insuline a pratiquement doublé en soixante jours et, si j'avais continué mon régime riche en sucre, on suppose que j'aurais commencé à présenter des symptômes d'hyperinsulinémie ou que je serais devenu prédiabétique en six mois.

Si j'en crois le nombre de personnes qui m'ont déclaré avoir un régime alimentaire pire que le mien pendant l'expérience, il y a tout lieu de s'inquiéter. Le diabète de type 2 est l'une des maladies qui se répandent le plus rapidement dans le monde et on estime qu'il tue désormais une personne toutes les six secondes. Il s'agit d'une maladie du métabolisme liée à la glycémie, mais on continue de préconiser un régime riche en glucides aux personnes qui en souffrent. C'est hallucinant.

Personne ne connaît précisément le rôle d'un foie rendu gras par un excès de sucre dans l'apparition du diabète de type 2, mais des chercheurs comme Kimber Stanhope de l'université de Californie à Davies affirment qu'il n'est pas innocent. Si c'est le cas, combien de médicaments pourrait-on supprimer en éliminant le sucre du régime alimentaire ?

« LE SUCRE ACCÉLÈRE LA DÉGRADATION DE L'ÉLASTINE ET DU COLLAGÈNE, DEUX PROTÉINES ESSENTIELLES DE LA PEAU. AUTREMENT DIT, IL PROVOQUE LE VIEILLISSEMENT. »

DR FREDRIC BRANDT, DERMATOLOGUE

SUCRE ET VIEILLISSEMENT : COMMENT LE SUCRE M'A VOLÉ MON ÉCLAT !

Il y a quelques années, la première fois que j'ai éliminé le sucre de mon alimentation, puis de nouveau après l'expérience, c'est mon teint qui a suscité le plus de commentaires. Zoe m'a dit qu'avec le sucre, ma peau avait le même aspect que lorsque je fumais, elle était sèche et un peu ridée (merci chérie). Apparemment, deux semaines après avoir renoncé au sucre, je rayonnais.

La cause en revient à un phénomène connu sous le nom de glycation, déclenché lors d'un afflux de sucre dans le sang. Les molécules de sucre se lient aux fibres de protéines, en particulier celles du collagène et de l'élastine, les éléments constitutifs de notre peau. Lorsque le sucre attaque ces fibres, elles perdent de leur élasticité et de leur résistance, la peau devient flasque et peut paraître vieillie et ridée. (Une partie de l'anatomie masculine est clairement la première cible du sucre !)

La comparaison avec un matelas constitue une bonne analogie. Imaginons que le sucre s'incruste sur les ressorts à l'intérieur du matelas (les fibres de protéines). Avec l'érosion des ressorts, le matelas perd en élasticité et commence à s'affaisser et paraître usé. C'est ce qui se produit sous la peau lorsqu'on mange trop de sucre. Quelqu'un veut une barre chocolatée ?

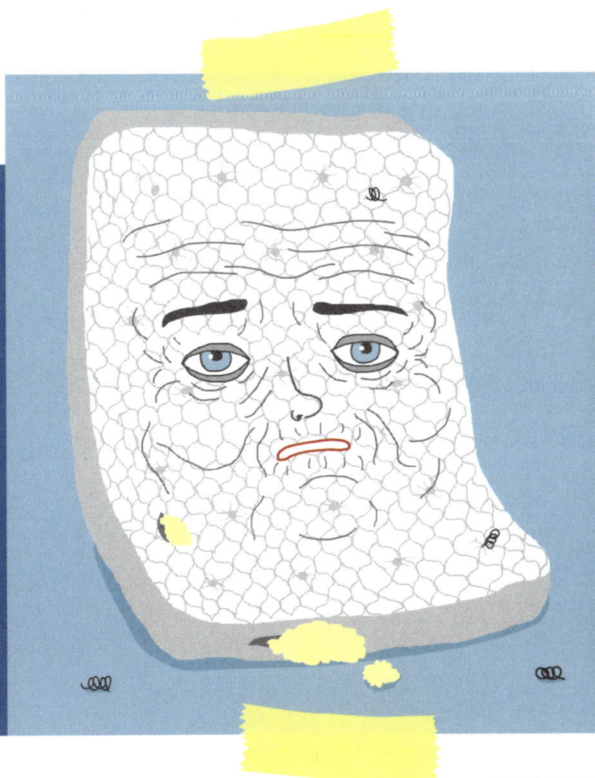

L'excès de sucre donne-t-il à votre visage des allures de matelas défoncé ?

COMMENT LE SUCRE A ÉCORNÉ MON SYSTÈME IMMUNITAIRE

La chute dramatique de mon taux de bilirubine a également considérablement surpris l'équipe. (Dans mon palmarès des meilleurs noms des composants du corps humain, la bilirubine arrive juste après le canal déférent.) La bilirubine est à l'origine de la coloration jaune des hématomes et de l'urine. Elle tient notamment le rôle d'antioxydant pour les cellules. Qu'est-ce que cela signifie exactement ?

L'oxydation qui se produit dans nos cellules est vitale, mais le processus génère parfois des radicaux libres. Ces derniers peuvent augmenter et provoquer des dommages aux cellules, voire les tuer. Notre corps a donc besoin d'antioxydants pour contrôler la situation. Il les envoie en première ligne pour éliminer les radicaux libres et minimiser les dégâts.

C'est un peu comme si les radicaux libres étaient des groupes de terroristes et les antioxydants des Casques bleus essayant de maintenir l'ordre dans notre corps. La bilirubine a le même rôle que les antioxydants et plus son taux est élevé, plus ses effets sur la santé sont bénéfiques – il est préférable d'avoir un important contingent de Casques bleus dans le corps.

Mon taux de bilirubine a chuté pendant l'expérience, ce qui engendre une baisse de mes défenses immunitaires. Personne n'a véritablement pu m'expliquer ce que cela signifiait, mais voilà ce que j'ai pu lire dans une publication canadienne : « *La bilirubine, grâce à son potentiel antioxydant, protège les jeunes, hommes comme femmes, des maladies cardio-vasculaires.* » (Là, j'étais vraiment content d'avoir mis un terme à mon orgie de sucre.) Mon taux de triglycérides m'ayant déjà fait franchir la zone à risque pour les maladies cardiaques, il va sans dire que j'avais besoin d'un maximum de troupes de bilirubine.

Si l'on s'en tient aux chiffres, mon taux de bilirubine avant l'expérience était de 18 (20 étant considéré comme le taux optimal pour la santé). Après soixante jours, il s'était effondré à 6. Mes précieuses troupes d'antioxydants avaient été évacuées du front par le sucre.

AUTRES PATHOLOGIES

Heureusement, je n'ai succombé à aucune des maladies suivantes au cours de l'expérience, mais de plus en plus d'études les associent au sucre :

Goutte : Un type d'arthrite provoqué par un taux élevé d'acide urique désormais lié à la consommation excessive de fructose. Un taux d'acide urique élevé peut en outre nuire aux reins. Y aurait-il un lien avec le taux effrayant de lésions rénales au sein des communautés aborigènes ?

Maladie d'Alzheimer : Les personnes qui ont une alimentation riche en glucides et en sucre ont quatre fois plus de risques de développer la maladie d'Alzheimer. Une étude de l'université de New York à Albany montre que 70 % des personnes qui souffrent du diabète de type 2 finissent par développer la maladie d'Alzheimer.

Insuffisance rénale : Cette pathologie est liée au diabète de type 2. Les reins comportent de nombreux vaisseaux sanguins et leur fonction est de filtrer de grandes quantités de sang pour éliminer les déchets dans les urines et réguler l'eau et les sels minéraux. Une glycémie élevée augmente l'activité des reins et les met sous pression. Les reins n'assurent plus correctement leur fonction de filtre et des protéines peuvent fuir dans les urines, ils peuvent même cesser de fonctionner.

Cancers : Les molécules du sucre peuvent contribuer au développement des cellules tumorales. Les régimes riches en sucre ont en outre été récemment associés au cancer du pancréas.

Candida : Il s'agit de parasites présents dans les intestins qui se repaissent de sucre. Une surreprésentation de ce type de levure peut provoquer des infections fongiques. Le protocole habituel pour limiter leur nombre exige d'éliminer le sucre de l'alimentation pendant au moins six mois. Un ami les a décrites comme des « rats attirés par les détritus » avant d'ajouter : « Pour se débarrasser des rats, il faut d'abord éliminer les détritus. »

La consommation excessive de sucre est également liée à l'hypertension (tension artérielle élevée), aux caries (avis aux amateurs de Mountain Dew) et aux inflammations.

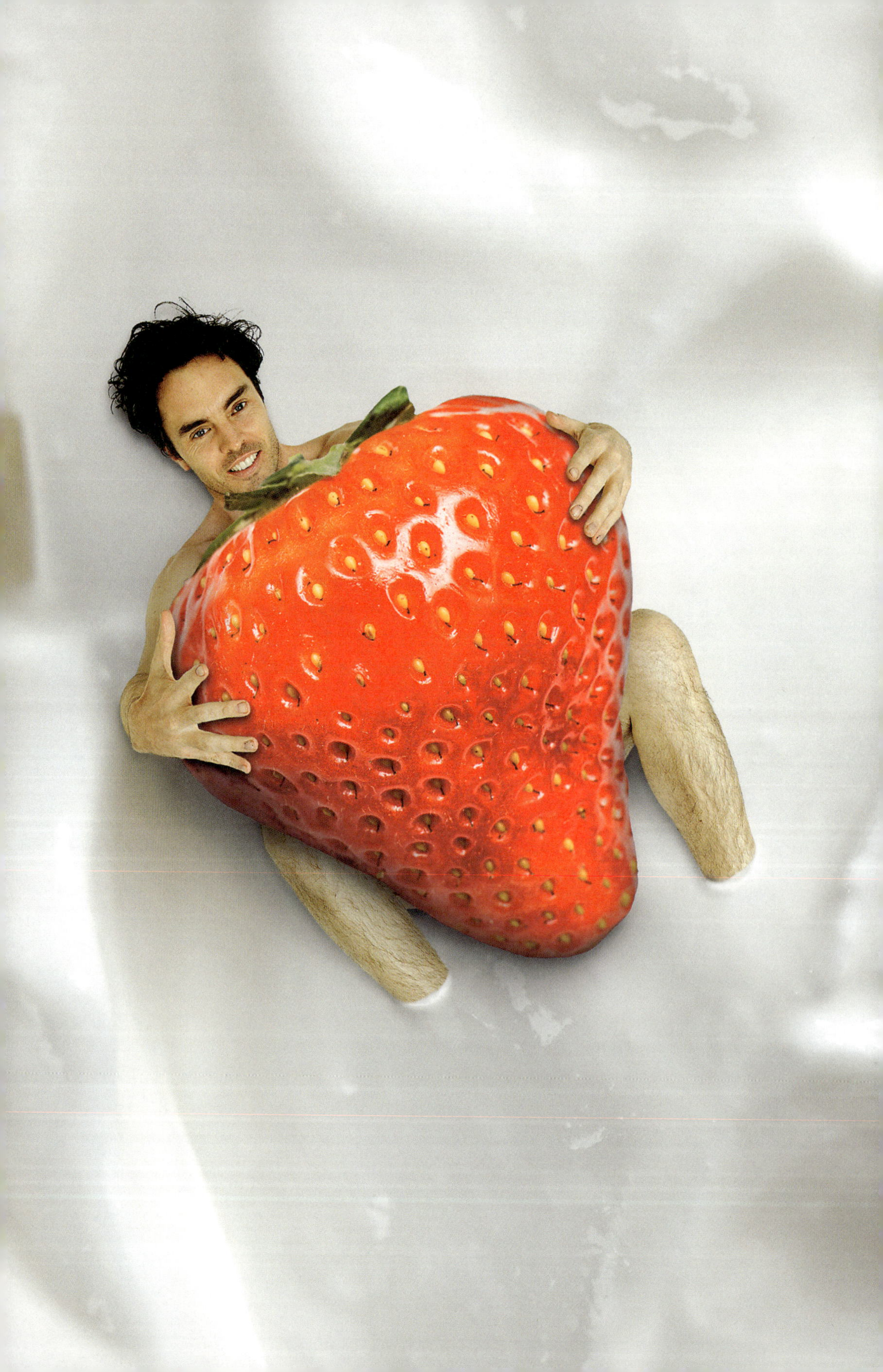

PARTIE 3

LA BONNE NOUVELLE : COMMENT J'AI RECOUVRÉ LA SANTÉ

« COMBIEN DE TEMPS IL FAUT ? CERTAINS VIVENT UN PROCESSUS DE DEUIL ET TRAVERSENT UNE PÉRIODE SOMBRE ET SANS RELIEF, PUIS, UN JOUR, PASSENT DU SOMBRE AU CALME ET FINISSENT PAR SE RÉVEILLER EN SE DISANT “À PARTIR DE MAINTENANT, JE VEUX VIVRE PLEINEMENT”. »

KATHLEEN DESMAISONS, AUTEURE DE
THE SUGAR ADDICT'S TOTAL RECOVERY PROGRAM

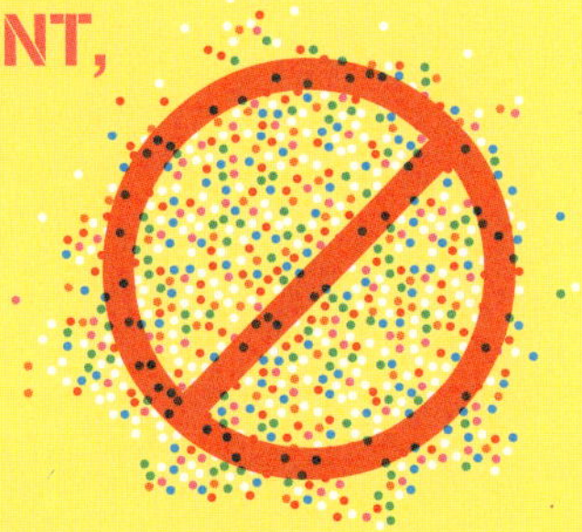

ÉLIMINER LE SUCRE

Allez, je crois qu'il est temps de passer aux bonnes nouvelles.

Deux mois seulement après avoir repris mon régime sans sucre habituel, j'avais perdu 6 des 8,5 kg que j'avais pris et mes analyses de sang montraient des résultats comparables à ceux d'avant l'expérience. Fini le foie gras, terminés les risques de maladies cardiaques et réduction significative de la graisse viscérale autour des organes – tout ça par la simple élimination du sucre. (J'ai fait très peu d'exercice pendant cette période puisque j'ai passé mes journées assis à mon bureau à monter le film ou à écrire le livre que vous tenez entre les mains.)

Cette récupération rapide a surpris toutes les personnes impliquées dans l'expérience et suscite beaucoup d'espoir. Quand j'ai arrêté de me gaver de sucre, mon foie a cessé de produire de la graisse et a repris ses fonctions normales ; la baisse de mon taux d'insuline a ensuite permis de brûler la graisse. J'ai ouï dire qu'il est pratiquement impossible de perdre sa graisse abdominale si le foie ne fonctionne pas correctement. Ce n'est qu'après son rétablissement que le foie recommence à brûler efficacement les graisses, entraînant une perte de poids.

Il n'est toutefois pas si simple de supprimer le sucre de son alimentation si l'on n'est pas prêt. J'y suis parvenu en me persuadant que ce n'était ni un renoncement ni une « rupture », mais que j'allais adopter un mode de vie plus sain et bénéficier d'une multitude d'autres compensations. On a le choix, on peut engager le processus avec appréhension ou avec exaltation.

J'ai eu la chance de bénéficier de l'aide des personnes très qualifiées tout au long de mon sevrage. J'avais également l'avantage d'avoir déjà vécu la chose et de savoir ce vers quoi je retournais : je préfère de très loin la version abstinente de moi-même. J'avais hâte de redevenir cet individu. De nombreuses personnes n'ont cependant aucune référence et peuvent véritablement avoir la sensation de s'aventurer en terrain inconnu. L'expérience peut être assez déroutante : « Qu'est-ce que je vais boire à midi ? », « Quel petit plaisir je vais m'offrir à la fin de mon dîner si je ne peux pas prendre de glace ? », « Comment je vais pouvoir m'en sortir sans cookies si j'ai le vague à l'âme ? »

Il ne faut pas oublier que le sucre libère les mêmes endorphines bêta que l'amour et qu'arrêter d'en manger peut être aussi douloureux qu'une rupture. C'est tout à fait normal. Dites-vous que vous allez connaître une histoire d'amour beaucoup plus belle. Le sucre n' était qu'un flirt, mais vous êtes maintenant prêt pour le mariage.

Notez, et c'est important, que j'avais développé des habitudes pendant l'expérience. J'étais conditionné et j'avais besoin de ma dose de sucre pour éprouver une sensation éphémère de bien-être et d'énergie.

Au début du XXe siècle, Ivan Pavlov (surtout connu pour son expérience sur les chiens) a donné une collation riche en sucre à un groupe de volontaires cinq matins de suite. Dans les jours qui ont suivi, ces volontaires avaient envie de quelque chose de sucré plus ou moins à la même heure, même s'ils ne mangeaient habituellement pas à ce moment-là. C'est ce qu'on appelle le conditionnement. Il est très difficile de s'en défaire, surtout lorsqu'on a mangé du sucre tous les jours depuis son enfance et que l'on tient à la fugace sensation de plaisir qu'il procure. C'est uniquement en devenant conscient du scénario qu'on peut commencer à le réécrire.

Quand je fumais, j'étais d'humeur massacrante quand j'étais privé de ma cigarette. Le désir de retrouver ma bonne humeur n'en était que plus vif, et comme j'associais cet état à la cigarette, j'en rallumais une. C'est pareil avec le sucre. Comprendre que c'est le sucre lui-même qui génère le besoin et les problèmes de santé m'a vraiment aidé au début de mon sevrage du sucre. Après avoir éliminé le sucre et commencé à manger correctement, l'envie s'est estompée, remplacée par une véritable sensation de bien-être et d'allégresse. C'est à ce moment-là que la controverse sur le sucre a vraiment pris tout son sens pour moi. Il faut vraiment en avoir fait l'expérience pour le comprendre.

BIO

JUS DE POMME

INFORMATIONS NUTRITIONNELLES

Nombre de portions : 10
Portion : 200 ml

Quantité moyenne	Par portion	Pour 100 ml
Énergie	400 kJ	200 kJ
Protéines	0,2 g	0,1 g
Graisses	0 g	0 g
- saturées	-	-
- trans	-	-
- polyinsaturées	-	-
- mono-insaturées	-	-
Glucides	22,5 g	11,5 g
- dont sucres	20,4 g	10,2 g
Fibres	0,2 mg	0,1 mg
Vitamine C	80 mg	40 mg

Ingrédients : Jus de pomme, vitamine C
Bien agiter avant de servir. Servir frais.
Garder au réfrigérateur et consommer dans les 5 jours suivant l'ouverture.

9 771234 567003

COMMENT LIRE LES ÉTIQUETTES

Apprendre à lire les étiquettes m'a été d'un grand secours pour réduire ma consommation de sucre.

Une étude du Dr Rebecca Huntley a révélé que les conseils nutritionnels dont nous bénéficions proviennent à 55 % des étiquettes des emballages, et seulement à 24 % des spécialistes de la santé. Sachant que les entreprises agroalimentaires font passer le profit avant la santé, il est préférable de savoir décrypter attentivement les étiquettes. Pour connaître la quantité exacte de sucre que nous consommons, c'est essentiel.

Les entreprises font tout pour éviter de placer les étiquettes sur le devant des emballages et quand on parvient à trouver le tableau des valeurs nutritionnelles, on a parfois l'impression qu'il faudrait avoir étudié les maths pour s'y retrouver. Pour ce qui est du sucre, il faut savoir qu'une cuillère à café équivaut à 4,17 g (pour calculer plus facilement le nombre de cuillères à café consommées en une journée, arrondissez à quatre grammes).

Par exemple, si vous lisez « SUCRES : 20 g » dans un tableau des valeurs nutritionnelles, il suffit de diviser ce nombre par quatre pour connaître combien de cuillères à café de sucre contient l'aliment. Ce produit spécifique contient donc cinq cuillères à café de sucre. Mais ce n'est pas toujours aussi simple...

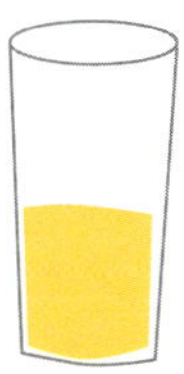

200 ml

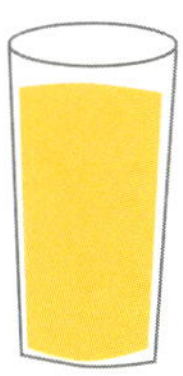

400 ml

L'illustration ci-contre représente l'étiquette d'une grande bouteille de jus de pomme. Cette étiquette nous informe qu'une portion de cette boisson contient 20 g de sucre, soit cinq cuillères à café. Et c'est là qu'on voit la filouterie des entreprises. La taille de la portion est de 200 ml. Versez 200 ml dans un verre, vous constaterez que c'est vraiment peu, moi, j'en prends généralement au moins le double. On parle alors de 400 ml, ce qui revient à doubler la taille de la portion. Notre verre de jus de pomme contient donc désormais 40 g de sucre, soit 10 cuillères à café.

Ne vous laissez donc pas berner par les étiquettes de jus de fruits qui clament « Sans sucre ajouté ». Dix cuillères à café de sucre par verre, c'est en effet plus que suffisant ! En Australie (de même qu'en France [N.D.E.]), les entreprises n'ont pas l'obligation de préciser le type de sucre que contiennent les aliments. Par exemple, un yaourt peut contenir du lactose et du saccharose, mais l'étiquette se contente de stipuler « sucres » (comme sur l'étiquette de la page suivante).

J'ai calculé que dans 100 g de yaourt, il y a environ 4 g de lactose. D'après l'étiquette, le yaourt contient 16,4 g de sucre par portion. Une portion fait 150 g. Ainsi, si 100 g de yaourt contiennent 4 g de lactose, une portion de 150 g en contient 6. Si l'on a 16,4 g de sucre en tout, dont 6 g de lactose, les 10,4 g restants sont très certainement

ALLÉGÉ

yaourt

FRAISE

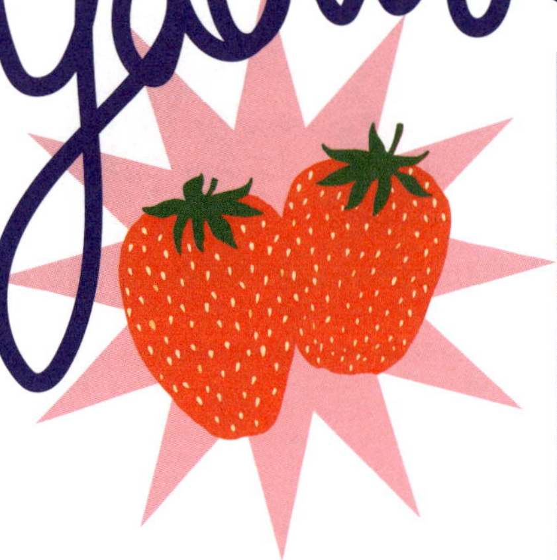

Ingrédients : lait écrémé, fraises, sucre, sucre liquide, épaississants : amidon transformé, carraghénanes, gomme guar, akènes de fraise, concentré de carotte, arôme naturel (lait), concentré des minéraux du lait, ferments lactiques (lait), jus de citron concentré, correcteur d'acidité : E331.

INFORMATIONS NUTRITIONNELLES

Portion : 150 g

Quantité moyenne	Par portion	Pour 100 g
Énergie	505 kJ	337 kJ
Protéines	11,9 g	7,9 g
Graisses	0,2 g	0,1 g
- saturées	0,2 g	0,1 g
- trans	-	-
- polyinsaturées	-	-
- mono-insaturées	-	-
Glucides	17,4 g	11,6 g
- dont sucres	16,4 g	10,9 g
Sel	0,15 g	0,10 g

constitués de saccharose ajouté. Cela correspond à presque trois cuillères à café de saccharose par portion.

L'American Heart Association recommande de ne pas dépasser neuf cuillères à café par jour pour un homme et six pour une femme (en Australie, la Heart Foundation ne donne actuellement aucune directive de ce type pour le sucre). Il suffit de constater qu'un verre de jus de pomme contient dix cuillères à café de sucre pour réaliser le niveau élevé de notre consommation actuelle de sucre et comprendre l'impact sur notre santé.

Par ailleurs, si un aliment contient majoritairement du sucre, ce dernier devrait apparaître en premier dans la liste des ingrédients. Mais si un aliment contient différents types de glucides, ils peuvent apparaître plus loin dans la liste, ce qui peut donner l'impression que le produit ne contient pas forcément beaucoup de sucre. C'est pourquoi on voit parfois une énumération de différents types de sucre (agave, purée de fruits, jus concentré, par exemple) ce qui exonère l'entreprise de l'obligation de faire apparaître le sucre en première position. Plus sournois tu meurs...

L'auteur Michael Moss m'a expliqué les règles d'un jeu qu'il a imaginé pour ses enfants lorsqu'ils vont au supermarché. Il leur demande de calculer la quantité de sucre de différents articles pendant qu'ils font les courses. Ils essaient ensuite de trouver celui qui en contient le moins. Cela permet de sensibiliser les enfants qui choisissent eux-mêmes la nourriture et éprouvent un sentiment de satisfaction (ils sont aussi plus enclins à consommer ces aliments moins sucrés qu'ils ont choisis).

CES EFFRONTÉS SUCRES CACHÉS

Vous trouverez aussi des sucres cachés dans les aliments suivants. Lisez l'étiquette et faites le calcul : 4 g = 1 cuillère à café.

> Condiments, comme la sauce tomate, la sauce barbecue et la sauce pour salade > Barres de céréales et autres en-cas > Haricots blancs à la tomate en conserve > Céréales > Soupe en conserve > Sauce pour les pâtes > Conserves de fruits > Muffins, gâteaux et biscuits > Cigarettes (constituées à 15 % de sucre)

« LORSQUE VOUS AVEZ PERCÉ À JOUR LES RUSES DES ENTREPRISES DU SECTEUR AGROALIMENTAIRE, VOUS REPRENEZ LE CONTRÔLE ET FAIRE LES COURSES PEUT DEVENIR UN VÉRITABLE PLAISIR. CONNAÎTRE LEURS SUBTERFUGES PERMET DE RÉÉQUILIBRER LA PARTIE. »

MICHAEL MOSS, AUTEUR DE *SEL, SUCRE ET MATIÈRES GRASSES, COMMENT LES INDUSTRIELS NOUS RENDENT ACCROS*

LE SUCRE DÉGUISÉ

L'industrie agroalimentaire fait preuve d'une grande inventivité pour trouver de nouveaux termes à substituer au mot « sucre » sur les étiquettes. Le professeur Robert Lustig a répertorié cinquante-six termes différents pour désigner le sucre. En voici un florilège : jus de canne évaporé, sucre de canne brut bio, jus de fruits concentré, jus de pomme concentré, purée de fruits, sirop de sucre de canne, sucre de betterave, sucre en poudre, fructose cristallin, mélasse, sucre de raisin, sucre inverti, jus de fruits, sucre turbiné, sirop d'érable.

Lorsque j'ai questionné le professeur Barry Popkin de l'université de Caroline du Nord sur ces termes, il m'a répondu :

« Ce que les gens doivent comprendre, c'est : qu'il s'agisse de sucre blanc, brun, brut, de sirop de maïs riche en fructose ou de jus de fruits concentré, les conséquences pour leur santé sont les mêmes. »

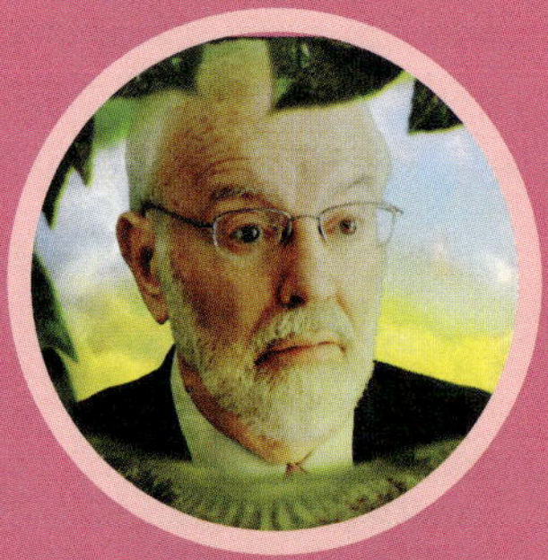

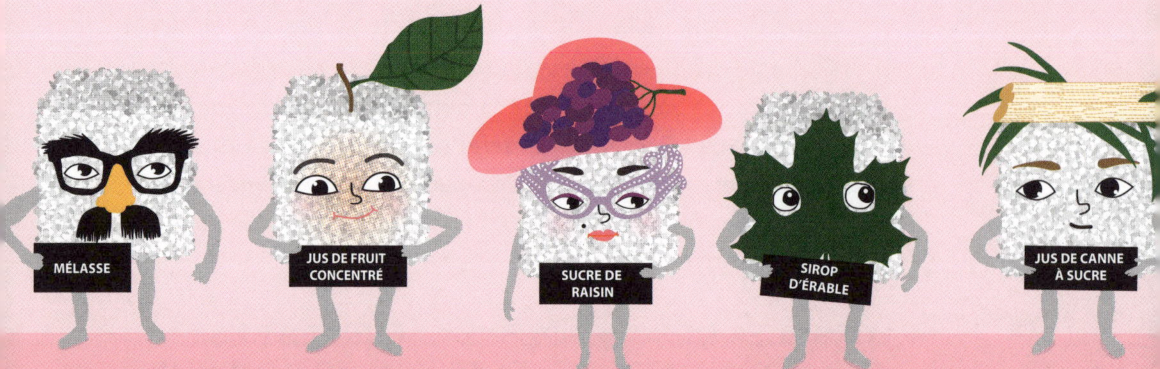

BRISER LE CYCLE

Lorsque le fonctionnement du cerveau vis-à-vis du sucre et de la dopamine (le désir primitif d'obtenir au plus vite du sucre) est devenu limpide, il m'est apparu clairement que je devais apprendre à reconnaître les signaux et les déclencheurs si je voulais briser le cycle. Dans un premier temps, je devais me débarrasser de tous les produits sucrés présents chez moi. Je ne voulais pas croiser la route d'un paquet de Smarties lors de mes déambulations nocturnes.

Il est primordial de faire disparaître ces signaux lorsque vous tentez d'éliminer le sucre de votre existence. Votre domicile doit être un lieu sûr pour vous et vos enfants, les pièges tendus par l'industrie agroalimentaire vous attendent dès que vous en sortez. Lorsque vous comprenez le mécanisme, il est plus facile de rompre le cycle. Si nécessaire, relisez la partie relative à la récompense (page 122). Les sucreries présentes chez vous peuvent déclencher le cycle signal-désir-récompense. Tuez-le dans l'œuf avant même qu'il n'ait une chance de se manifester.

Dans son ouvrage *The End of Overeating* (Cessons de nous suralimenter, non traduit en français), David Kessler donne de précieux conseils aux personnes qui tentent de changer leurs habitudes alimentaires. Voici un aperçu des leçons que j'en ai tirées.

SE SENSIBILISER

Cette première étape de sensibilisation est cruciale lorsque l'on cherche à diminuer sa consommation de sucre ; elle a été franchie par la plupart des lecteurs de cet ouvrage que je félicite au passage. Vous savez désormais lire une étiquette et calculer la quantité de sucre que contient votre alimentation ; vous connaissez ses effets sur votre corps et sur votre mental. Vous avez toutes les cartes en main pour agir si tel est votre désir.

Cette prise de conscience est également essentielle lorsque le sucre se tient en embuscade. Si vous croisez un paquet de Smarties à trois heures du matin, vous avez le choix : vous les croquez à belles dents, et vous vivez un quart d'heure d'euphorie avant de sombrer dans la déprime OU, conscient de tout cela, vous observez le déclenchement de la dopamine dans votre cerveau, vous vous en moquez, sachant qu'il ne sera que passager, et vous prenez votre pied à jeter les Smarties à la poubelle, leur vraie place.

CHANGER SES COMPORTEMENTS

Bousculer ses habitudes et prendre un nouveau cap est la partie la plus stimulante de l'aventure. C'est un peu comme la mère de Zoe avec le chocolatier de l'aéroport. Chaque fois qu'elle atterrit à Sydney, elle s'arrête à la même boutique pour acheter une boîte de délicieuses confiseries. L'habitude est si ancienne qu'elle s'y rend machinalement. Nous connaissons tous cela, que ce soit le petit café pris tous les matins dans le même bistrot avant d'aller au travail ou la glace en dessert tous les soirs. Si vous ne changez pas consciemment ces schémas comportementaux, vous les répétez sans fin et le sucre continue sa mission destructrice. La mère de Zoe prend désormais une autre sortie pour éviter la boutique du chocolatier.

Commencez par observer la façon dont vous faites vos courses au supermarché : vers quel rayon vous dirigez-vous en premier ? Il faut savoir que tout est fait pour vous inciter à y acheter des produits spécifiques. Les statistiques indiquent que 60 à 70 % des achats effectués en supermarché sont des achats compulsifs : c'est bien la preuve que nous tombons tous dans le panneau des stratégies marketing. Il est temps de changer de comportement. Faites une liste de courses et tenez-vous-y. Lisez attentivement les étiquettes et calculez la teneur en sucre. Vous vous souvenez du jeu inventé par Michael Moss pour ses enfants (voir page 137) ? Nouvelles habitudes ne doit pas forcément rimer avec morosité. Même si ce n'est pas très rigolo au début, jeux et créativité faciliteront les choses pour vous et votre famille.

CHANGER SON MODE DE PENSÉE

La perception du sucre comme une récompense est profondément ancrée dans notre société. Nous l'associons à l'amour, aux célébrations et à la compassion. L'industrie a brillamment repris à son compte ces perceptions et cherche avant tout à nous faire anticiper une récompense apportée par leurs appétissants produits.

Coca-Cola est passé maître en la matière. Ses publicités montrent invariablement des personnes au physique agréable, débordantes de vie et d'amour, en train de s'amuser. Il ne faut cependant pas oublier que cette boisson noire pétillante qui permet de faire disparaître la rouille des pare-chocs est bourrée de sucre qui se transforme en graisse dans le foie. Nos ancêtres ne s'empiffraient pas de Fanta et d'oursons en gélatine à la première occasion ; l'habitude n'est pas si ancienne.

Dans les jours qui ont suivi la fin de l'expérience, chaque fois que j'avais envie de ma dose de sucre, j'essayais de consciemment changer mon mode de pensée. Je me disais que la sensation de bien-être serait temporaire et vite remplacée par la déprime ou l'irritation. J'évoquais également les effets du sucre sur mon organisme.

Me concentrer sur des aspects positifs m'a beaucoup aidé. Je consignais les améliorations attendues une fois la phase initiale de manque passée, quand la page du sucre serait tournée : meilleure forme, physique plus avantageux, esprit plus calme et plus concentré. Ce dernier point était particulièrement positif car il me rappelait que j'allais retrouver un mode de vie plus sain qui rendrait Zoe plus heureuse, sans compter mes amis et ma famille. Je suis allé jusqu'à écrire ces pensées dans les notes de mon Smartphone pour les consulter dès que l'envie me titillait.

Je tiens à préciser ici que les récompenses ne doivent pas pour autant disparaître de notre existence. Il faut juste en changer la nature pour éviter les dommages causés par le sucre. Je m'accorde désormais une bonne tasse de tisane de pissenlit avec une larme de lait d'amande. J'en prends deux par jour et ma nutritionniste m'assure que c'est bon pour mon foie. Je prends aussi de temps en temps des myrtilles congelées avec une lichette de crème. Les gnocchis dégoulinants de fromage ont longtemps été les récompenses de Zoe, mais elle est maintenant passée à ses bouchées chocolatées maison (voir page 224, préparez-vous à un choc).

Nous pouvons changer nos récompenses. Il nous suffit de modifier nos modes de pensée et de faire preuve de douceur et de patience envers nous-mêmes.

« JE NE SUIS PAS EN TRAIN DE DIRE QUE LA VIE [DEVRAIT ÊTRE] DÉPOURVUE DE DOUCEUR, MAIS QU'IL FAUT TROUVER CETTE DOUCEUR DANS LA VIE ET DANS LES SENSATIONS, ET NON DANS UNE BOUTEILLE, UNE PART DE GÂTEAU OU DES SUCRERIES. »

KATHLEEN DESMAISONS,
AUTEURE DE *THE SUGAR ADDICT'S TOTAL RECOVERY PROGRAM*

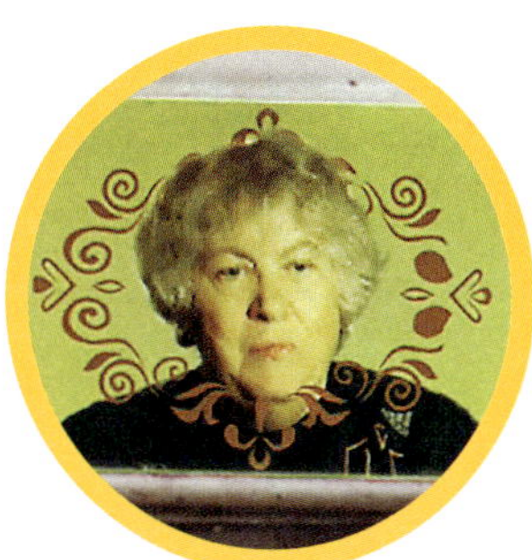

« NOUS DEVONS PRENDRE SOIN DE NOUS LORS DU SEVRAGE DU SUCRE. IL EST IMPORTANT DE SE FAIRE AIDER ET DE SE RAPPROCHER DE PERSONNES DANS LA MÊME SITUATION. CE N'EST LA FAUTE DE PERSONNE. CE PROBLÈME EST PROPRE À L'HUMAIN ET FAIT PARTIE DE NOTRE CONDITION. NOTRE ADDICTION AU SUCRE S'EST DÉVELOPPÉE PENDANT DES SIÈCLES ET, ENSEMBLE, NOUS POUVONS LA SURMONTER. L'INTELLIGENCE DU GROUPE SURPASSE CELLE DE L'INDIVIDU. »

DAVID WOLFE, NUTRITIONNISTE

SE FAIRE AIDER

C'est peut-être le point le plus important. J'espère qu'un jour le sucre raffiné aura disparu des cantines scolaires et que les enfants qui ne mangent pas de sucre n'auront pas le sentiment d'être différents ou de rater quelque chose. Pour y parvenir, la société doit d'abord se saisir du problème du sucre. Nous devons faire corps pour nos enfants. Nous avons commis des erreurs, nous en avons tiré des leçons et nous pouvons désormais transmettre notre sagesse.

J'ai eu la chance d'être entouré par des personnes qui m'ont soutenu et qui voulaient que je réduise ma consommation de sucre (j'étais un véritable emmerdeur). On voit de plus en plus de sites Internet et de groupes qui offrent de l'aide et qui permettent de rompre son isolement. Ils feront incontestablement des émules dans les années à venir. Si certains se moquent de vous lorsque vous arrêtez le sucre, c'est uniquement parce qu'ils ne comprennent pas. Il ne faut pas non plus oublier que le sucre est une substance particulièrement additive que certains ne désarmeront pas sans combat. Ils défendront leur dépendance jusqu'au bout ; c'est un peu comme un ami ou un amant pour eux.

Les choses sont toutefois en train de changer, et très rapidement. La question du sucre va prendre de l'ampleur dans les années à venir et les entreprises opposeront une résistance acharnée. L'une de mes cousines âgée de dix-huit ans a récemment supprimé le sucre de son alimentation. Elle a bien meilleure mine. Elle m'a avoué : « *Oui, ça a été dur, mais il faut le faire – pour sa santé et pour sa vie. Maintenant que j'ai tellement changé, tout le monde veut savoir comment j'ai fait ! Ils ne m'embêtent plus pour avoir arrêté le sucre, parce qu'ils peuvent juger de ma transformation.* »

« LA BONNE NOUVELLE, C'EST QU'IL EST POSSIBLE DE RÉTABLIR UN FOIE GRAS RAPIDEMENT EN ARRÊTANT TOUTES CES BOISSONS (SODAS, JUS ET BOISSONS ÉNERGISANTES). L'EAU EST UNE EXCELLENTE BOISSON. »

JEAN-MARC SCHWARZ, UNIVERSITÉ DE TOURO, CALIFORNIE

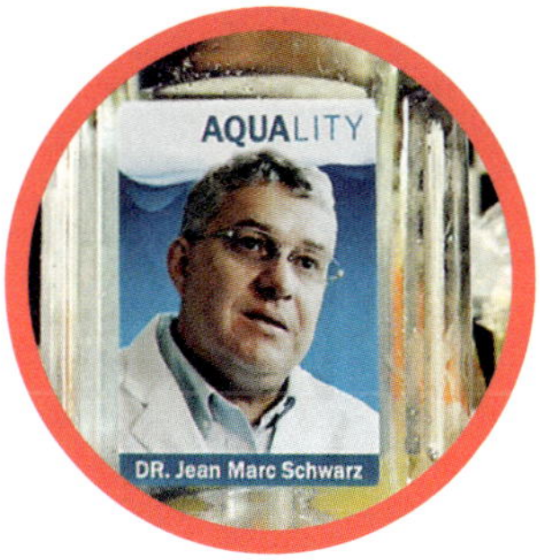

LES ALIMENTS À ÉVITER

D'après mon expérience personnelle, les boissons sucrées sont nos pires ennemies. En voici un florilège :

Les **sodas riches en sucre** (même bio).

Les **jus de fruits** : qu'ils soient fraîchement pressés, en bouteille ou achetés dans un bar à jus, ils n'en constituent pas moins un assaut de fructose sur le foie. Les jus ou les smoothies de légumes verts sont toutefois recommandés, avec un peu de carottes à la place du sucre.

Les **gourdes de compotes de fruits destinées aux enfants** : ne vous arrêtez pas aux promesses de vitamines ou de minéraux, vérifiez le taux de sucre !

Les **eaux aromatisées.**

Les **boissons énergisantes** et la plupart des boissons dont le nom finit en « ade »... sauf si vous venez de courir un marathon et que vous devez rapidement recharger vos « batteries » de glycogène. Elles ont été commercialisées avec brio, mais n'en restent pas moins pleines de sucre.

Les **laits aromatisés** : jusqu'à treize cuillères à café de sucre dans les bouteilles de 50 cl.

Le **thé ou café avec du sucre** ou le thé au lait instantané (ce dernier contient beaucoup de sucre).

Je vous entends d'ici avec vos « *Qu'est-ce qui reste ? Qu'est-ce qu'on peut boire ?* ». Je buvais deux cannettes de Coca par jour avec une nette préférence pour celui aromatisé à la vanille. Je me satisfais maintenant parfaitement d'un verre d'eau, éventuellement gazeuse, auquel j'ajoute un peu de citron pressé, de citron vert ou d'orange si j'ai le cœur à la fête. Soyez vigilant !

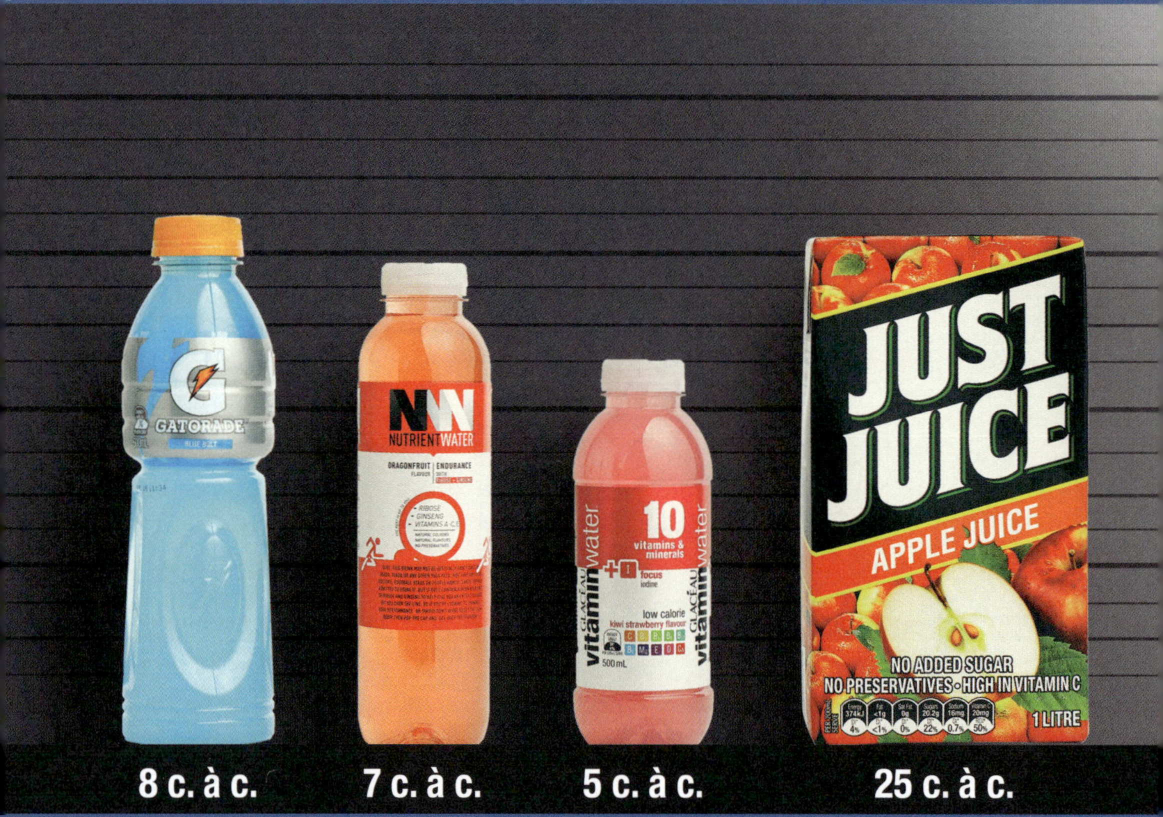

INTERCEPTÉS
EN POSSESSION D'UN TAUX
ÉLEVÉ DE SUCRE

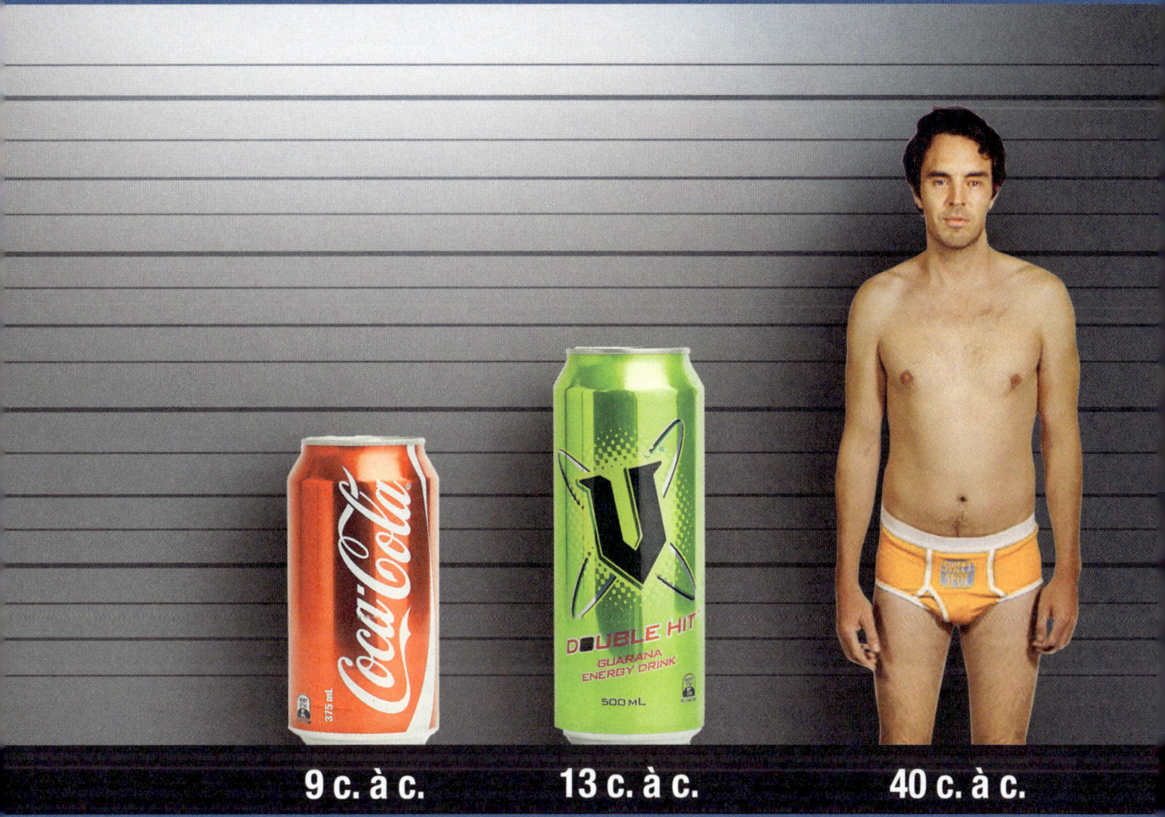

« C'EST NOTRE PROBLÈME À TOUS ICI-BAS. NOUS DEVRIONS CONJUGUER NOS EFFORTS. J'AIMERAIS VOIR SE CONCERTER L'INDUSTRIE AGROALIMENTAIRE ET LES CHERCHEURS POUR FAIRE LE NÉCESSAIRE. RIEN NE BOUGE. »

ERIC STICE, OREGON RESEARCH INSTITUTE

ATTENTION AUSSI À CES ALIMENTS

Les aliments de la liste qui suit font rapidement monter la glycémie et le taux d'insuline et peuvent donc produire la même sensation que le sucre (saccharose ou fructose) lorsque le taux de sucre sanguin redescend. Ils bloquent en outre le processus de combustion des graisses et entraînent leur stockage. Je les ai tenus bien à l'écart lorsque j'essayais de perdre du poids après l'expérience.

> **Pain blanc, beignets et croissants**
>
> **Riz blanc**
>
> **Pommes de terre**
>
> **Céréales pour le petit déjeuner prêtes à l'emploi et flocons d'avoine instantanés**
>
> **Pâtes et nouilles**
>
> **Crackers, bretzels et chips de maïs**
>
> **Muffins, gâteaux, barres de céréales et pancakes**
>
> **Tourtes**
>
> **Pizza**
>
> **Bière**
>
> **Lait**

Je fuyais toute forme de glucides raffinés : ils contiennent souvent de la farine ou du sucre et sont le plus souvent blancs. La combinaison de ces aliments avec le sucre peut engendrer des problèmes.

« J'AI DÉCIDÉ DE FAIRE L'IMPASSE SUR LE BLANC. JE ME SUIS DIT QUE JE N'ALLAIS PLUS RIEN MANGER DE BLANC : LES PÂTES, LE RIZ, LES POMMES DE TERRE ET LE SUCRE. POUR MOI, ÇA A VRAIMENT PORTÉ SES FRUITS. JE SAIS QUE LES GLUCIDES ME FONT RAPIDEMENT PRENDRE DU POIDS ET QUE LE SUCRE EST LE PRINCIPAL RESPONSABLE. »

STEPHEN FRY, COMÉDIEN, ACTEUR, ÉCRIVAIN, PRESENTATEUR ET ACTIVISTE

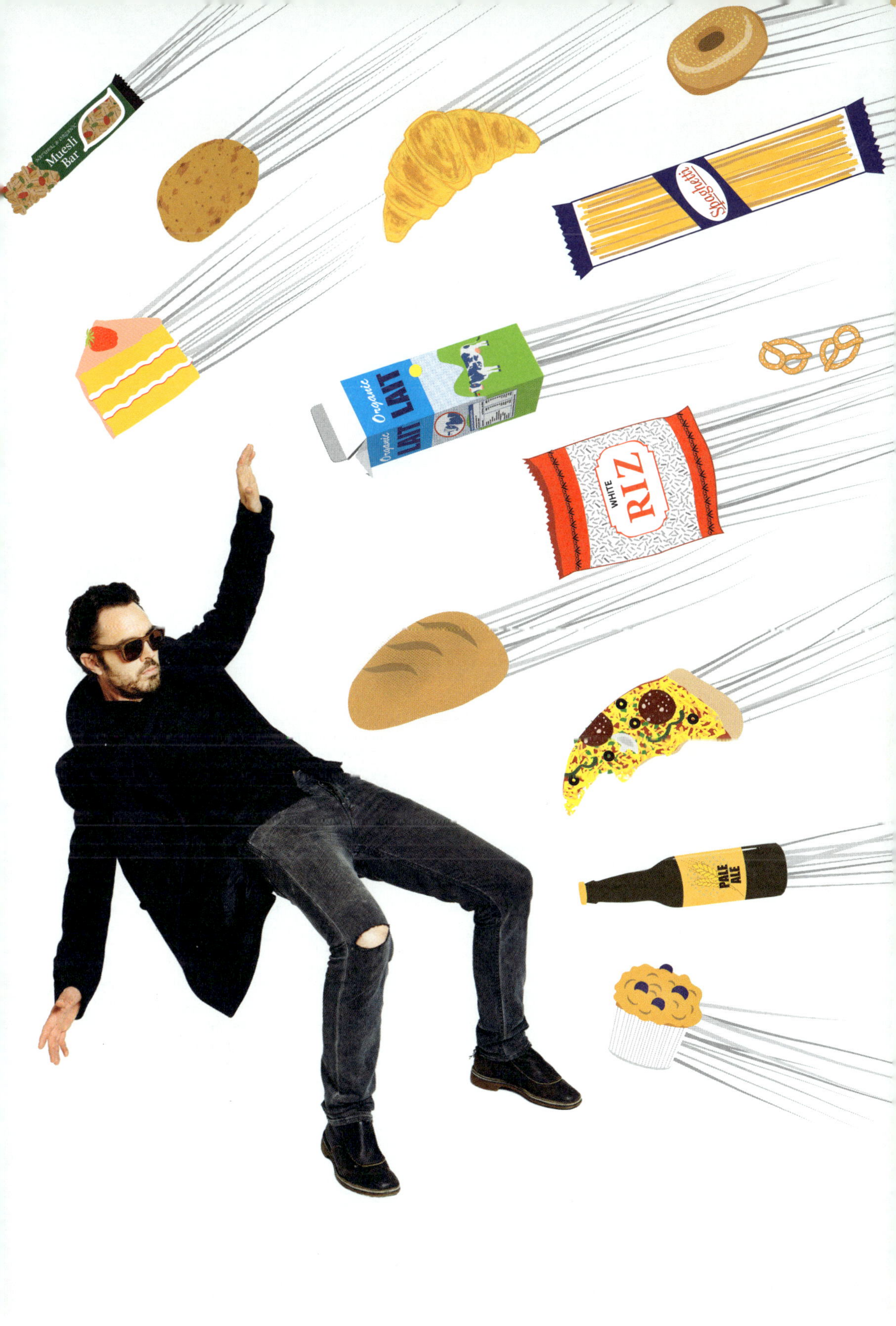
Muesli Bar
Spaghetti
Organic LAIT
WHITE RIZ
PALE ALE

LA CHANSON DE MR SUGAR

Extrait de la chanson tirée du film dans laquelle *Mr Sugar* énumère ses cachettes :

I'm in cola, granola and pasta sauce (Je suis dans le Coca, les Granolas et la sauce pour les pâtes,)

Mushy peas, mac 'n'cheese and that radish from a horse, (La purée de pois, les gratins de pâtes et le bocal de raifort,)

Canned fruits and soups, even soup in a satchel (Fruits et soupes, en boîte ou en sachet,)

And Mr Sugar loves the term 'All Natural' (Monsieur Sucre adore l'expression « Produit naturel »,)

White bread, corn chips, muffin mix, gravy, (Le pain blanc, les chips de maïs, les gâteaux, la sauce,)

Mayonnaise, satays, food for the baby (La mayonnaise, les satés, les petits pots,)

Baked beans for the teens and an energy drink (Les haricots sauce tomate et les boissons énergisantes,)

And I'm clearly going to be in any food that's pink (Et tu me trouveras dans tout ce qui est rose,)

I'm confessing I'm in dressing and a hamburger bun (Je suis dans les sauces et les pains des hamburgers,)

Where that cheeky corn syrup's trying to steal all my fun (Où le rusé sirop de maïs fait tout pour gâcher mon plaisir,)

Muesli bars, even some cigars and a whole range of marmalade (Les barres de céréales, certains cigares et plein de pots de confiture,)

and honey jam jars (de marmelade et de miel.)

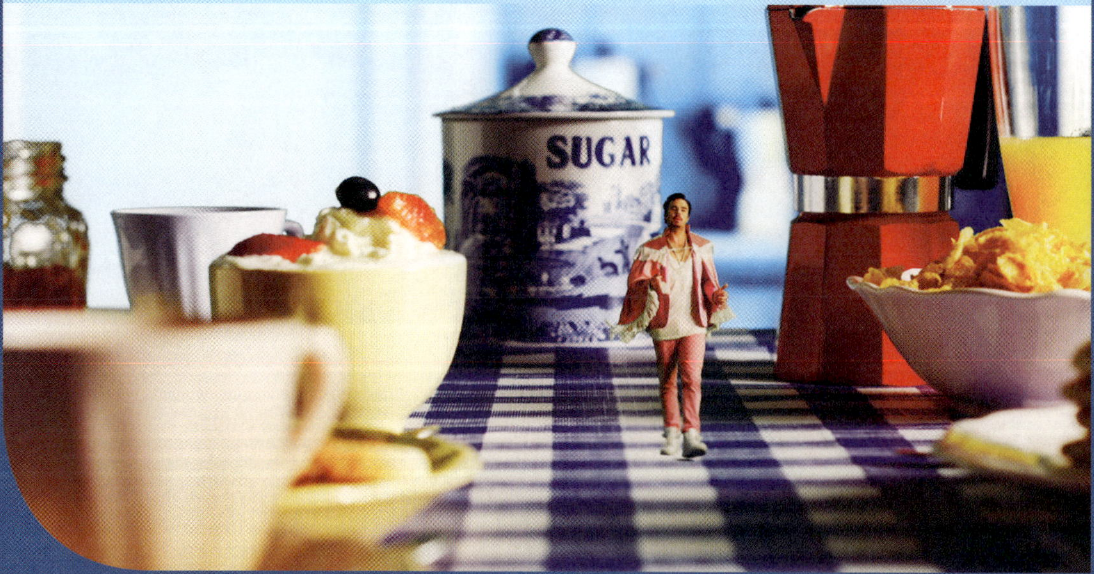

ASTUCE POUR PERDRE DU POIDS

Une bonne compréhension du rôle du glycogène m'a aidé à rapidement perdre du poids. L'organisme commence par tirer son énergie du glucose sanguin. Il se tourne ensuite vers les réserves de glucose (le glycogène, notre « batterie de secours ») et c'est seulement après qu'il puise dans les graisses. Lorsque nous dormons, nous utilisons souvent le glycogène comme source d'énergie, de sorte que les glucides ingérés au petit déjeuner servent en priorité à recharger la « batterie ». Sachant cela, il suffit de faire un peu d'exercice avant le petit déjeuner pour épuiser le stock de glycogène et lancer la combustion des graisses. Manger des toasts ou des céréales avant de faire de l'exercice reconstitue le stock de glycogène ; c'est lui qui sera ponctionné pendant les exercices, sans aucune garantie de puiser dans les cellules adipeuses. Les opinions sur le sujet sont très partagées, mais pour beaucoup, cela fonctionne. (Une étude récente de l'université de Northumbria, publiée dans le *British Journal of Nutrition*, indique une perte de graisse supérieure de 20 % lorsque les exercices sont faits à jeun.)

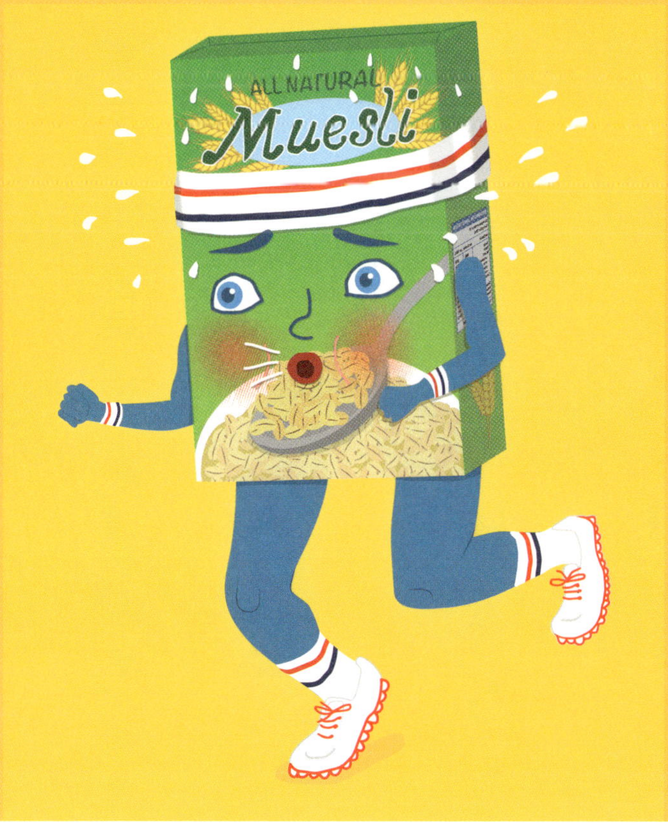

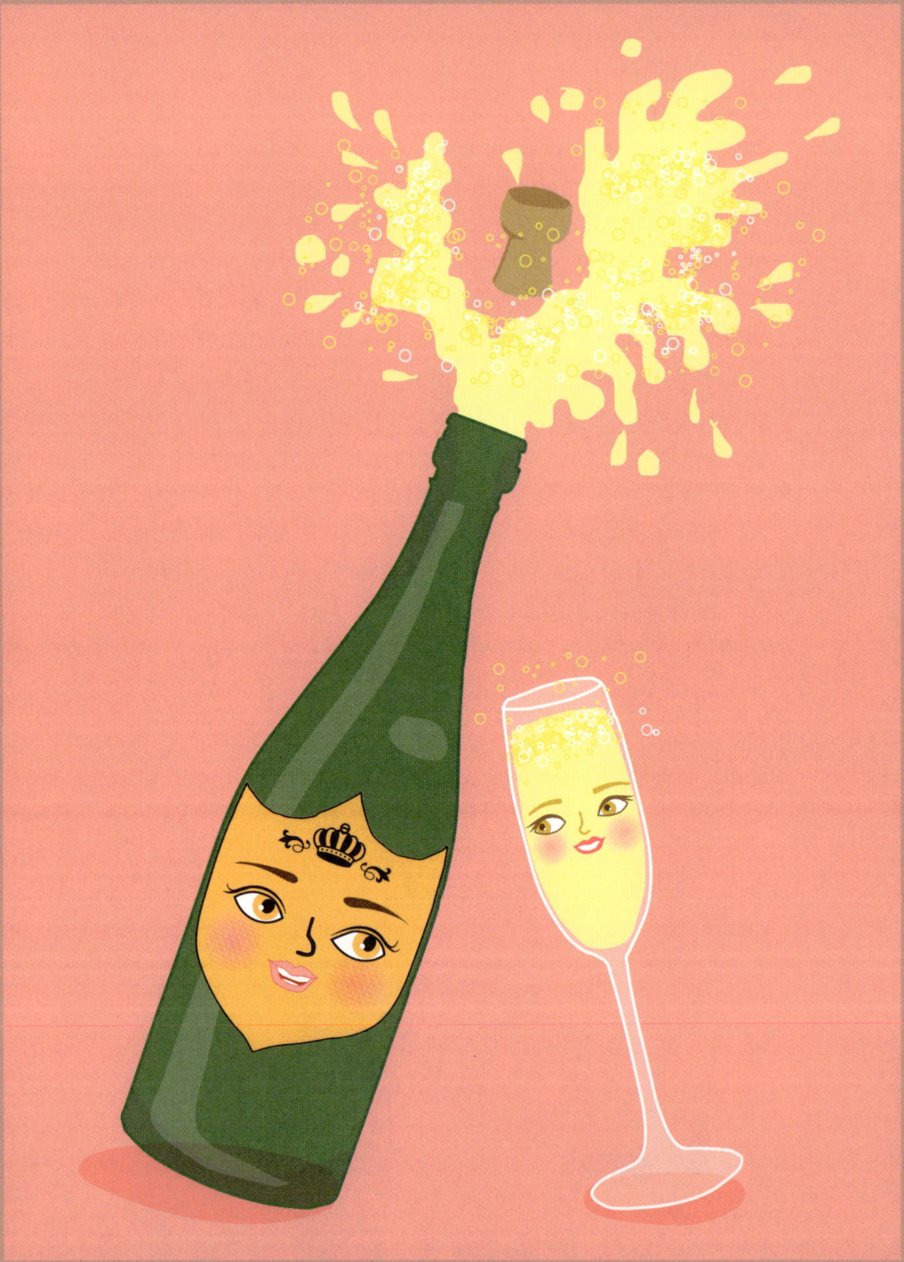

« *Je me sens vif et pétillant.* » Pas étonnant, avec tout ce sucre !

QU'EN EST-IL DE L'ALCOOL ?

Pour ceux que le rôle du sucre dans l'alcool intéresse, il faut savoir que la plus grande partie du fructose disparaît pendant la fermentation. Cependant, les vins pétillants, le champagne et le vin doux gardent une grande partie de leur sucre. La bière ne contient pas de fructose, mais du maltose, un type de sucre qui fait grimper le taux d'insuline et stocker les graisses (plus que le pain blanc). Les alcools forts comme le gin, la vodka et le whisky contiennent peu de fructose, mais tout dépend de ce avec quoi vous les mélangez (optez pour de l'eau minérale avec quelques gouttes de citron ou de citron vert frais). Si vous pensez arrêter le sucre, il est toutefois préférable d'éviter l'alcool pour un temps (laissez à votre foie le temps de se refaire une santé).

QU'EN EST-IL DES ÉDULCORANTS ?

J'ai évoqué le sujet avec de nombreuses personnes qui semblent s'accorder pour dire qu'il est impossible de tromper notre organisme ! Un soda light pourra momentanément faire croire au cerveau qu'il apporte une dose de sucre, mais le corps est assez malin pour aller chercher ailleurs sa dose « légitime ». Il y a de fortes chances pour que vous mangiez un muffin ou du chocolat un peu plus tard pour satisfaire ses besoins. Plus important, l'utilisation d'édulcorants ne vous libère ni du goût sucré ni de la tentation. Ce qui importe ici, c'est de prendre ses distances avec cette logique pour vivre plus sereinement. Les substituts ne feront qu'entretenir la sensation et les envies. Si vous en êtes encore à chercher votre dose de sucre, même sous forme d'édulcorant, vous restez en danger de replonger. Fiez-vous aux capacités d'adaptation de votre palais qui saura bientôt discerner la subtile douceur de nombreux aliments naturels. (Je trouve désormais le sucre raffiné beaucoup trop sucré.)

Enfin, ces boissons light contiennent un nombre inquiétant de produits chimiques aux noms étranges truffés de « x » et de « E ». Respectez votre corps et aspirez plutôt à la bonne santé et à la forme. Il mérite mieux que ces douceurs artificielles. Visez plus haut. Si l'on assimile la vraie dose de sucre à un flirt et la vie sans sucre à une belle histoire d'amour, les édulcorants relèvent d'un univers un peu louche impliquant probablement les toilettes d'une boîte de nuit et un partenaire qui ne vous attire même pas.

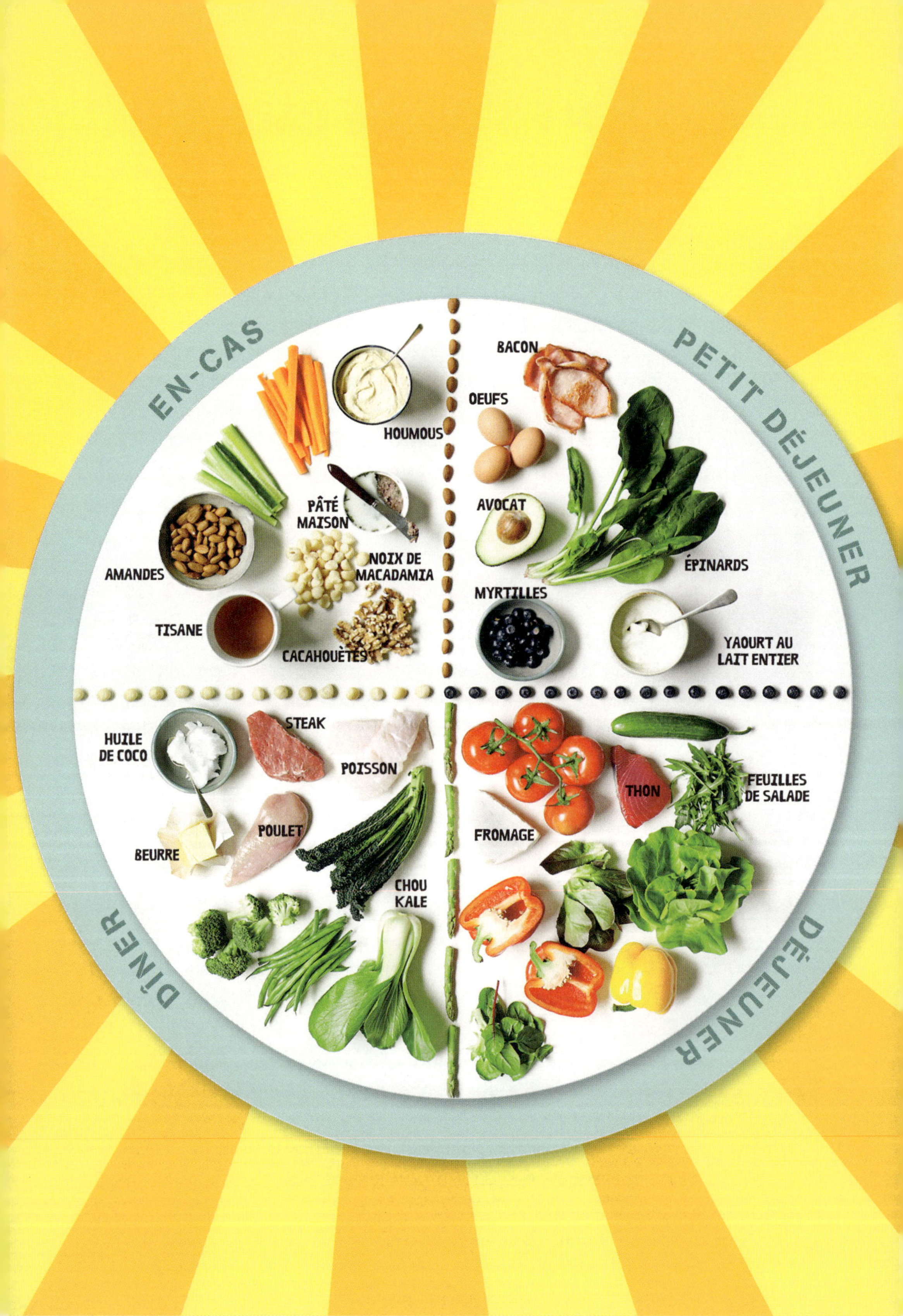
EN-CAS
PETIT DÉJEUNER
DÉJEUNER
DÎNER
HOUMOUS
PÂTÉ MAISON
AMANDES
NOIX DE MACADAMIA
TISANE
CACAHOUÈTES
BACON
OEUFS
AVOCAT
ÉPINARDS
MYRTILLES
YAOURT AU LAIT ENTIER
HUILE DE COCO
STEAK
POISSON
POULET
BEURRE
CHOU KALE
THON
FEUILLES DE SALADE
FROMAGE

« ON POURRAIT COMPARER NOTRE DÉPENDANCE AUX MÉDICAMENTS À L'USAGE D'UN ADDITIF UTILISÉ POUR FAIRE FONCTIONNER CORRECTEMENT UNE VOITURE QUI SERAIT ALIMENTÉE AVEC LE MAUVAIS CARBURANT. FAIRE EN SORTE QUE LE MILIEU ACADÉMIQUE SE DÉTACHE DES TRAITEMENTS MÉDICAMENTEUX POUR REVENIR À LA NUTRITION AFIN D'UTILISER LE CARBURANT ADAPTÉ S'EST AVÉRÉ PARTICULIÈREMENT ARDU. LES RÉPONSES SIMPLES PARAISSENT SOUVENT ENNUYEUSES, DÉPASSÉES ET PRIMAIRES, MAIS ELLES FONCTIONNENT. »

DR SIMON THORNLEY, UNIVERSITÉ DE AUCKLAND

MON RÉGIME POST-EXPÉRIENCE

Je ne vais pas prétendre avoir les compétences d'un diététicien ou d'un nutritionniste. Je vais me contenter de partager avec vous ce qui a fonctionné pour moi. J'ai appris que face à la nourriture, le corps est d'une infinie complexité et que ce qui convient à certaines personnes peut se révéler moins efficace pour d'autres. J'ai repris un régime alimentaire qui a agi comme un bouton de « réinitialisation du métabolisme ». C'était pour moi la façon la plus rapide de remédier à mon foie gras, de réduire les risques de maladie cardiaque et de perdre ma dangereuse graisse viscérale. J'imagine qu'il pourrait produire les mêmes effets sur de nombreuses autres personnes. Les indications qui suivent intéresseront les personnes qui, comme moi, souhaitent arrêter complètement le sucre. D'autres préféreront réduire doucement leur consommation.

Mon père, par exemple, a été surpris du poids qu'il a perdu et de la sensation de bien-être qui a suivi l'adoption de quelques gestes simples : plus de Gatorade après sa partie de golf, plus de Coca dans son scotch et un dessert un seul soir par semaine au lieu de cinq. Il a l'air en pleine forme et se sent tellement bien qu'il a décidé de réduire encore davantage sa consommation de sucre. Cette approche palier par palier lui convient.

Les premiers jours sans sucre, je devais surveiller ma glycémie pour éviter qu'elle ne chute. Par ailleurs, je ne restais pas plus de deux heures sans manger. Sinon, mon corps réclamait du sucre pour faire remonter la glycémie. Il fallait procurer une certaine stabilité à mon organisme pendant le processus, surtout au début.

Lorsque vous réduisez votre consommation de sucre, n'oubliez pas que votre corps se détoxifie. Le foie, organe majeur dans le nettoyage de l'organisme, trouve enfin le repos nécessaire pour réparer les dommages. Au début, vous pouvez éprouver une drôle de sensation, ce qui est tout à fait normal, voire de bon augure. C'est peut-être le signe que votre organisme libère ses toxines et se refait une santé.

Les recommandations suivantes m'ont été bénéfiques :

- Boire au moins **2 litres d'eau** par jour. C'est primordial pour aider le foie à libérer les graisses.
- Prendre une grande tasse **d'eau chaude avec un filet de citron** à jeun ; cela contribue également au rétablissement du foie.
- **Œufs pochés et avocat** au petit déjeuner vous mettront en condition pour la journée.
- Prendre de petites poignées de **fruits à coque** et de **graines** en en-cas. Éviter les fruits déshydratés.
- Le **thon** est excellent, en particulier accompagné d'une salade.
- Les **graines de chia** constituent une bonne source de protéines et d'acides aminés (qui aident à prévenir les envies de sucre). Faites-les tremper dans du lait d'amande ou de coco pour qu'elles gonflent en un porridge consistant.
- Consommer des **fruits** et des **légumes** de « transition », en particulier la première semaine, pour faciliter le changement. Il est important de se ménager et de démarrer en douceur. Prendre une petite portion de patate douce (bouillie et non rôtie) et pas plus de deux fruits peu sucrés par jour (une plus grande quantité maintiendrait le désir de sucre). **Myrtilles, framboises, kiwis** et **melon vert** ont une faible teneur en fructose.
- Les **bâtonnets de carotte ou de céleri** avec du houmous sont parfaits pour couper court aux envies (vous trouverez d'autres idées aux pages 184 et 185).
- La **tisane de pissenlit** est souveraine pour le foie.
- Ajouter de la **cannelle** aux plats (des études montrent des résultats positifs en cas de sensibilité à l'insuline).
- Les omnivores peuvent manger de la **viande** et du **poisson** (riches en acides aminés bénéfiques pour les neurotransmetteurs du cerveau qui aident à combattre les envies). Pour en savoir plus, consultez l'excellent travail de Julia Ross, auteure et psychologue clinicienne. Cette pionnière de l'addiction alimentaire s'intéresse particulièrement au sucre et aux glucides raffinés.
- Consommer un maximum de **crucifères** (chou kale, brocoli, chou de Bruxelles, etc.) et d'épinards. Souvent, je hache finement du chou kale pour le parsemer sur un plat ou sur des œufs au petit déjeuner.
- Les **compléments alimentaires** comme la poudre « Matrix Detox » (complément multivitamines et nutriments) ou les acides aminés tels que le L-Glutamine peuvent aider à combattre les envies. Ils ne sont pas indispensables, juste un petit plus si vous pouvez vous le permettre.

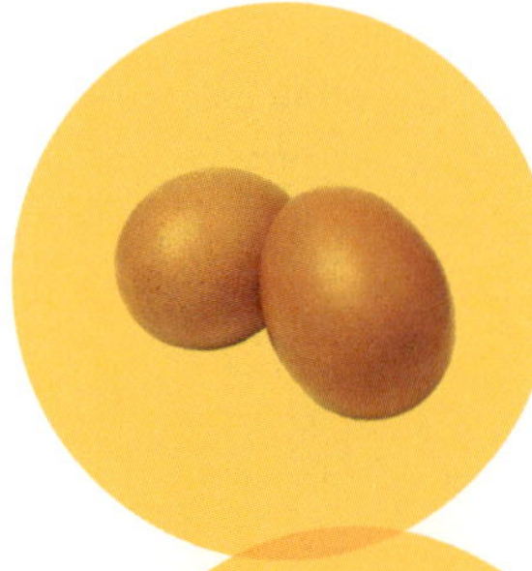
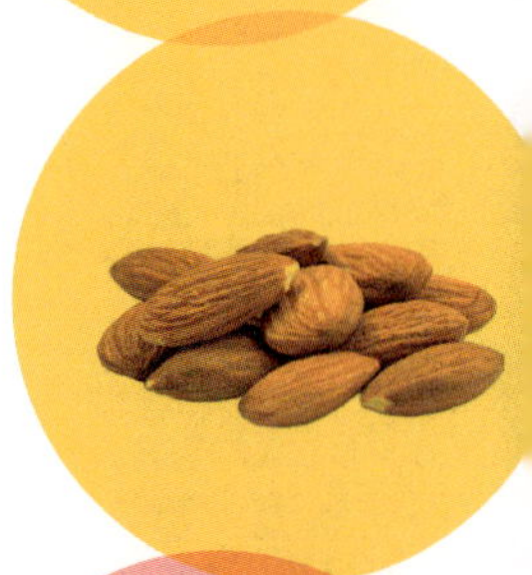
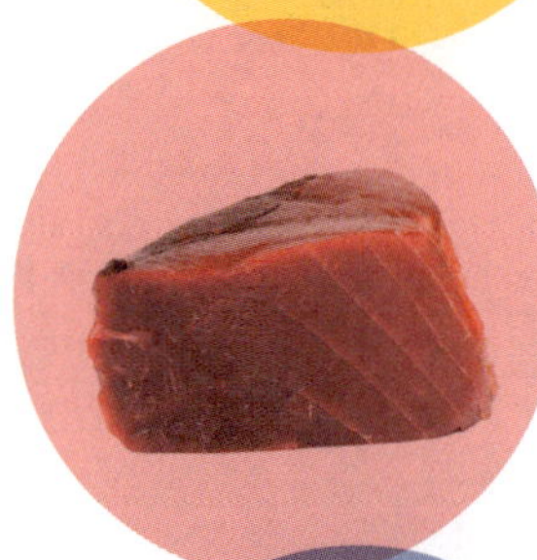
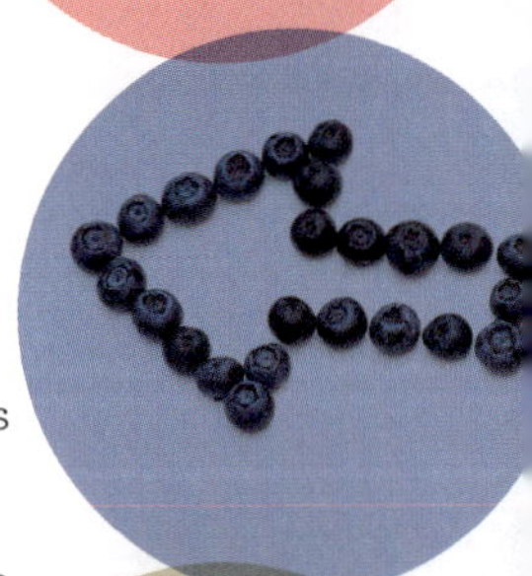
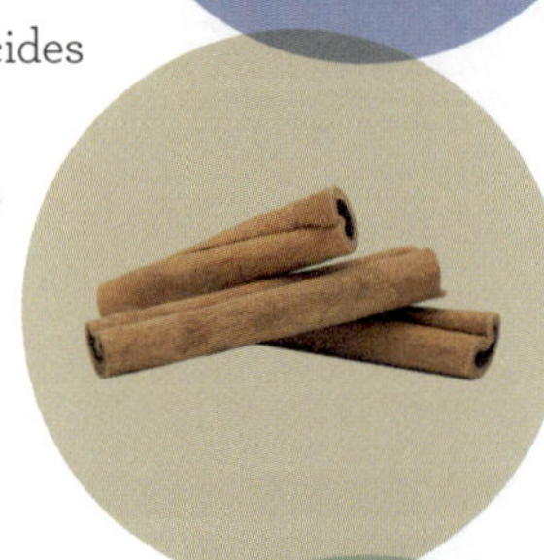
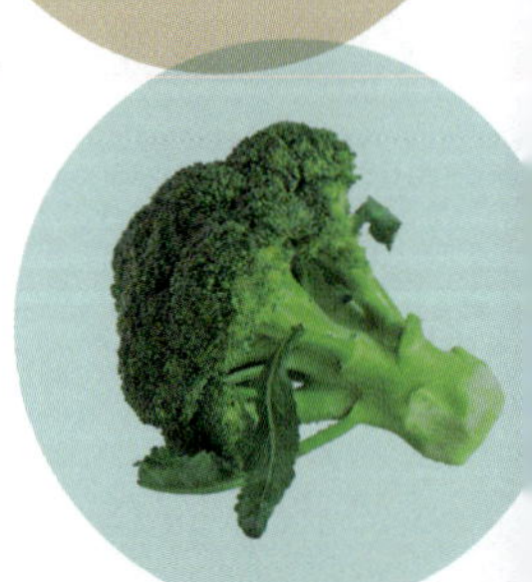

Mon alimentation est assez riche en **bonnes graisses.** Je mange régulièrement de l'avocat, du fromage et des produits à base de noix de coco, et je ne boude pas le gras de ma viande (de bonne qualité). Rien de tel que le gras pour lutter contre les envies de sucre. Il permet en outre de garder un faible taux d'insuline (lorsqu'il n'est pas accompagné de sucre ou de glucides raffinés) et donc de brûler les graisses ! (Si vous vous interrogez sur les produits laitiers, sachez que la crème, le beurre et le fromage ont une faible incidence sur le taux d'insuline, mais j'évite le lait qui peut le faire monter de façon spectaculaire.) Je ne crains pas la graisse et j'en mange en plus grande quantité que les glucides (voir les suggestions de lecture en page 235).

Certains joueurs de l'équipe de cricket australienne ont récemment adopté un régime moins glucidique ; même chose pour l'équipe de basket-ball des Los Angeles Lakers et la superstar LeBron James. On dirait bien que la grande fête planétaire du sucre touche à sa fin.

L'anatomopathologiste qui s'est occupé de mes bilans sanguins pendant l'expérience a été tellement inspiré par les résultats qu'il a décidé de réduire sa consommation de sucre et de céréales raffinées. Il a perdu douze kilos en sept semaines. Il m'a confié que ses analyses de sang n'avaient jamais été aussi bonnes au cours des vingt-sept dernières années et qu'il déborde d'une toute nouvelle énergie. C'est bluffant.

Il ne faut toutefois pas oublier que si vous mangez davantage de bonnes graisses, vous devez impérativement arrêter les glucides et céréales raffinés pour ne pas faire monter votre taux d'insuline et emprisonner la graisse dans votre organisme.

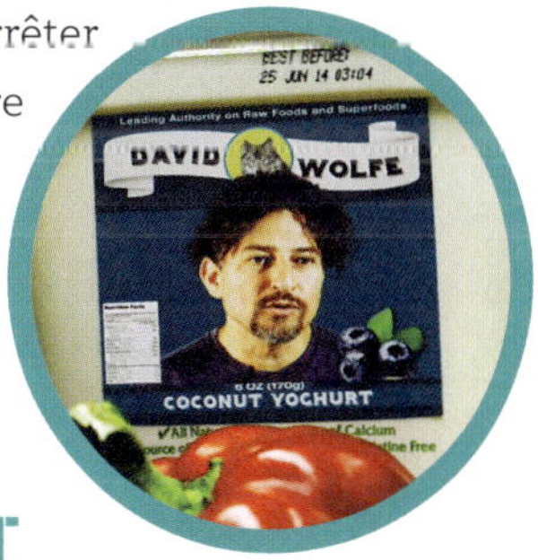

« LORSQUE VOUS ENTREZ DANS UN SUPERMARCHÉ, TOURNEZ IMMÉDIATEMENT À DROITE OU À GAUCHE VERS LES RAYONS DE PRODUITS FRAIS. ÉVITEZ LES ALLÉES DU MILIEU. ELLES NE CONTIENNENT QUE DES ALIMENTS HAUTEMENT CALORIQUES AVEC PEU DE NUTRIMENTS. IL FAUT INVERSER CETTE TENDANCE. »

DAVID WOLFE, NUTRITIONNISTE

EN CAS D'URGENCE...

- **Souvenez-vous que l'envie est alimentée par le sucre lui-même.** Lorsque vous éliminez le sucre, les envies disparaissent. Chaque fois que vous dites non, ça devient de plus en plus facile (le savoir m'a beaucoup aidé).
- **Souvenez-vous que l'envie est temporaire.** Si vous succombez, vous serez de nouveau déprimé après vingt minutes. Ce que vous éprouvez va s'atténuer et votre cerveau va rétablir ses connexions et guérir. CE MOMENT DÉSAGRÉABLE NE DURERA PAS.
- **Faites la liste de tous les avantages liés à l'arrêt du sucre :** teint éclatant, œil vif, corps sain, énergie décuplée, sentiment d'accomplissement, patience accrue avec les enfants, fous rires dans la maison, compliments des amis et d'étrangers, augmentation de la motivation, etc. Écrivez tout ce qui vous inspire.
- **Faites la liste de tous les maux liés au sucre :** stéatose hépatique, diabète de type 2, obésité, maladie cardiaque, goutte, hypertension, maladie d'Alzheimer, sautes d'humeur, troubles de l'apprentissage, peau sèche, œil moins vif, bouffissure, problèmes liés aux bactéries intestinales. Voulez-vous vraiment favoriser tout ça ?
- **Appelez un proche.** Essayez de voir le côté comique de la situation et riez-en ensemble. Ne sous-estimez pas votre force et votre puissance ; la petite créature en sucre qui se tient sur votre épaule et essaie de vous faire succomber à la tentation est bien chétive en comparaison ! Connaissez-vous cette histoire d'un éléphant dans un cirque dont un pied est enchaîné ? S'il était conscient de sa force, il pourrait briser la chaîne et retrouver la liberté. Cette force, vous l'avez et le sucre est insignifiant en comparaison.
- **Dites-vous bien que le sucre n'est absolument pas une récompense.** On nous rabâche depuis notre enfance que les plats sucrés sont des petits plaisirs liés aux bons moments. Mais peut-on parler de plaisir lorsque les conséquences sont néfastes ? Cette pensée m'a beaucoup aidé lors de mes envies (avec la cigarette aussi).

* **LES PREMIÈRES SEMAINES, PLACEZ CETTE LISTE SUR LA PORTE DU RÉFRIGÉRATEUR OU DANS LES NOTES DE VOTRE SMARTPHONE SI NÉCESSAIRE.**

ALIMENTS POUR LES URGENCES

Quand l'envie est trop forte, essayez l'un des aliments suivants :

- **Une cuillère d'huile de noix de coco**
- **Une poignée de noix, de noix de pécan, de macadamia ou d'amandes**
- **Un morceau d'avocat**
- **Une gorgée de vinaigre de cidre (c'est affreux mais ça marche)**
- **Un petit morceau de patate douce chaude**
- **Des graines de chia macérées dans du lait d'amande ou de coco ou dans de l'eau**
- **Un comprimé ou un verre de poudre de L-Glutamine (pour aider les neurotransmetteurs du cerveau à atténuer les envies.)**

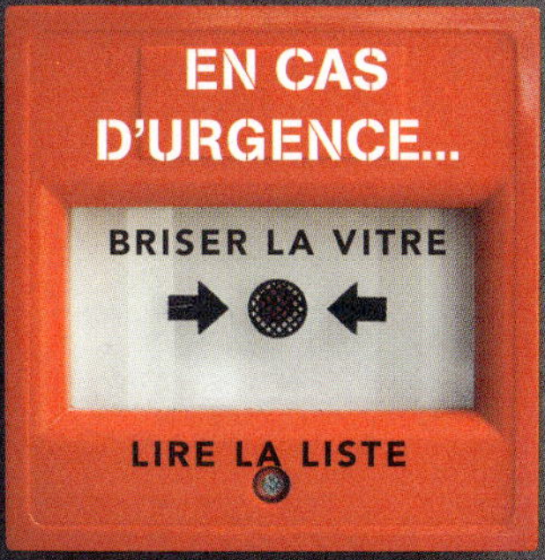

Au cas où vous l'auriez oublié, je vous rappelle que je suis ce type dont le penchant pour le sucre digne d'un gamin de dix ans a été certifié et scientifiquement démontré. Le même gars qui buvait deux Coca arôme vanille par jour et qui dégommait régulièrement des Snickers. Si moi j'arrive à arrêter le sucre, tout le monde peut y arriver.

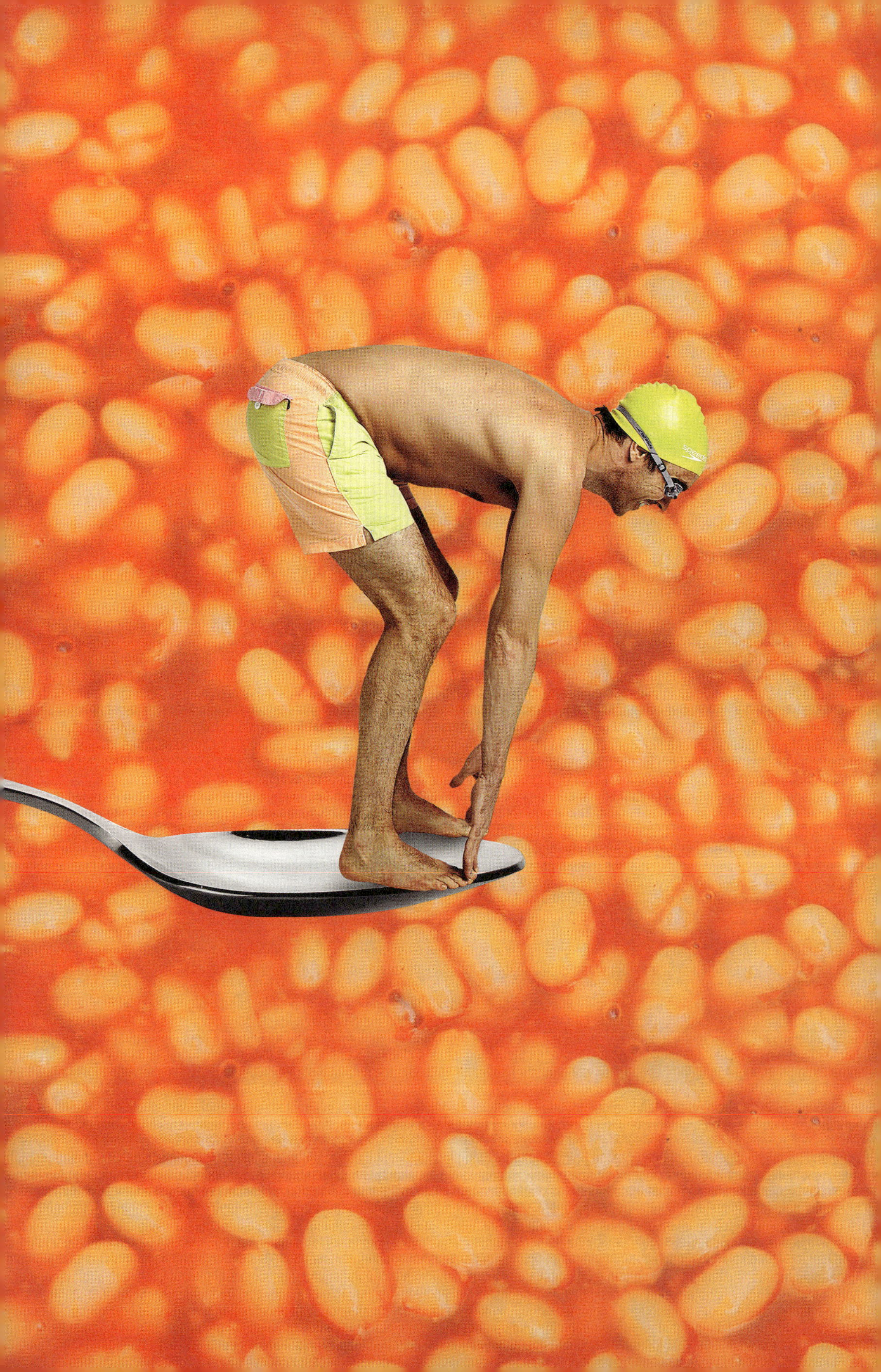

RECETTES

PARTIE 4

« IL FALLAIT DÉCOUVRIR LES CONSÉQUENCES D'UNE ALIMENTATION RICHE EN SUCRE. MAINTENANT QUE C'EST FAIT, IL FAUT TIRER LES LEÇONS QUI S'IMPOSENT. IL EST TEMPS DE RETROUVER LES CHARMES DES ALIMENTS COMPLETS ET DES LÉGUMES. SI NOUS Y PARVENONS, NOUS POURRONS ÉVEILLER LE GÉNIE QUI SOMMEILLE EN NOS ENFANTS. »

DAVID WOLFE, NUTRITIONNISTE

Cette section est un bonus spécial. Je n'ai cessé de proclamer haut et fort les talents culinaires de ma compagne Zoe. Elle a toujours aimé cuisiner, ce qu'elle fait avec une grande simplicité et beaucoup d'inspiration. Je suis vraiment heureux de vous ouvrir les portes de notre cuisine.

Les plats proposés font partie de ceux qui m'ont aidé pendant la phase de désintoxication qui a suivi l'expérience. Zoe a collaboré avec l'extraordinaire créatrice de recettes et auteure Michelle Earl, et avec Sharon Johnston, la nutritionniste qui m'a suivi pendant l'expérience. Ces plats sont délicieux, nourrissants et, plus important, ils sont pratiquement tous dépourvus de sucre ou de glucides raffinés. Mon foie a ainsi pu commencer sa guérison et l'absence de pics d'insuline m'a permis de brûler des graisses. Ces repas avaient un autre objectif : stabiliser mon humeur pour rendre cette période de sevrage bénéfique pour tous.

Certaines recettes sont des petits plaisirs spécialement destinés aux enfants. J'espère que ma fille appréciera ce genre de « douceurs ». Nous aimerions la protéger aussi longtemps que possible du sucre raffiné, sans la priver des chocolats maison de Zoe qui serviront de référence en matière de « sucré ». Avec un peu de chance, elle trouvera ensuite trop fort le goût des aliments contenant du sucre raffiné. J'entends d'ici ricaner la plupart des parents et leur « *Eh bien bonne chance !* », mais il n'est pas interdit de rêver, non ?

Nous essayons de faire passer le film et de faire circuler le livre dans autant d'écoles que possible pour essayer de faire changer les pratiques actuelles. Je me plais à imaginer une époque où les enfants ne seront plus assaillis de sucreries pendant les récréations ou dans les cantines. Actuellement, dans les pays anglo-saxons, 37 % de l'énergie quotidienne des enfants provient de la boutique de leur école (dans ces pays, les écoles ont des boutiques où les enfants peuvent acheter sucreries et fournitures de base, N.D.T.). Nous devons donc être particulièrement vigilants dans nos choix alimentaires pour les sensibiliser.

Je souhaite sincèrement le plus grand succès à tous ceux qui envisagent de tourner la page du sucre, et j'espère que ces recettes vous donneront autant de plaisir qu'à moi. N'oubliez surtout pas que le palais s'adapte ! La première semaine, tout me paraissait un peu fade, puis l'« effet anesthésiant » du sucre sur mes papilles a commencé à s'estomper et j'ai retrouvé les saveurs subtiles des aliments sains. C'est un moment merveilleux et je vous assure que vous vivrez également cette expérience.

Pour découvrir d'autres recettes de Zoe qui m'ont aidé lors de mon sevrage et m'ont permis de perdre du poids tout en stabilisant mon humeur, consultez le site : www.thatsugarfilm.com.

Vous pouvez également consulter le site de mon amie Janneke Williamson : www.mothernourish.com.

Pour en savoir plus sur Sharon Johnston, ma nutritionniste, consultez son site : www.sharonjohnston.com.au.

LA MACHINE À PROTÉINES VERTES

OMELETTE VÉGÉTARIENNE ET PESTO AU BASILIC

- **3 œufs fermiers**
- **1 c. à s. de fines herbes finement ciselées (persil plat, thym, origan, etc.)**
- **10 g de beurre**
- **1 petite poignée de jeunes pousses d'épinards**
- **1 petit bol de divers légumes cuits ou un reste de légumes braisés**
- **Pesto au basilic**

Ce plat remplace admirablement les céréales du petit déjeuner. Vous serez rassasié pour la matinée. Mais attention, pas de toast !

Battre les œufs et les herbes dans un bol après avoir ajouté 1 c. à c. d'eau. Ajouter du sel et du poivre noir concassé.

Faire fondre le beurre à feu moyen dans une poêle de 22 cm de diamètre. Ajouter les légumes pour les réchauffer et faire fondre les épinards pendant quelques minutes.

Répartir les légumes uniformément dans la poêle. Verser les œufs battus aux herbes et faire cuire quelques minutes jusqu'à ce que les œufs soient pris.

Transférer dans une grande assiette. Servir immédiatement accompagné d'une cuillère de pesto au basilic du commerce ou fait maison.

Préparation du pesto au basilic
Placer 1 bol (50 g) de feuilles de basilic dans un mixeur ou un robot ménager. Ajouter une petite gousse d'ail hachée, 30 g de pignons de pin ou d'amandes, 30 g de parmesan râpé et mixer le tout finement. Moteur en marche, ajouter progressivement 4 à 5 cuillères à soupe d'huile d'olive pour obtenir un mélange lisse et crémeux. Conserver le reste de pesto recouvert d'huile dans un bocal au réfrigérateur.

Suggestion : *Cuire à la vapeur ou braiser de petits cubes de légumes comme la courge, la patate douce, la courgette, les épinards, les champignons, les asperges et tout particulièrement les petits pois.*

POUR 1 PERSONNE

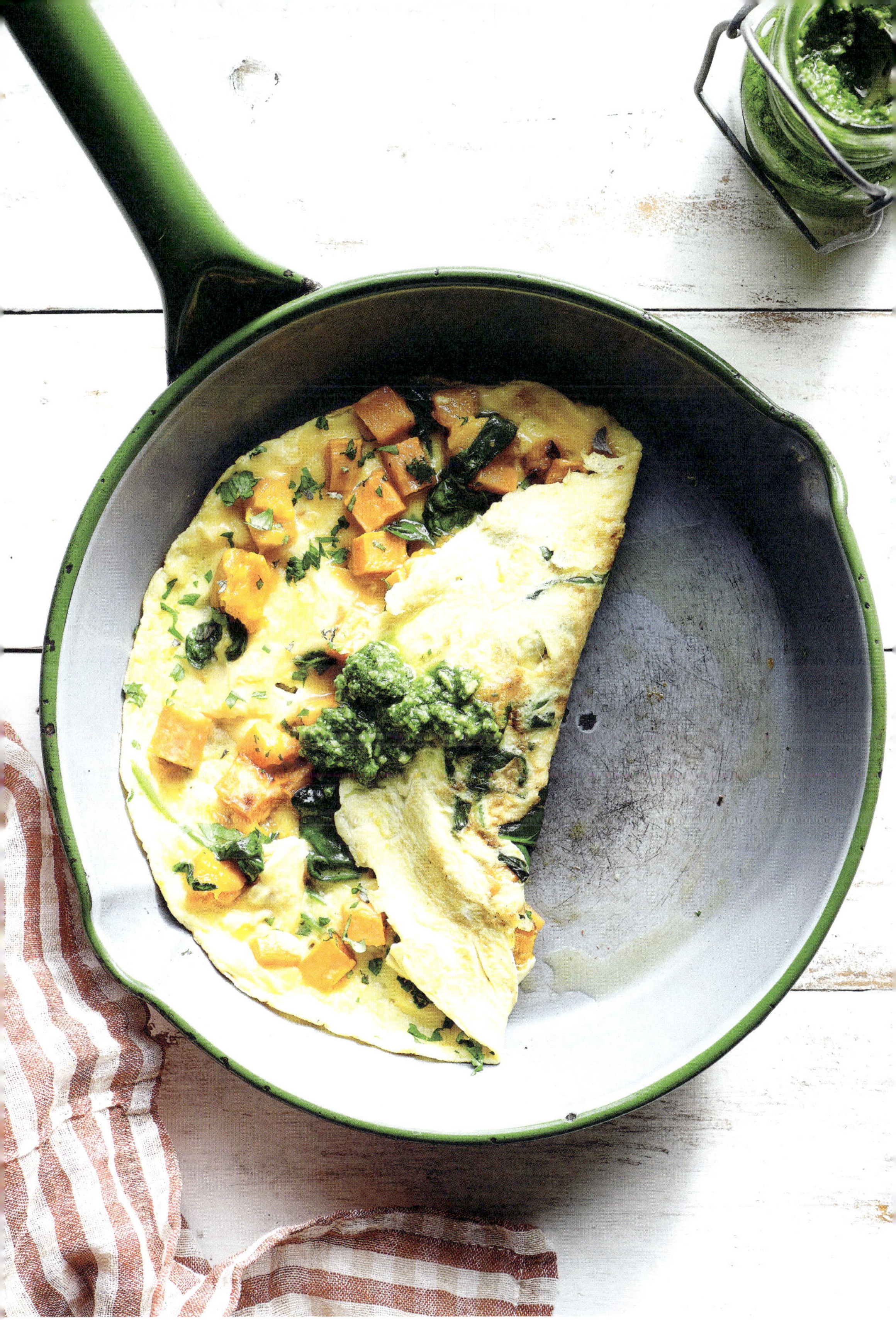

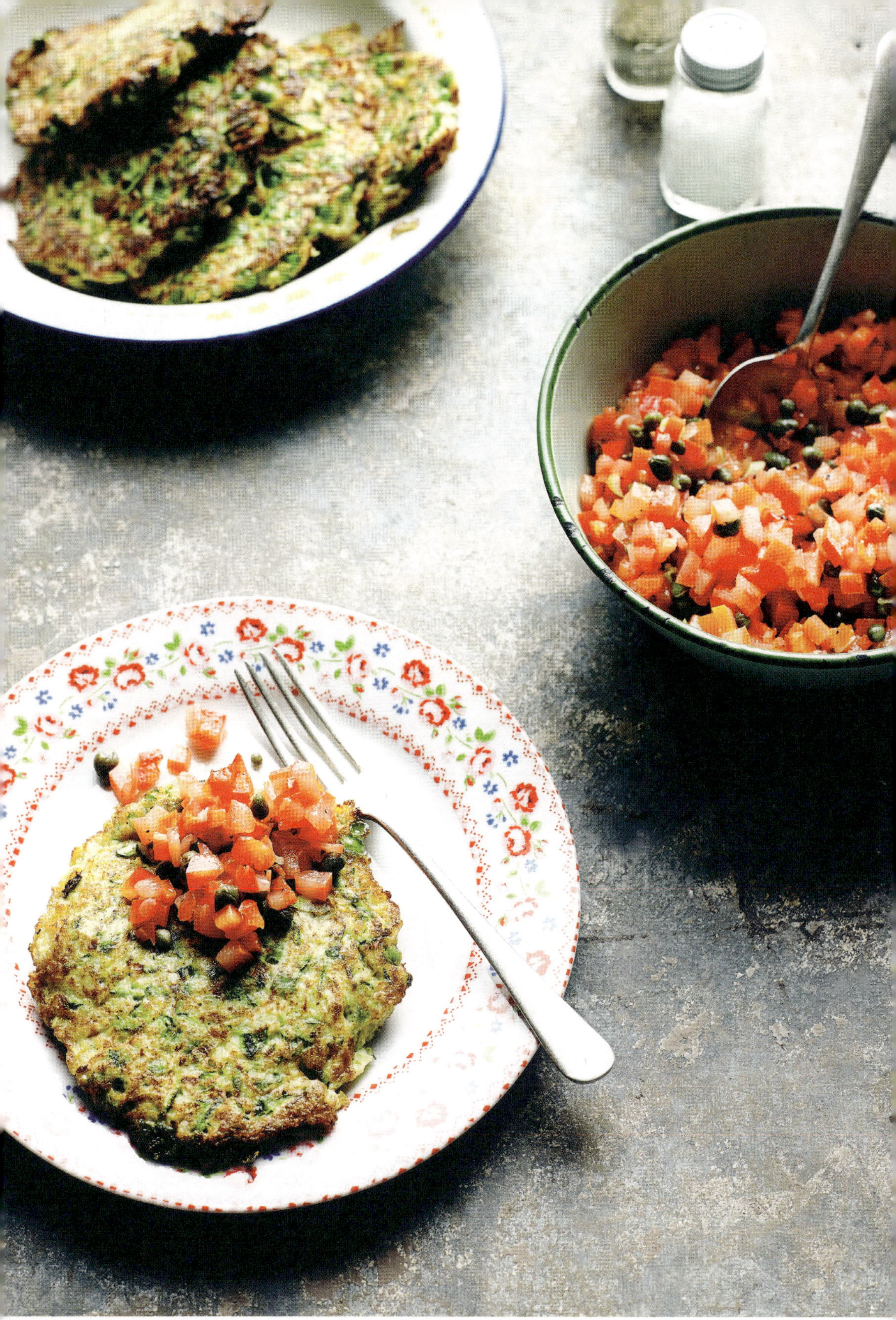

ON NE VA PAS SE LAISSER SUCRER LES BEIGNETS

BEIGNETS AUX COURGETTES ET AUX PETITS POIS AVEC UNE SALADE DE TOMATES

- **300 g de courgettes (2 moyennes)**
- **75 g de petits pois décongelés**
- **2 oignons nouveaux finement hachés**
- **1 c. à s. de persil plat finement haché**
- **1 c. à s. de menthe hachée**
- **2 c. à c. de zeste de citron bio râpé (si le citron n'est pas bio, le faire tremper dans de l'eau bouillante au préalable)**
- **3 œufs fermiers légèrement battus**
- **30 g de poudre d'amande**
- **1 noix de beurre pour la cuisson**

SALADE DE TOMATES

- **3 tomates de type Roma épépinées et finement hachées**
- **½ petit poivron rouge épépiné et finement haché**
- **½ oignon nouveau finement haché**
- **1 c. à s. de câpres**
- **1 c. à s. d'huile d'olive**
- **2 à 3 c. à c. de vinaigre de vin**

Idéal pour le bureau et les pique-niques.

Râper les courgettes. Saupoudrer de sel et laisser dégorger 15 minutes. Essorer ensuite les courgettes et les transférer dans un grand saladier.

Ajouter les petits pois, l'oignon nouveau, les fines herbes, le zeste de citron, les œufs et la poudre d'amande. Ajouter du sel et du poivre noir concassé.

Faire fondre le beurre à feu moyen dans une grande poêle. Placer dans la poêle des portions correspondant à une cuillère à soupe bombée du mélange, aplatir légèrement et cuire pendant 2 à 3 minutes de chaque côte en retournant une fois. Faire 2 à 3 fournées en ajoutant un peu de beurre si nécessaire. Une fois cuits, garder les beignets au chaud.

Servir immédiatement avec une bonne cuillerée de salade.

Préparation de la salade de tomates
Mélanger les tomates, le poivron, l'oignon nouveau et les câpres dans un saladier. Ajouter l'huile d'olive et le vinaigre et bien remuer.

Astuce : *On peut remplacer les petits pois par des grains de maïs. On peut également remplacer les tomates Roma par une barquette de tomates cerises coupées en deux.*

Suggestion : *Les beignets se conservent couverts au réfrigérateur pendant une journée. Ils peuvent également être consommés à température ambiante.*

POUR 8 BEIGNETS

POUR 4 PERSONNES

SMOOTHIE « COCOBANOCAT »

- 1 petit avocat
- 1 banane
- 24 cl de lait de coco
- 1 c. à s. d'huile de coco

Idéal pour déshabituer les enfants des boissons sucrées. Roboratif, plein d'énergie et naturellement sucré. Même si la banane apporte du fructose, il ne faut pas oublier qu'il s'agit d'une boisson de transition dont l'objectif est de faciliter l'adoption par vos enfants ou vous-même d'une nouvelle façon de s'alimenter. Il est important de prendre soin de soi les premières semaines d'une transition, quelle qu'en soit la nature.

Mettre tous les ingrédients dans un mixeur (ajouter l'huile de coco au dernier moment pour éviter qu'elle ne fige).

Mixer jusqu'à ce que le mélange soit homogène. Ajouter du lait ou de l'eau de coco pour obtenir la consistance souhaitée.

POUR ENVIRON 2 VERRES

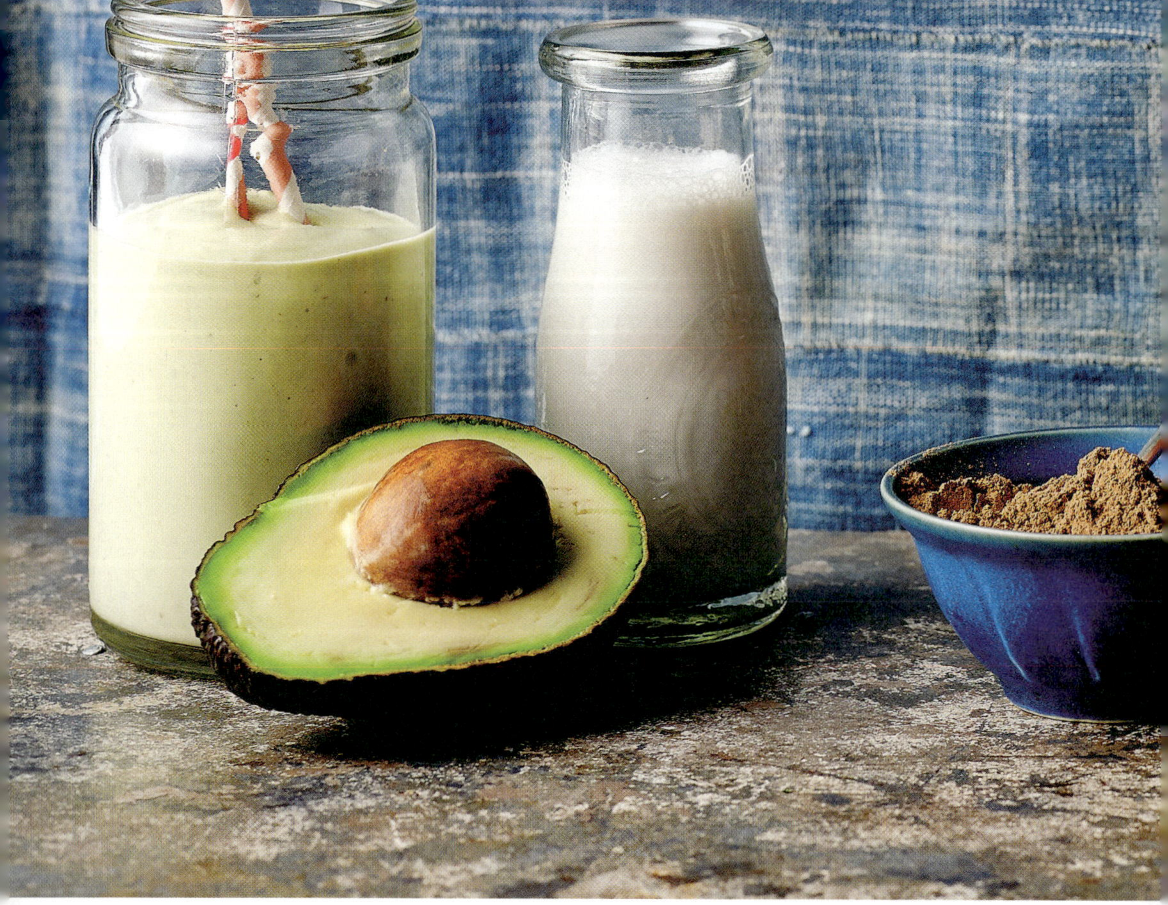

SMOOTHIE TONIQUE AUX BAIES

24 cl de lait d'amande sans sucre ajouté ou de lait de coco

½ banane

1 poignée de baies congelées

1 c. à s. de protéine de riz ou de pois en poudre

1 c. à c. de poudre de cacao cru

Mettre tous les ingrédients dans un mixeur. Mixer jusqu'à ce que le mélange soit homogène. Ajouter du lait d'amande ou de coco pour obtenir la consistance souhaitée.

POUR ENVIRON 2 VERRES

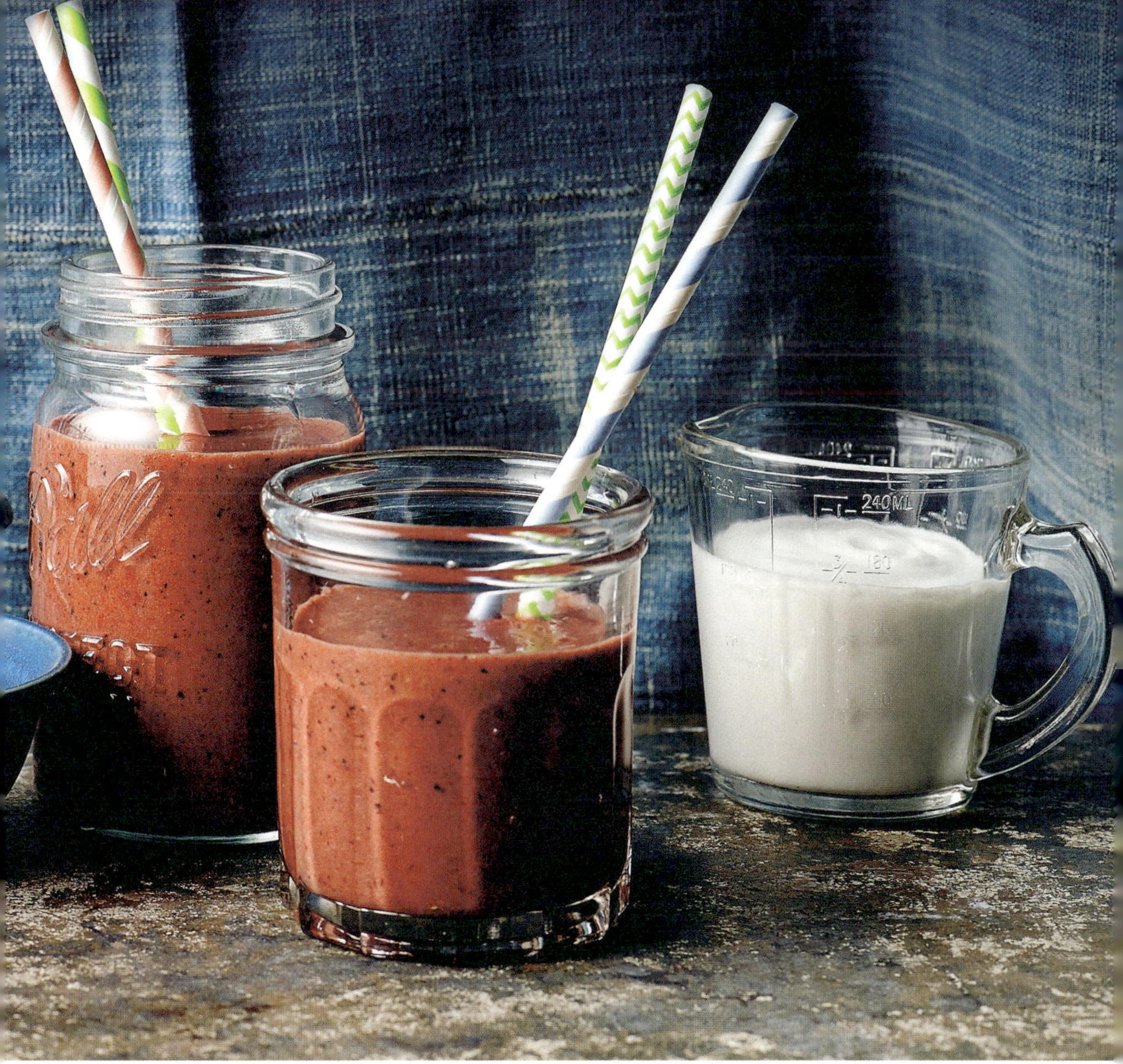

GÂTERIE DU SAMEDI MATIN

ŒUFS BROUILLÉS AUX ÉPINARDS, TOMATES GRILLÉES, BACON ET HALLOUMI

1 tomate coupée en deux

5 tranches de halloumi (fromage de brebis grec) de 5 cm de long sur 1,5 d'épaisseur

5 g de beurre fondu, plus un peu pour les œufs

2 petites tranches de bacon

1 belle poignée de jeunes pousses d'épinards

3 c. à c. de crème ou de beurre

1 pincée de muscade râpée

2 œufs fermiers

1 c. à s. de fines herbes finement ciselées (persil plat, origan et ciboulette)

Ce plat est l'un de mes préférés. C'est absolument délicieux et ça permet de tenir jusqu'au déjeuner, voire plus longtemps. Mais attention, pas de toast !

Préchauffer le gril. Badigeonner de beurre la tomate et le halloumi. Placer dans la lèchefrite avec le bacon. Passer au gril quelques minutes en retournant une fois le halloumi et le bacon. Arrêter la cuisson lorsque le halloumi est chaud et commence à fondre et que le bacon est cuit. Réserver au chaud.

Faire fondre les épinards à la vapeur ou au four à micro-ondes. Égoutter et incorporer 1 c. à c. de crème ou de beurre et la muscade. Réserver au chaud.

Battre les œufs, les herbes et le reste de crème. Ajouter du sel et du poivre noir concassé. Faire chauffer une petite poêle à feu doux. Ajouter une noix de beurre. Verser les œufs et remuer doucement jusqu'à ce que la préparation devienne crémeuse.

Transférer les œufs sur une assiette en disposant autour les épinards, la tomate, le halloumi et le bacon.

Attention, pas de toast !

Astuce : *Pour la gâterie du dimanche matin, il suffit de remplacer le bacon par du saumon fumé et la tomate par de l'avocat.*

Suggestion : *Pour deux personnes, il suffit de tout multiplier par deux et de cuire les œufs dans une poêle plus grande.*

POUR 1 PERSONNE

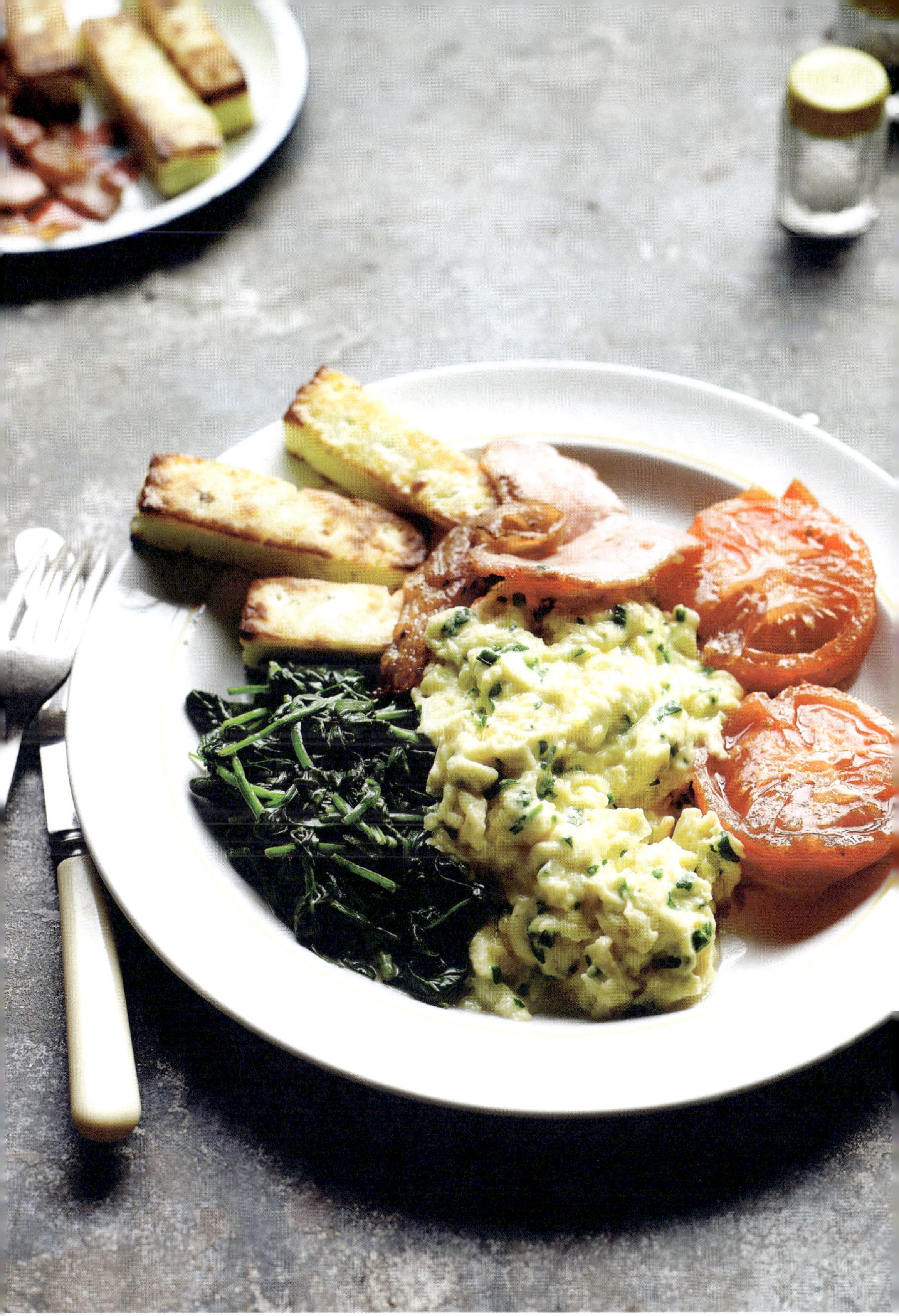

PETIT DÉJEUNER DE TRANSITION POUR LES GRANDS DÉCOURAGEMENTS

LE MUESLI DANS SON PLUS SIMPLE APPAREIL

- **1 petite pomme rouge bio**
- **1 c. à s. bombée de fruits à coque hachés (amandes, noix de macadamia et du Brésil)**
- **125 ml de yaourt à la grecque entier**
- **½ c. à c. de cannelle en poudre**

Ne pas consommer plus de deux fois par semaine pendant la phase de désintoxication.

Évider la pomme et la râper avec sa peau dans un saladier. Ajouter les fruits à coque, le yaourt et la cannelle.

Couvrir et placer au réfrigérateur pendant une ou deux heures (ou préparer la veille pour en disposer le lendemain matin).

Astuce : *On peut aussi ajouter un peu de myrtilles congelées, un mélange de graines de lin, tournesol et amandes moulues, des graines de chia, de sésame, ou de courge, mais attention, pas toutes à la fois !*

Suggestion : *Pour deux personnes, il suffit de tout multiplier par deux.*

POUR 1 PERSONNE

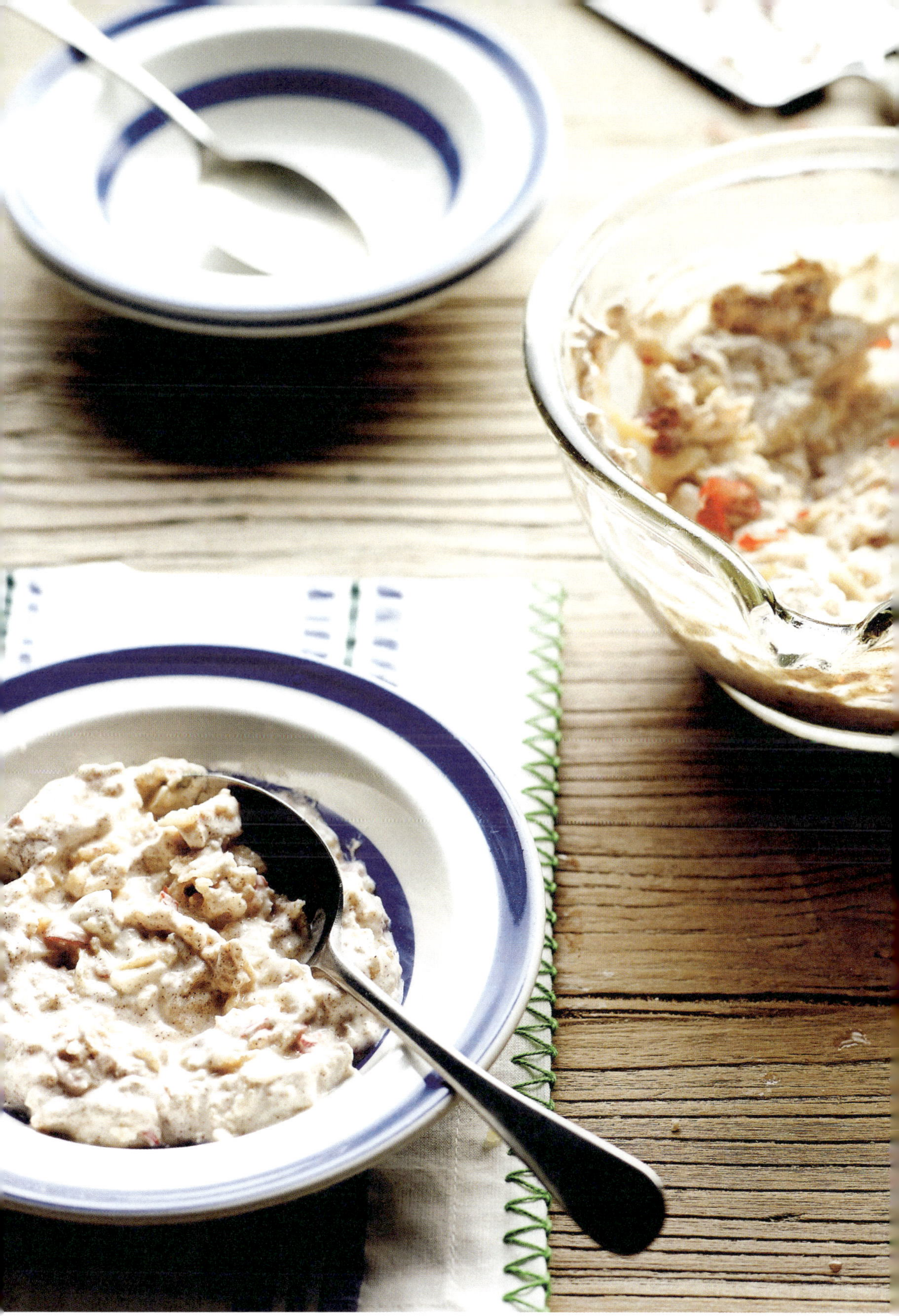

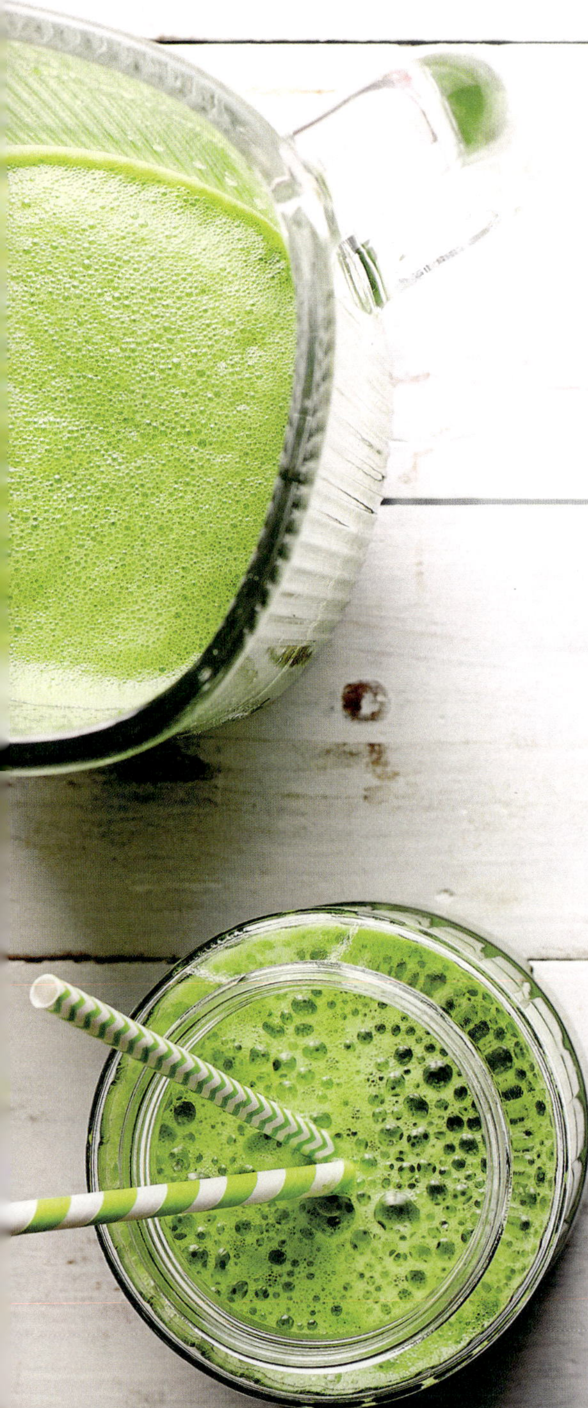

LA BELLE VERTE

Se substitue admirablement au café pour bien démarrer la journée. Bon pied bon œil assurés.

- **2 branches de céleri**
- **1 petit concombre libanais**
- **1 petite poignée d'épinards ou de chou kale**
- **75 g d'ananas haché**
- **5 feuilles de menthe (facultatif)**

Mettre tous les ingrédients dans un mixeur ou un extracteur de jus. Mixer jusqu'à ce que le mélange soit homogène.

POUR 2 PERSONNES

POUR AVOIR FOI EN VOTRE FOIE

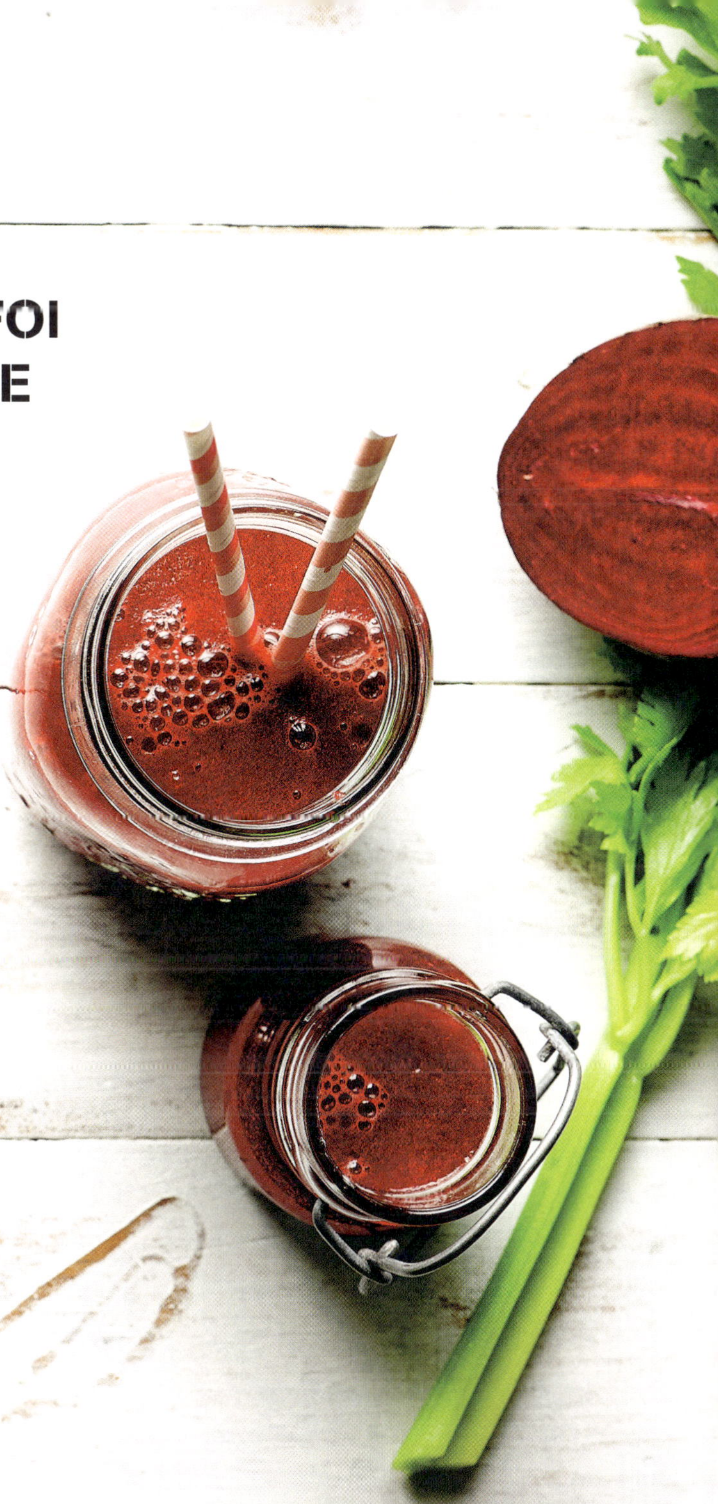

Agréable boisson de transition pour remplacer les sodas ou les jus de fruits. La betterave et la carotte apportent d'appréciables notes sucrées.

2 branches de céleri

1 grosse carotte (ou 2 moyennes)

½ betterave de taille moyenne

1 c. à c. de gingembre frais râpé (facultatif)

Mettre tous les ingrédients dans un mixeur ou un extracteur de jus. Mixer jusqu'à ce que le mélange soit homogène.

POUR 2 PERSONNES

PETITE AIDE OCCASIONNELLE AUX DEVOIRS APRÈS L'ÉCOLE

ROCHERS AUX DATTES ET AUX TROIS NOIX

- **175 g de dattes sèches dénoyautées**
- **125 g de noix ou de noix de pécan**
- **125 g de noix de macadamia ou de cajou**
- **100 g de noix de coco râpée**
- **1 c. à c. d'extrait de vanille**
- **1 c. à c. de cannelle en poudre**
- **Copeaux de noix de coco déshydratée ou graines de sésame pour rouler les rochers**

Les dattes apportent du fructose, mais ces rochers sont d'un grand secours pour déshabituer les enfants du sucre raffiné. Idéal pendant la période de transition.

Mettre les dattes dans un bol et recouvrir d'eau bouillante. Les laisser ramollir pendant cinq minutes, puis égoutter.

Placer tous les fruits à coque dans un robot ménager et les concasser. Ajouter les dattes, la noix de coco, la vanille et la cannelle. Mixer pour obtenir une masse compacte. Ajouter un filet d'eau pour amalgamer si nécessaire.

Façonner de petites boules avec le mélange (s'enduire les mains d'huile pour éviter qu'il ne colle). Enrober de noix de coco ou de graines de sésame. Conserver au réfrigérateur dans un récipient hermétique pendant deux semaines ou congeler.

Suggestions : *Tous les types de fruits à coque conviennent à cette recette, utilisez vos préférés. Ajoutez un peu de protéine en poudre si vous le souhaitez. Ajoutez 2 c. à s. de poudre de cacao pour obtenir une version chocolatée. Vous pouvez incorporer aux fruits à coque 2 c. à s. de graines de chia, de lin ou de tournesol.*

POUR ENVIRON 20 ROCHERS

« JE RÊVE DE POUVOIR UN JOUR ENTRER DANS UNE STATION-SERVICE ET DÉCOUVRIR QU'AU MOINS LA MOITIÉ DE LA NOURRITURE PROPOSÉE EST SAINE. JE CROIS QUE LORSQUE LES ENFANTS SE TROUVENT DANS CE TYPE DE BOUTIQUE, ILS PENSENT QUE C'EST CE À QUOI RESSEMBLE LA NOURRITURE, MAIS LA NOURRITURE, CE N'EST PAS ÇA. »

KIMBER STANHOPE, UNIVERSITÉ DE CALIFORNIE, DAVIS

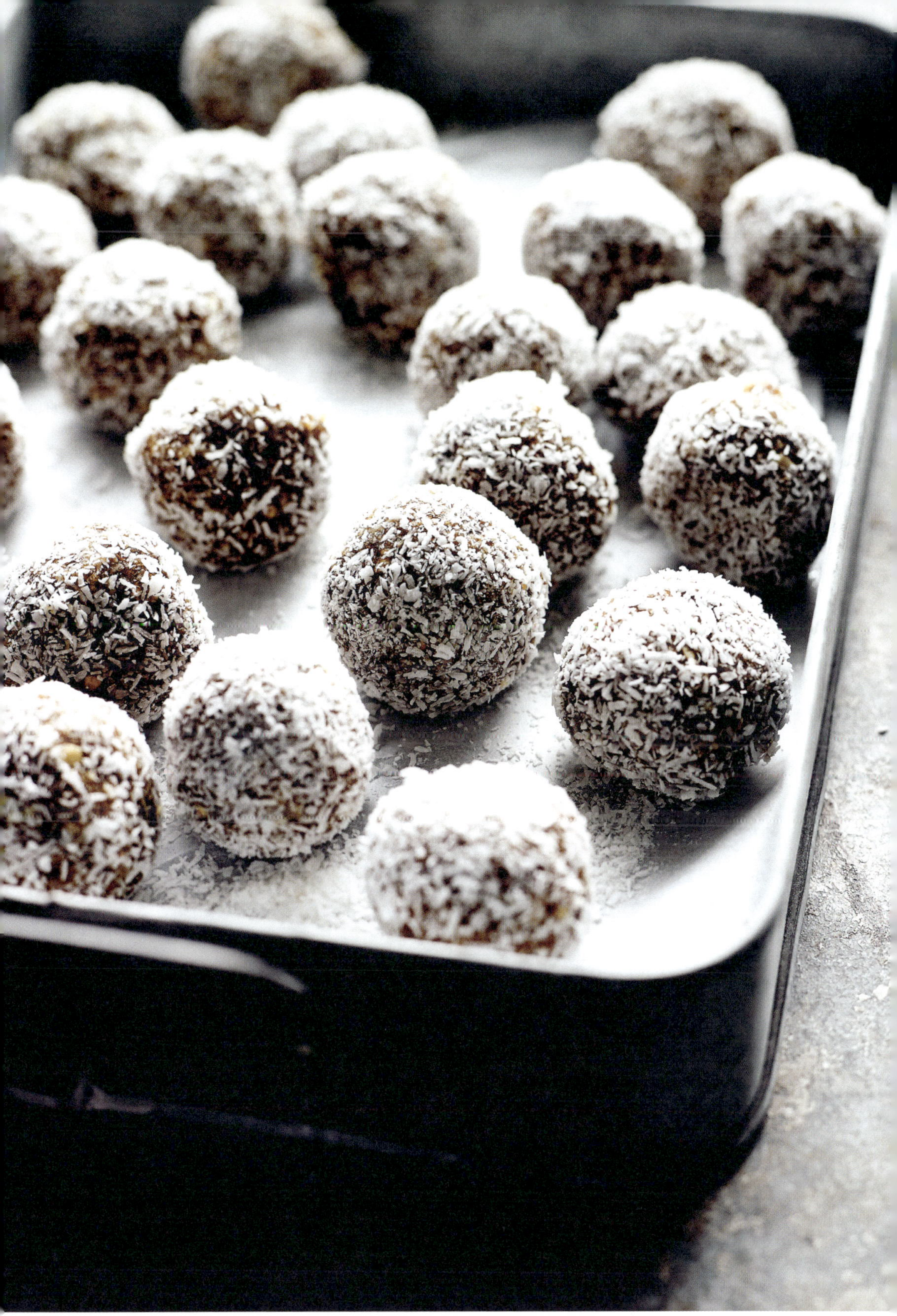

POUR LES NEURONES DES PETITS ÉCOLIERS

HARICOTS BLANCS ET BÂTONNETS DE LÉGUMES

400 g de haricots blancs ou de pois chiches en boîte, rincés et égouttés

1 ou 2 gousses d'ail finement hachées

2 c. à s. de tahini

1 ou 2 c. à c. de cumin en poudre

2 c. à s. de persil plat finement haché

2 c. à s. de menthe finement hachée

1 c. à s. de romarin finement haché

4 c. à s. d'huile d'olive + un filet

Jus d'un citron (4 c. à s.) et 1 c. à c. de zeste de citron râpé (si le citron n'est pas bio, le faire tremper dans de l'eau bouillante au préalable)

Paprika

Bâtonnets de carottes, de courgettes et de céleri

Il est primordial de faire disparaître le sucre et les céréales raffinées du déjeuner de nos enfants. Ils occasionnent des pics de glycémie qui influent sur leur humeur et leur faculté d'apprentissage et de concentration.

Placer les haricots dans un robot ménager. Ajouter l'ail, le tahini, le cumin et les herbes. Mixer finement.

Moteur en marche, ajouter progressivement l'huile d'olive et le jus de citron. Ajouter du sel et du poivre noir concassé. Rectifier l'assaisonnement selon son goût et ajouter un peu d'eau chaude si nécessaire pour obtenir la consistance souhaitée.

Servir, verser un filet d'huile d'olive et saupoudrer de paprika et du zeste. Accompagner des bâtonnets de légumes.

Suggestions : *Pour les enfants, supprimez l'ail ou n'en gardez qu'une seule gousse et qu'une seule cuillère à café de cumin pour une saveur moins prononcée.*

Pour emmener au travail ou à l'école, placez la préparation dans un récipient hermétique.

POUR ENVIRON 425 g

« ARRANGEZ-VOUS POUR PLACER LES FRUITS ET LES LÉGUMES AU CŒUR DE VOS REPAS ET APPRENEZ À VOS ENFANTS À LES AIMER. ILS POURRONT LES BOUDER PENDANT L'ADOLESCENCE, MAIS ILS Y REVIENDRONT ET VOUS REMERCIERONT. »

KIMBER STANHOPE, UNIVERSITÉ DE CALIFORNIE, DAVIS

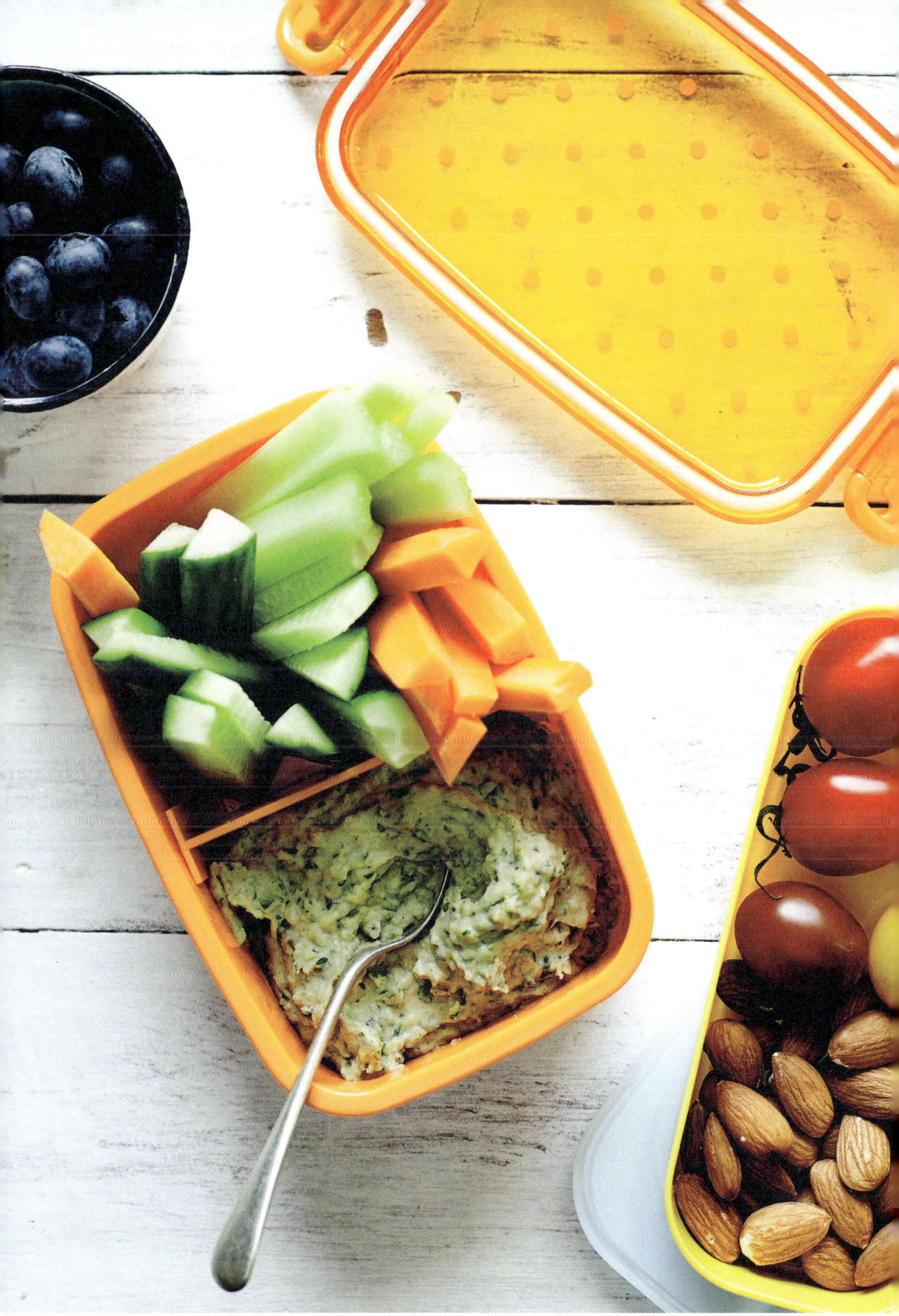

BOULETTES AUX ŒUFS

ALIAS LA BOMBE PROTÉIQUE

4 œufs fermiers

4 x 100 g de saucisses de bœuf, de porc ou de poulet bio (ou 400 g de chair à saucisse)

1 à 2 c. à s. de farine de maïs

Huile de coco

Idéales à emporter quand on mange dehors.

Placer les œufs dans une casserole d'eau froide et porter à ébullition. (Remuer en début d'ébullition pour centrer les jaunes.) Laisser bouillir pendant cinq minutes puis transférer dans un bol d'eau froide. Écaler une fois refroidis.

Enlever la peau des saucisses ou faire quatre portions équivalentes avec la chair à saucisse. Verser la farine de maïs dans une assiette et y rouler les œufs. Dans la paume de la main, aplatir une portion de chair à saucisse en ovale (se mouiller les mains pour faciliter l'opération) et enrober autour d'un œuf. Procéder de la même façon avec la chair à saucisse et les œufs restants.

Préchauffer le four à 200 °C. Placer les œufs sur une grille dans un plat allant au four. Enduire légèrement d'huile. Faire cuire pendant 25 à 30 minutes en retournant deux ou trois fois jusqu'à ce que la chair à saucisse soit cuite et dorée. Placer sur du papier absorbant. Couper en deux pour servir.

Suggestions : *Si vous utilisez de la chair à saucisse, ajoutez 1 à 2 c. à s. de fines herbes fraîches ciselées et 1 c. à c. de sauce tamari. Mélangez intimement en malaxant.*

Vous pouvez aussi cuire ces boulettes en friture ou à la poêle. Dans ce dernier cas, vous aurez besoin de 3 c. à s. d'huile chaude. Retournez régulièrement afin de cuire uniformément. Placer sur du papier absorbant.

POUR 4 BOULETTES

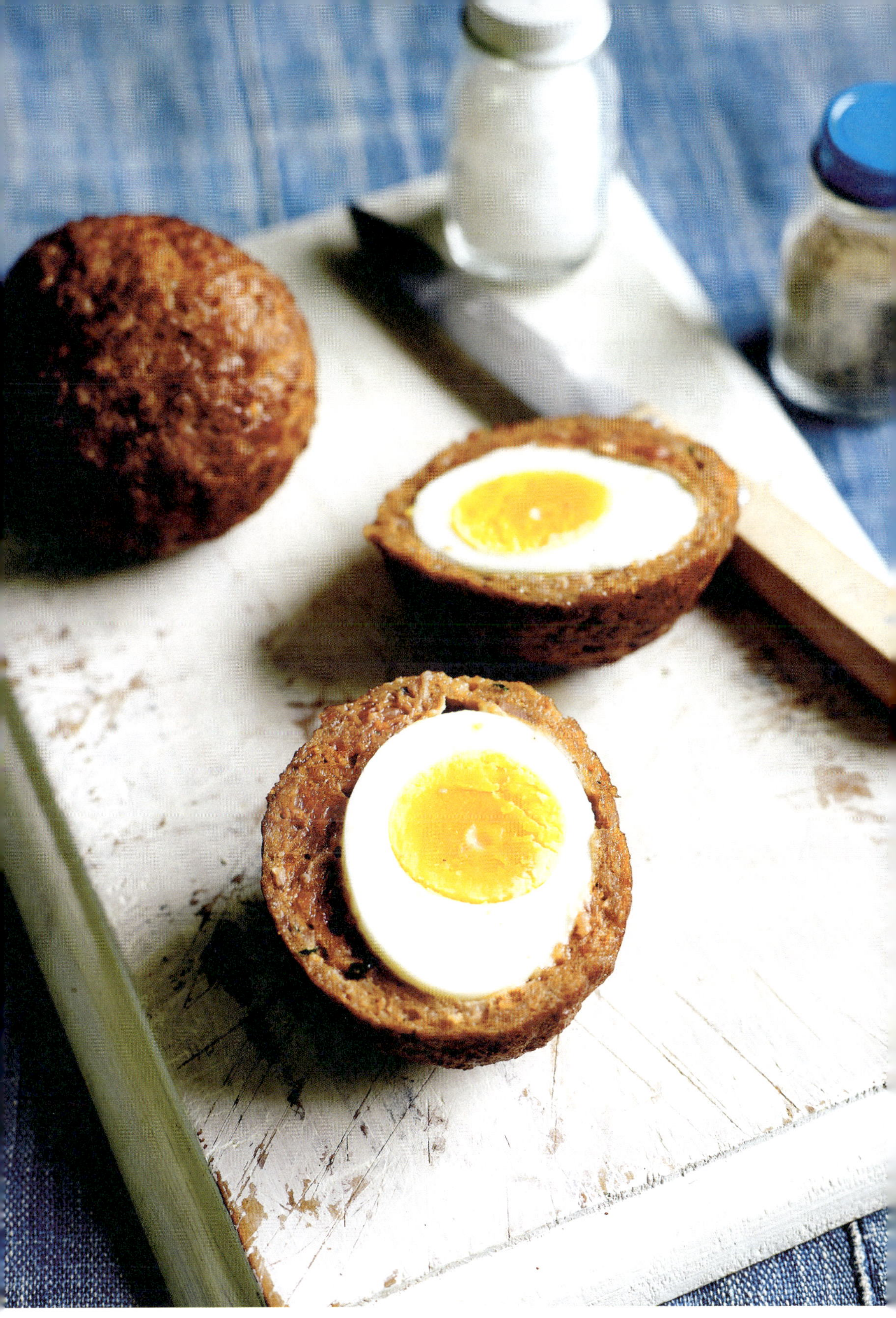

ENCORE POUR LES NEURONES DE NOS PETITS ÉCOLIERS

CUPCAKES D'ŒUFS ÉNERGISANTS

10 g de beurre + un peu pour graisser les moules

1 oignon nouveau finement haché

2 c. à s. de poivron rouge haché

2 belles poignées de jeunes pousses d'épinards

6 à 8 fines tranches de jambon ou de bacon

4 gros œufs fermiers

2 tomates cerises coupées en deux

2 c. à s. de cheddar ou de parmesan râpé

Très amusant à préparer pour le petit déjeuner et encore meilleur froid au déjeuner.

Préchauffer le four à 180 °C. Graisser légèrement quatre alvéoles d'une plaque à muffins. Dans une petite poêle, faire fondre le beurre à feu moyen. Faire cuire l'oignon nouveau et le poivron pendant 2 à 3 minutes jusqu'à ce qu'ils soient tendres.

Faire fondre les épinards à la vapeur ou dans un four à micro-ondes. Laisser refroidir, puis évacuer l'excès d'eau.

Chemiser les moules à muffins avec le jambon de façon à totalement recouvrir le fond et les bords.

Répartir les épinards, l'oignon nouveau et le poivron rouge dans les moules.

Casser délicatement un œuf dans chacun des moules. Placer une moitié de tomate sur chacun. Ajouter du sel et du poivre noir concassé et parsemer de fromage. Faire cuire 12 à 15 minutes au four. (Pour un déjeuner à l'extérieur, laisser cuire 15 minutes pour que les jaunes soient bien pris.)

Démouler avec précaution et servir immédiatement ou laisser refroidir sur une grille. Placer au réfrigérateur où ils se conserveront une journée.

Suggestions : *Si vous utilisez du bacon, faites-le frire une ou deux minutes à la poêle ou au gril.*

Enveloppez de papier d'aluminium pour les transporter.

POUR 4 CUPCAKES

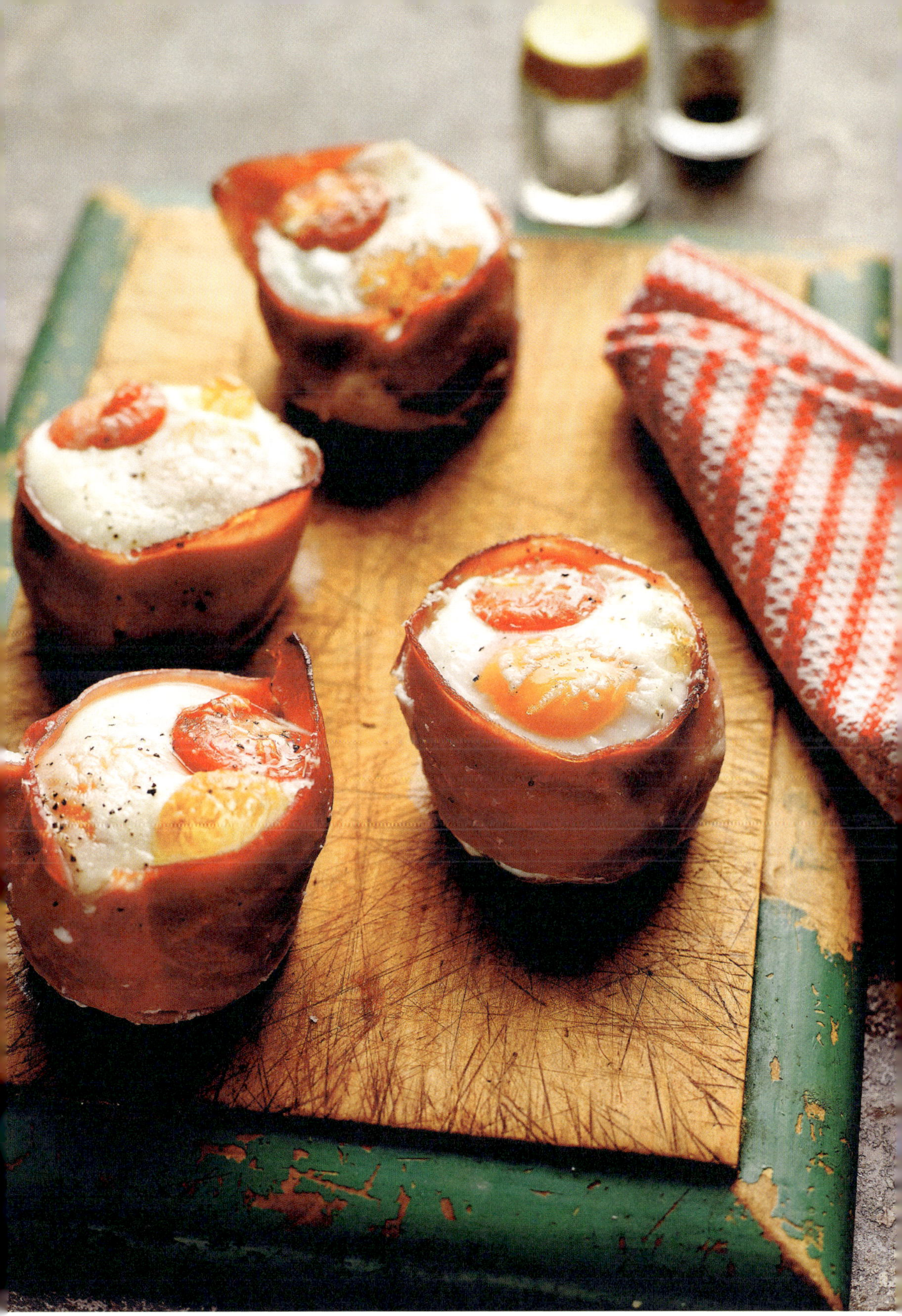

DÉJEUNER LÉGER

ROULÉS MOELLEUX AU POULET ET AUX LÉGUMES

8 aiguillettes de poulet

60 g de poudre d'amande

Zeste et jus d'un citron (si le citron n'est pas bio, le faire tremper dans de l'eau bouillante au préalable)

60 g de parmesan ou de pecorino râpé

1 œuf fermier battu

1 avocat

4 grandes feuilles de laitue de type iceberg ou de galettes de riz vietnamiennes

Légumes émincés (carottes, betteraves, céleri, courgettes)

Laitue de type romaine ou iceberg coupée en lamelles

120 g de cheddar râpé

Faciles à confectionner et parfaits pour emporter au travail ou à l'école.

Préchauffer le four à 180 °C. Recouvrir une lèchefrite de papier sulfurisé. Sécher les aiguillettes à l'aide de papier absorbant.

Dans un saladier de taille moyenne, mélanger la poudre d'amande, le zeste de citron et le parmesan. Plonger le poulet dans l'œuf battu, puis le rouler dans la préparation aux amandes. Placer dans la lèchefrite. Cuire au four pendant 12 à 15 minutes en retournant une fois, jusqu'à ce que la croûte soit dorée et le poulet cuit. Écraser grossièrement l'avocat et ajouter 1 ou 2 c. à c. de jus de citron.

Badigeonner les feuilles de laitue avec l'avocat. Placer dessus deux aiguillettes, des légumes émincés et de la laitue en lamelles et terminer avec le fromage râpé. Envelopper soigneusement de papier d'aluminium pour un repas à l'extérieur.

POUR 4 PERSONNES

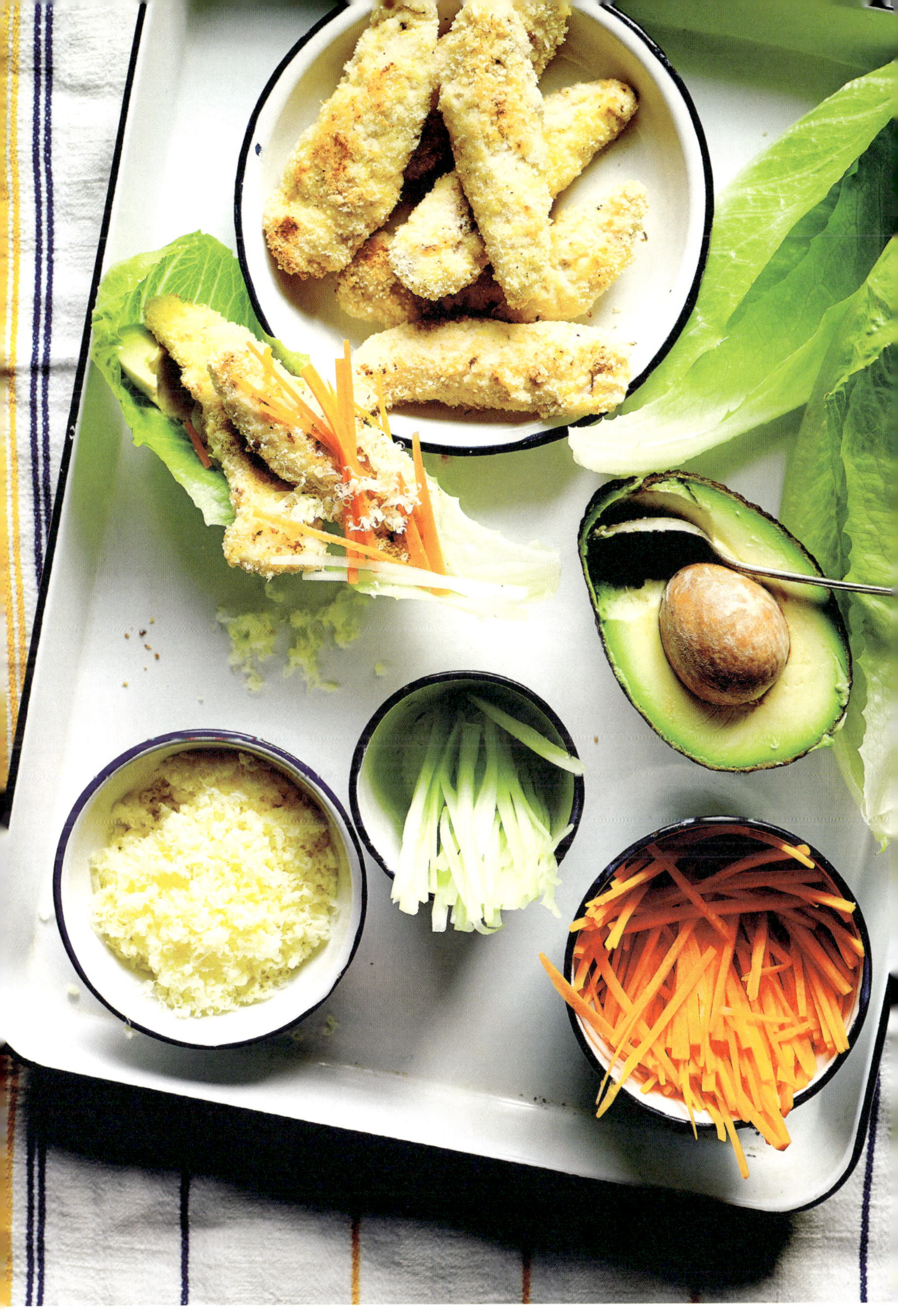

IDÉES D'ACCOMPAGNEMENTS SIMPLES ET RAPIDES

HARICOTS BLANCS

AU ROMARIN

- **20 g de beurre**
- **1 c. à s. de romarin haché**
- **400 g de haricots blancs en boîte (peu importe la variété)**
- **1 généreuse pincée de sel**

Aussi délicieux que simple. Plat d'accompagnement idéal au petit déjeuner ou comme collation pendant la journée.

Faire fondre le beurre à feu moyen dans une poêle. Ajouter le romarin, puis les haricots. Les faire cuire quelques minutes dans le beurre.

Ajouter du sel, puis verser de l'eau à hauteur et laisser mijoter jusqu'à ce que l'eau soit absorbée en remuant de temps en temps à l'aide d'une cuillère en bois pour que les haricots soient en partie désagrégés.

Servir avec un peu de poivre. Au petit déjeuner, servir accompagnés d'avocat et surmontés d'un œuf poché.

POUR 2 PERSONNES

BAIN DE LÉGÈRETÉ

MOUSSE DE POULET NOIX DE COCO

- **500 g de foies de poulet**
- **Sel**
- **100 g de beurre + un peu pour cuire les foies**
- **3 c. à s. d'huile de coco**
- **1 c. à s. de vinaigre de cidre**

À déguster en trempant des bâtonnets de carotte et de concombre plutôt que sur des crackers.

Faire fondre une noix de beurre à feu moyen dans une petite poêle (22 cm de diamètre). Ajouter les foies de poulet, saler légèrement et cuire jusqu'à ce qu'ils soient roses à l'intérieur.

Mettre les foies dans un mixeur, ajouter le beurre et l'huile de coco. La chaleur dégagée par les foies devrait faire fondre le beurre.

Ajouter le vinaigre de cidre, mixer et verser dans un saladier. Couvrir et mettre au réfrigérateur.

Astuce : *Pour éviter l'oxydation de la préparation, placer dans une boîte en acier inoxydable équipée d'un couvercle hermétique.*

VOUS POUVEZ EN PRÉPARER UNE QUANTITÉ SUFFISANTE POUR LA SEMAINE ET LA CONSERVER AU RÉFRIGÉRATEUR.

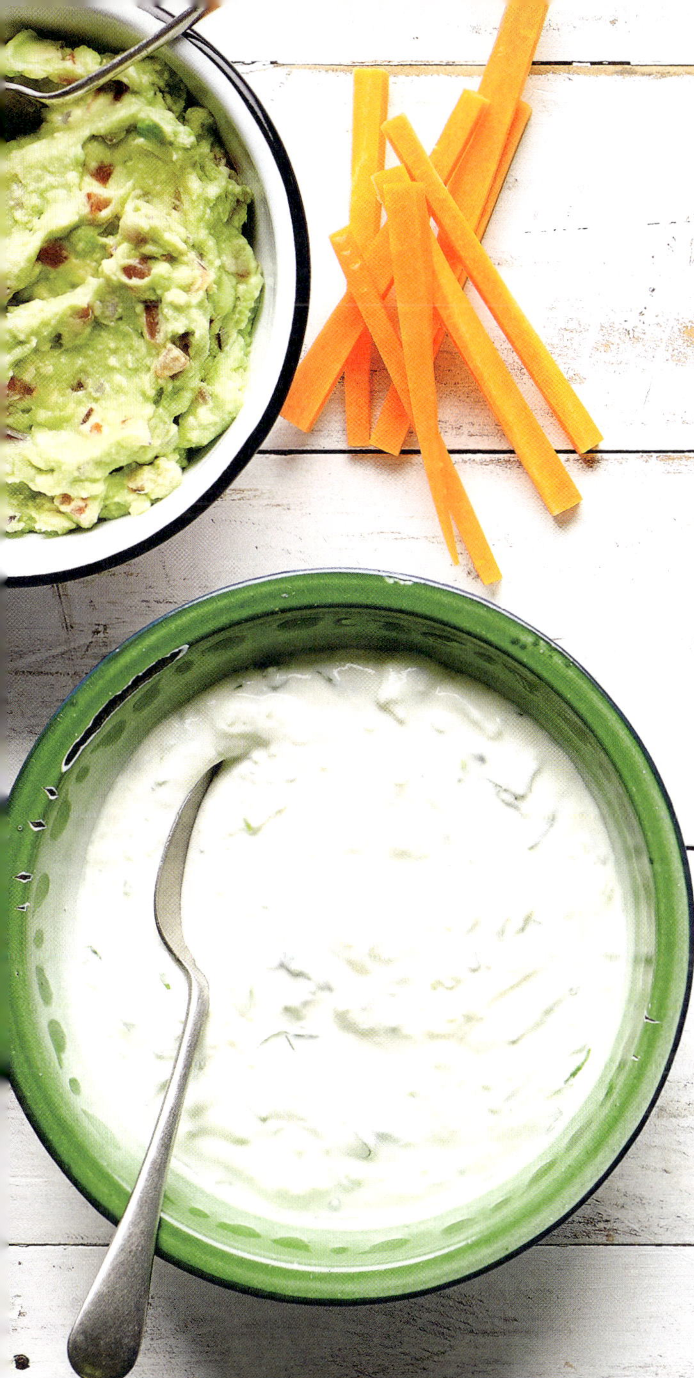

GUACAMOLE

Écraser 2 avocats dans un saladier. Ajouter 1 tomate épépinée et hachée, 1 à 2 c. à s. d'oignon rouge finement haché, 1 gousse d'ail écrasée, 1 à 2 c. à s. de jus de citron ou de citron vert, puis du sel et du poivre noir concassé. Servir avec des bâtonnets de légumes.

TZATZIKI

Couper dans le sens de la longueur et épépiner 2 concombres libanais, puis les râper dans une passoire au-dessus d'un saladier. Saupoudrer d'un peu de sel et laisser dégorger 10 minutes. Rincer avec de l'eau froide et égoutter. Évacuer l'excès d'eau en compressant dans un saladier. Incorporer 375 ml de yaourt à la grecque épais, 1 petite poignée de feuilles de menthe finement ciselées, 1 à 2 gousses d'ail écrasées et 1 à 2 c. à s. de jus de citron. Transférer dans un plat de service et accompagner de bâtonnets de légumes.

EN-CAS EXPRESS

Rien n'égale la simplicité d'une poignée d'amandes, de noix ou de noix de macadamia lorsque l'on est pris d'une soudaine envie de sucre.

Des bâtonnets de céleri avec du beurre d'amande constituent aussi de délicieux en-cas.

UN REPAS TOUT EN CARESSES

POTAGE RÉCONFORTANT AU CHOU KALE ET AUX NOIX DE CAJOU

- **10 g de beurre**
- **2 gousses d'ail écrasées**
- **1 gros oignon finement haché**
- **1 carotte finement hachée**
- **2 branches de céleri finement hachées**
- **1 petite patate douce pelée et coupée en cubes de 1 cm de côté**
- **2 belles poignées de chou kale sans la nervure, grossièrement haché (ou des épinards)**
- **125 g de noix de cajou trempées dans de l'eau pendant au moins une heure**
- **75 cl de bouillon de légumes ou d'eau**
- **1 c. à s. de vinaigre de cidre**

Exactement ce dont on a besoin quand on essaie de réduire sa consommation de sucre.

Dans une grande casserole, faire fondre le beurre à feu moyen. Faire revenir pendant 8 à 10 minutes l'ail, l'oignon, la carotte, le céleri et la patate douce jusqu'à ce qu'ils soient tendres.

Ajouter le reste des ingrédients et porter à ébullition, puis à feu doux, laisser mijoter à couvert de 8 à 10 minutes jusqu'à la cuisson complète des légumes.

Couper le feu, laisser légèrement refroidir et mixer pour obtenir un potage onctueux. Ajouter du bouillon ou de l'eau si nécessaire pour obtenir la consistance souhaitée et ajouter du sel et du poivre noir concassé. Réchauffer doucement avant de servir.

Suggestions : *Vous pouvez ajouter un peu de crème aigre ou de yaourt. Ajoutez 60 g de cheddar affiné râpé au moment de servir. Parsemez de ciboulette fraîche ciselée.*

Astuces : *Pour aller plus vite, coupez l'oignon, la carotte et les branches de céleri en trois ou quatre avant de les hacher au robot ménager. Un mixeur puissant donnera de meilleurs résultats, mais si vous n'en avez pas, prenez le temps de mixer pendant quelques minutes à l'aide d'un mixeur plongeant.*

Congelez en portions individuelles.

POUR 4 PERSONNES

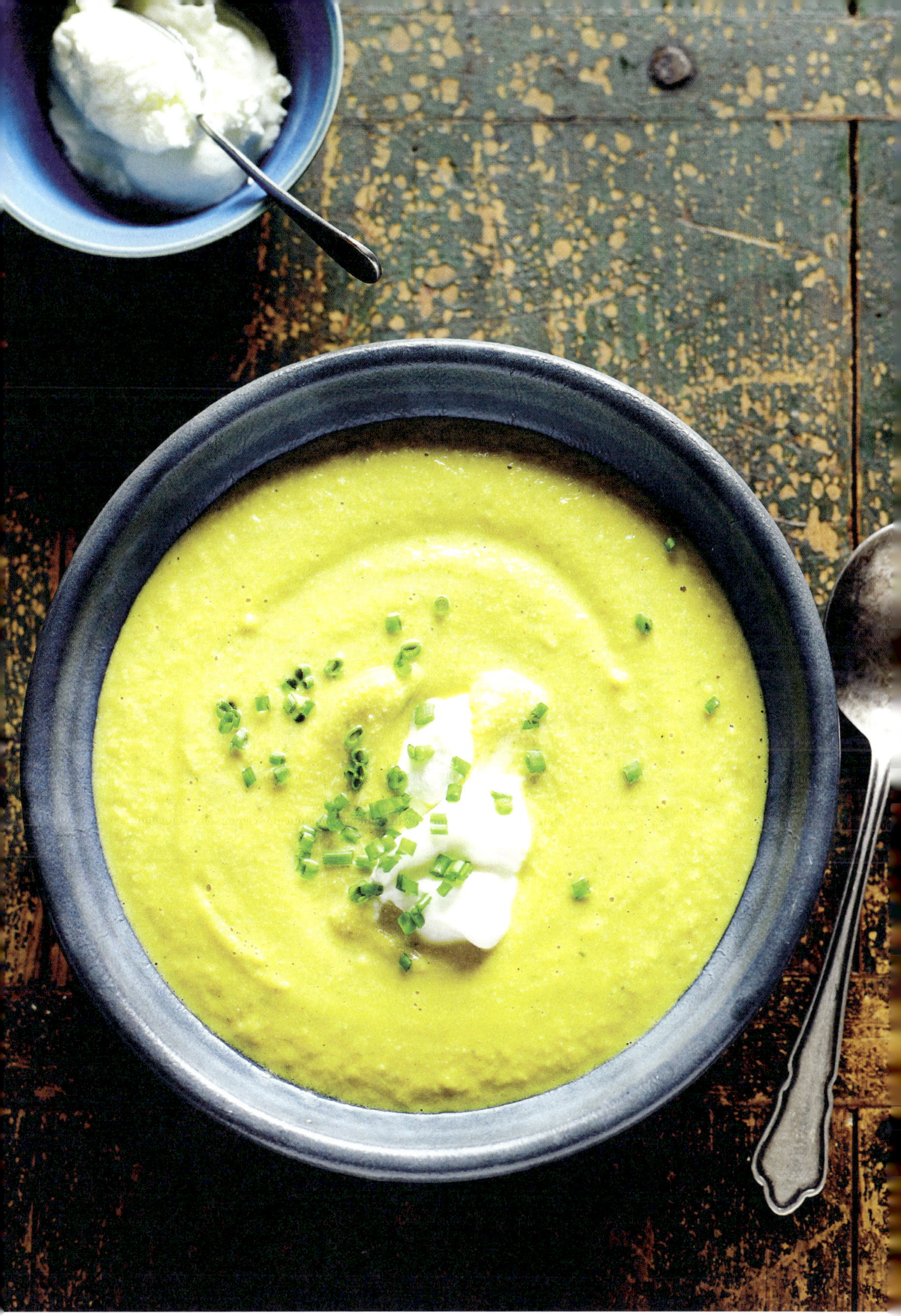

COMPAGNON DES DEVOIRS

BOUILLON D'ÉNERGIE APRÈS L'ÉCOLE

1 + 3 c. à s. d'huile d'olive

2 gousses d'ail finement hachées

400 g de tomates concassées en boîte

20 cl de bouillon de légumes ou d'eau

1 c. à c. de fines herbes séchées (romarin, thym, origan ou basilic)

300 g de haricots blancs ou de pois chiches en boîte, rincés et égouttés

Vous pouvez accompagner ce potage de crackers aux graines.

Faire chauffer 1 c. à s. d'huile à feu doux dans une casserole de taille moyenne, faire dorer l'ail (sans le laisser brunir).

Ajouter les tomates, le bouillon de légumes et les herbes, monter le feu jusqu'au point d'ébullition. Réduire alors immédiatement le feu et laisser mijoter 10 minutes.

Laisser légèrement refroidir avant d'ajouter le supplément d'huile d'olive et de passer au mixeur plongeant.

Ajouter les haricots, le sel et le poivre noir concassé et réchauffer à feu doux pendant 1 à 2 minutes.

Suggestions : *Incorporez ou parsemez de thym, d'origan ou de basilic frais ciselé (même herbe que celle utilisée séchée). Parsemez de parmesan râpé avant de servir.*

Astuce : *Congelez en portions individuelles.*

POUR 4 PERSONNES

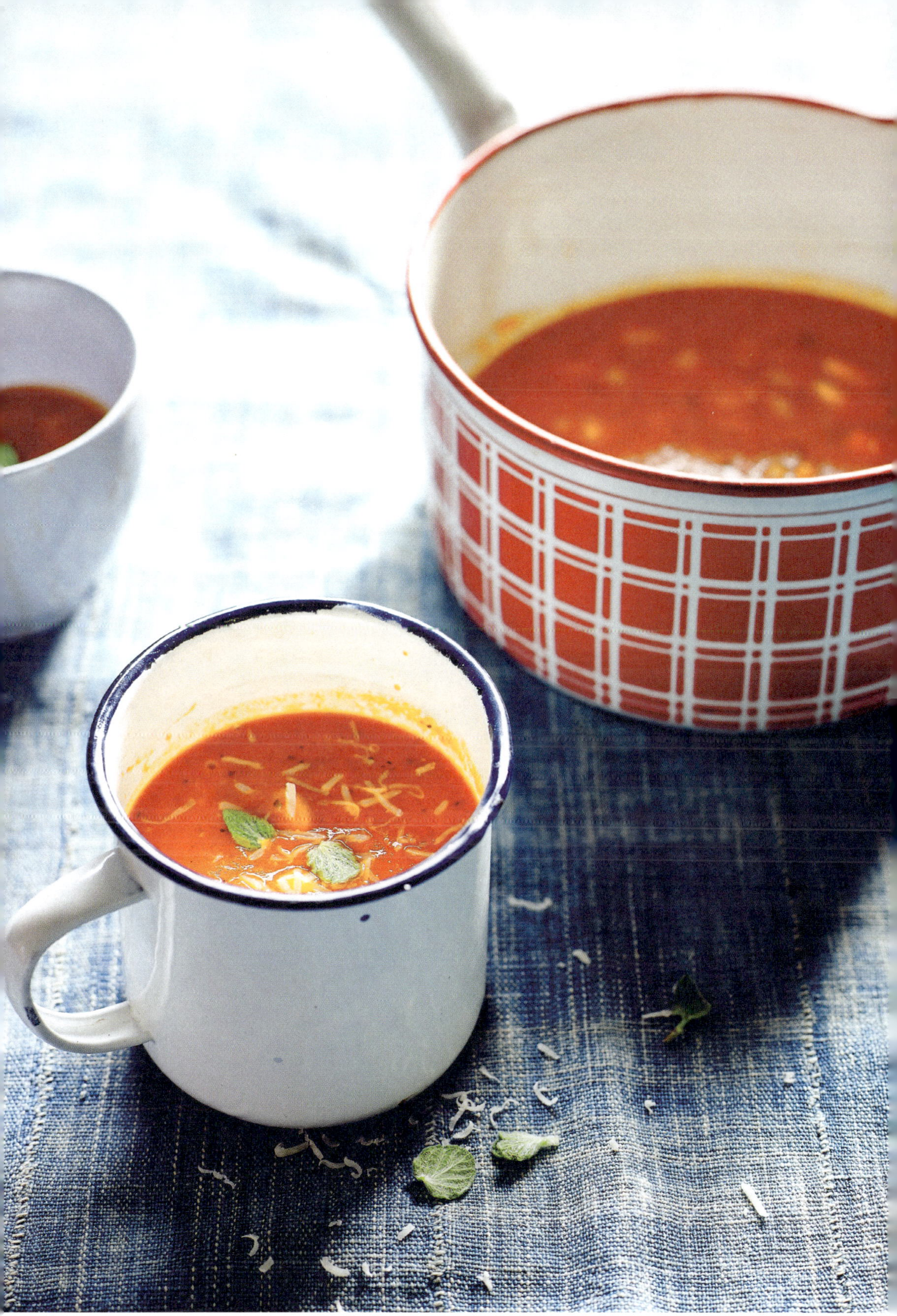

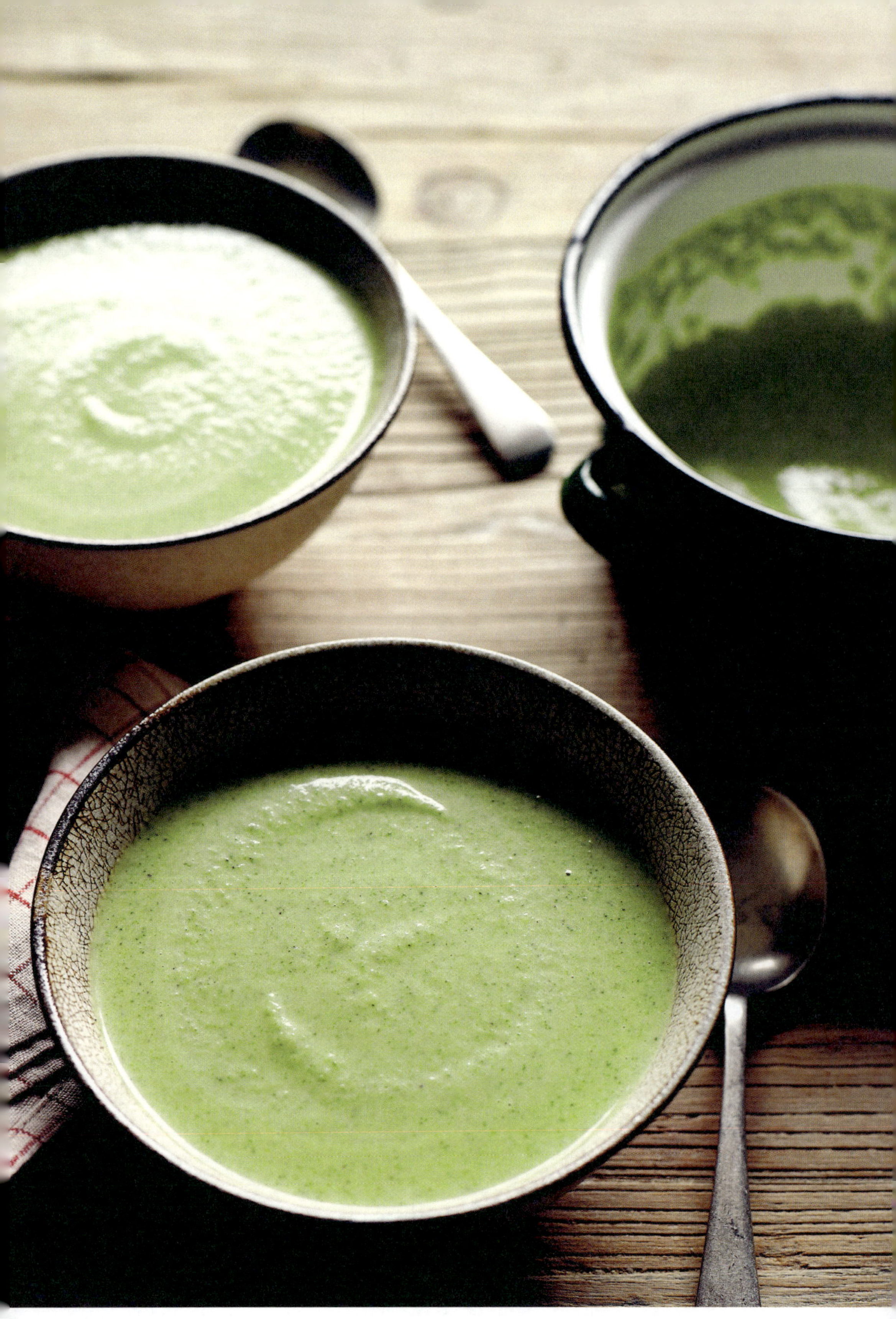

LE BOL VERT SALUTAIRE

POTAGE « LE BROCOLI M'A BLUFFÉ ! »

- **20 g de beurre**
- **1 petit blanc de poireau finement haché**
- **1 branche de céleri finement hachée**
- **1 gousse d'ail hachée**
- **2 têtes de brocoli grossièrement hachées**
- **75 cl de bouillon de légumes ou d'eau**
- **1 poignée de persil grossièrement ciselée**
- **1 poignée de menthe grossièrement ciselée**
- **2 à 3 c. à s. de crème**
- **Sel et poivre**

Ma belle-mère a réussi à me faire manger du brocoli pendant des années grâce à ce subterfuge.

Dans une grande casserole, faire fondre le beurre à feu moyen. Faire revenir le poireau, le céleri et l'ail pendant 4 à 5 minutes jusqu'à ce qu'ils soient tendres.

Ajouter le brocoli, le bouillon et les herbes. Porter à ébullition, puis réduire le feu au minimum. Couvrir et laisser mijoter pendant 10 minutes ou jusqu'à ce que le brocoli soit tendre.

Couper le feu, laisser légèrement refroidir et passer au mixeur plongeant ou au robot ménager pour obtenir un potage onctueux. Incorporer plus ou moins de crème selon le goût et ajouter du sel et du poivre noir concassé. Réchauffer doucement avant de servir.

Astuces : *Ce potage est assez épais, mais vous pouvez ajouter un peu de bouillon ou d'eau pour obtenir la consistance souhaitée.*

Un mixeur puissant donnera de meilleurs résultats, mais si vous n'en avez pas, prenez le temps de mixer pendant quelques minutes à l'aide d'un mixeur plongeant.

Congelez en portions individuelles.

POUR 4 PERSONNES

GASPACHO AUX AMANDES, CONCOMBRE ET TOMATES

750 g de tomates pelées, épépinées et évidées

1 petit oignon rouge haché

½ poivron rouge ou vert épépiné et haché

½ concombre libanais pelé, épépiné, et haché

1 c. à s. de câpres rincées et égouttées

1 ou 2 gousses d'ail hachées

1 piment rouge épépiné et haché (facultatif)

60 g de poudre d'amande, légèrement grillée

480 ml de jus de tomate

1 c. à s. d'huile d'olive

1 c. à s. de vinaigre de vin, ou moins selon le goût

1 petite poignée de coriandre fraîche ciselée

1 petite poignée de menthe fraîche ciselée

Un potage plein de promesses : esprit vif, alerte et concentré garanti.

Idéal par une journée chaude.

Mettre les tomates, l'oignon, le poivron, le concombre, les câpres, l'ail et le piment (facultatif) dans un mixeur ou un robot ménager et réduire en purée. Incorporer la poudre d'amande.

Transférer dans un grand saladier et incorporer le jus de tomate, l'huile d'olive, le vinaigre (plus ou moins selon le goût) et ajouter du sel et du poivre noir concassé.

Couvrir et placer au réfrigérateur pendant au moins deux heures avant d'incorporer les fines herbes. Servir dans des bols et ajouter des légumes pour plus de croquant (voir les idées de garnitures ci-dessous).

Avant de servir, hacher finement la moitié du concombre et du poivron restants pour les parsemer sur le potage.

Idées de garnitures supplémentaires : *Ajoutez 1 c. à s. de petites câpres ou de cornichon haché au reste de légumes. Parsemez d'amandes effilées dorées.*

POUR 4 PERSONNES

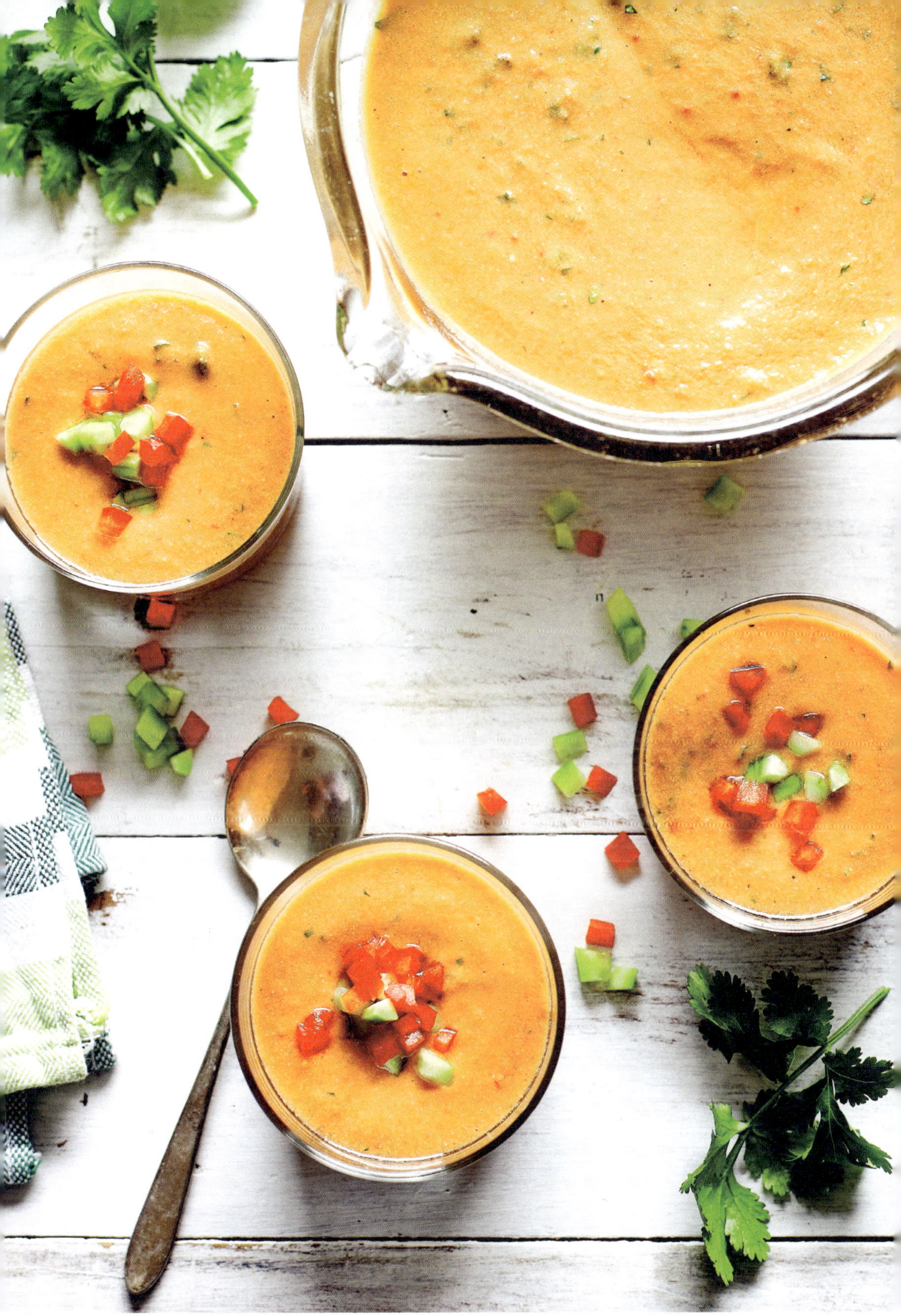

DES ALIMENTS SAINS ET RÉCONFORTANTS

FRITTATA DU CHASSEUR-CUEILLEUR

- **Huile de coco**
- **10 g de beurre**
- **2 tranches de bacon sans couenne hachées**
- **1 petit blanc de poireau finement haché**
- **225 g de courge coupée en cubes et cuite à la vapeur**
- **2 courgettes coupées en cubes et cuites à la vapeur**
- **10 fleurettes de brocoli cuites à la vapeur**
- **8 tomates cerises coupées en deux**
- **1 belle poignée de jeunes pousses d'épinards**
- **8 œufs fermiers légèrement battus**
- **24 cl de crème ou de lait**
- **115 g de feta émiettée**
- **60 g de cheddar râpé**
- **Salade verte en accompagnement**

Une quiche sans fond, c'est zéro pâte, zéro céréale raffinée.

Préchauffer le four à 180 °C. Graisser légèrement à l'huile de coco un plat de 25 x 20 x 5 cm allant au four. Faire fondre le beurre dans une poêle de taille moyenne à feu moyen. Faire revenir le bacon et le poireau jusqu'à ce que ce dernier soit tendre, pendant environ 5 minutes.

Ajouter tous les légumes au mélange bacon et poireau et remuer délicatement pour bien combiner le tout. Couvrir la poêle et laisser mijoter quelques minutes jusqu'à ce que les légumes soient tendres.

Dans un saladier, incorporer la crème aux œufs et ajouter du sel de mer et du poivre noir concassé. Transférer le bacon et le mélange de légumes dans le plat de cuisson. Parsemer de feta et de cheddar.

Recouvrir de l'appareil aux œufs. Faire cuire 35 à 40 minutes au four jusqu'à ce que le mélange soit pris. Servir avec une salade verte toute simple.

Suggestions : *Délicieux froid. Se conserve couvert au réfrigérateur pendant un à deux jours. Parfait au déjeuner le lendemain.*

Vous pouvez utiliser n'importe quel mélange de légumes. Essayez avec des restes de légumes braisés, des asperges et des champignons.

Astuce : *Si l'huile de coco est figée, passez le pot sous de l'eau chaude.*

POUR 4 À 6 PERSONNES

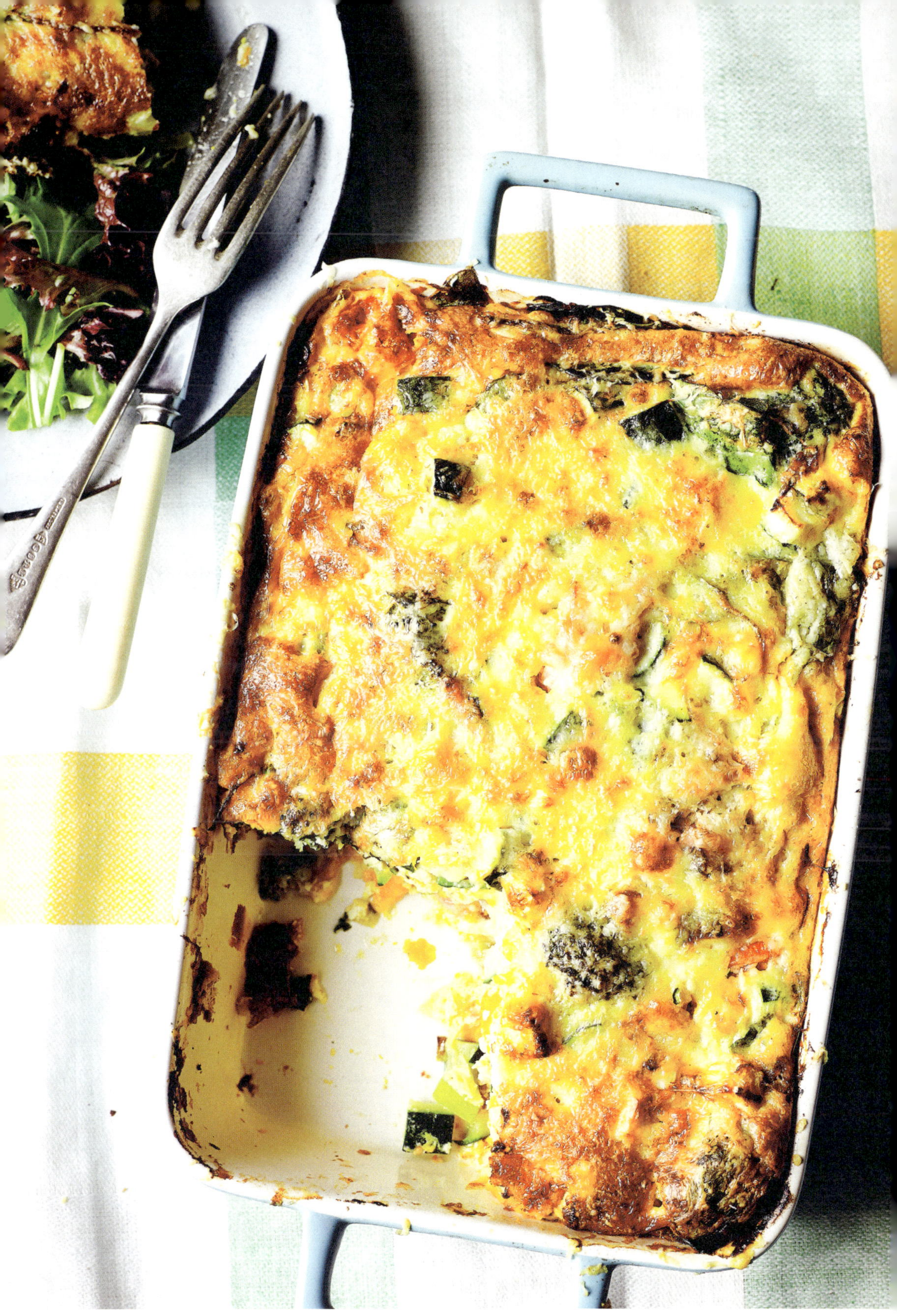

L'ARME FATALE

CURRY DE COURGE ET DE POIS CHICHES À LA NOIX DE COCO

1 c. à s. d'huile de coco

1 gros oignon finement haché

2 gousses d'ail finement hachées

1 c. à s. de gingembre frais râpé

1 c. à c. de poudre de curry

2 feuilles de citron kaffir (dans les épiceries asiatiques)

24 cl de bouillon de légumes

½ petit potiron ou courge coupé en petits morceaux (soit environ 400 g)

400 g de pois chiches en boîte, rincés et égouttés

1 belle poignée de jeunes pousses d'épinards

150 ml de crème de coco

Jus d'1 citron vert ou d'½ citron

Nous devons cette merveille à la nutritionniste Sharon Johnston, la Reine celte des aliments.

Faire chauffer l'huile de coco à feu doux dans une grande casserole. Ajouter l'oignon et l'ail et faire doucement revenir pendant quelques minutes jusqu'à ce qu'ils soient tendres.

Ajouter le gingembre, la poudre de curry et les feuilles de citron (froisser pour favoriser la libération des arômes) et remuer pendant 1 ou 2 minutes avant d'incorporer le bouillon de légumes et les morceaux de courge. Porter à ébullition puis réduire le feu. Couvrir et laisser mijoter pendant environ 10 minutes, jusqu'à ce que la courge soit tendre.

Ajouter les pois chiches et continuer la cuisson pendant encore 2 minutes. Ajouter les épinards, la crème de coco et le jus de citron. Vérifier l'équilibre entre les saveurs et ajouter du jus de citron ou du sel si nécessaire.

Astuces : *Ce curry est doux, mais vous pouvez forcer sur la poudre de curry si vous le préférez plus fort. Les plus braves donneront un peu plus de relief à ce plat en ajoutant de la poudre de piment et du piment de Cayenne à la poudre de curry. Au lieu d'utiliser de la poudre de piment, vous pouvez aussi présenter séparément du piment frais haché dont chacun se servira à volonté.*

POUR 2 PERSONNES

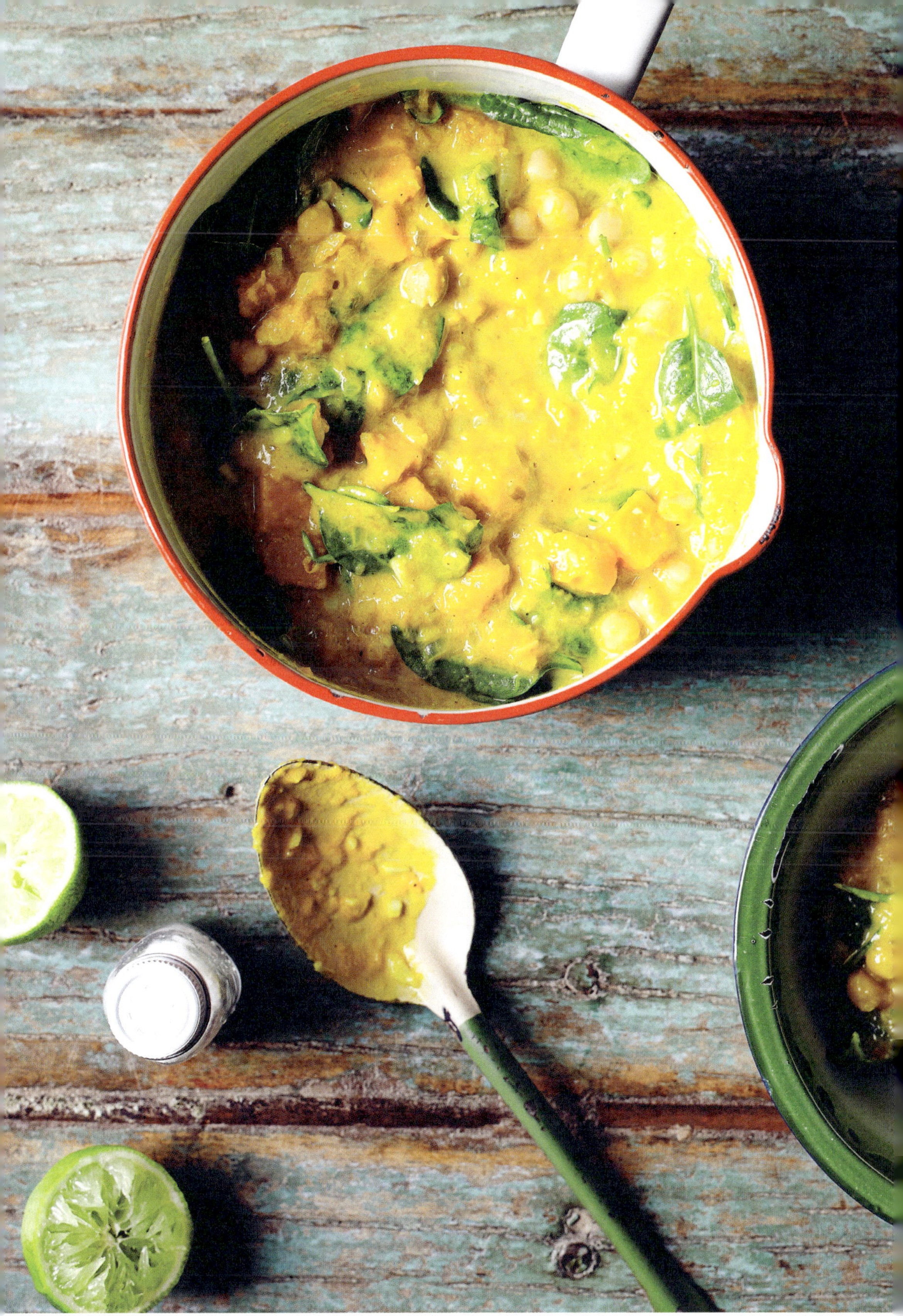

SIMPLE ET SAIN

LE PLAT DE POISSON À TOUTE ÉPREUVE

2 poignées de haricots verts équeutés

2 carottes coupées en bâtonnets

2 poignées de chou rouge émincé

180 ml d'huile d'olive + un peu pour la cuisson

120 ml de sauce tamari

2 grosses tomates de type Roma ou cœur de bœuf

2 pavés de saumon sans arêtes (environ 180 g chacun)

1 citron détaillé en six rondelles (garder les extrémités pour servir)

Comme dirait Zoe : « Dîner léger, mais néanmoins consistant lorsqu'on ne veut pas rester sur sa faim (si j'ose dire), mais pas faire d'excès non plus ! »

Préchauffer le four à 180 °C. Découper quatre carrés de papier sulfurisé ou deux de papier d'aluminium (suffisamment grands pour faire des papillotes). Graisser légèrement avec de l'huile d'olive.

Sur le papier sulfurisé, arranger en petits tas contigus les haricots verts, les carottes et le chou. Verser un filet d'huile et de tamari.

Couper les tomates en rondelles et en disposer 3 sur les légumes. Placer le poisson dessus, puis verser un filet de sauce et d'huile d'olive. Placer les rondelles de citron sur le poisson. Verser le reste d'huile.

Refermer les papillotes et les placer dans la lèchefrite.

Faire cuire 15 à 20 minutes au four jusqu'à ce que le poisson soit prêt (plus le pavé de saumon est épais, plus la cuisson est longue).

Verser un filet d'huile d'olive et de tamari au moment de servir et placer éventuellement une rondelle de citron dans l'assiette.

Variante : *Essayez avec d'autres légumes tels que les courgettes, le fenouil ou les brocolis.*

POUR 2 PERSONNES

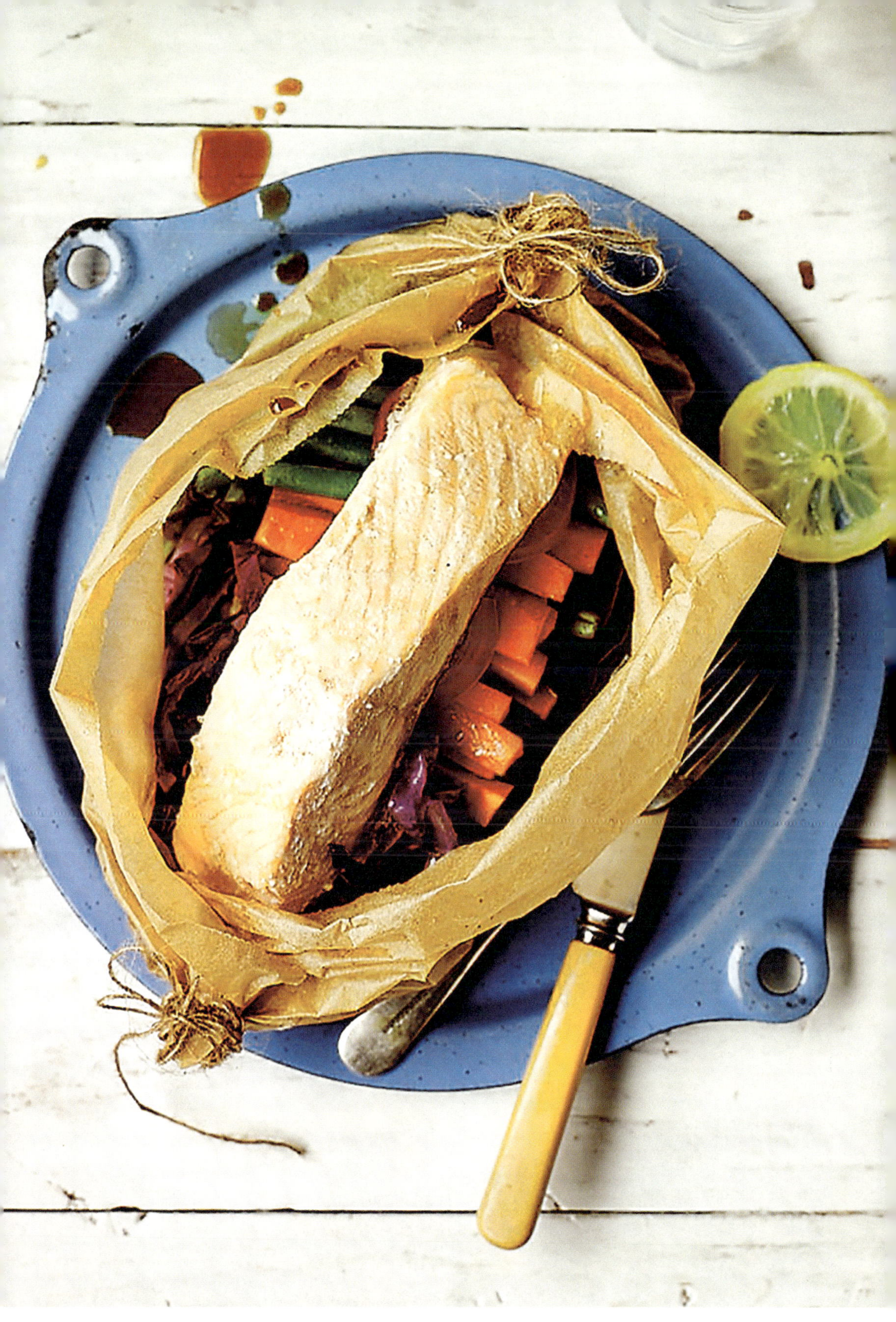

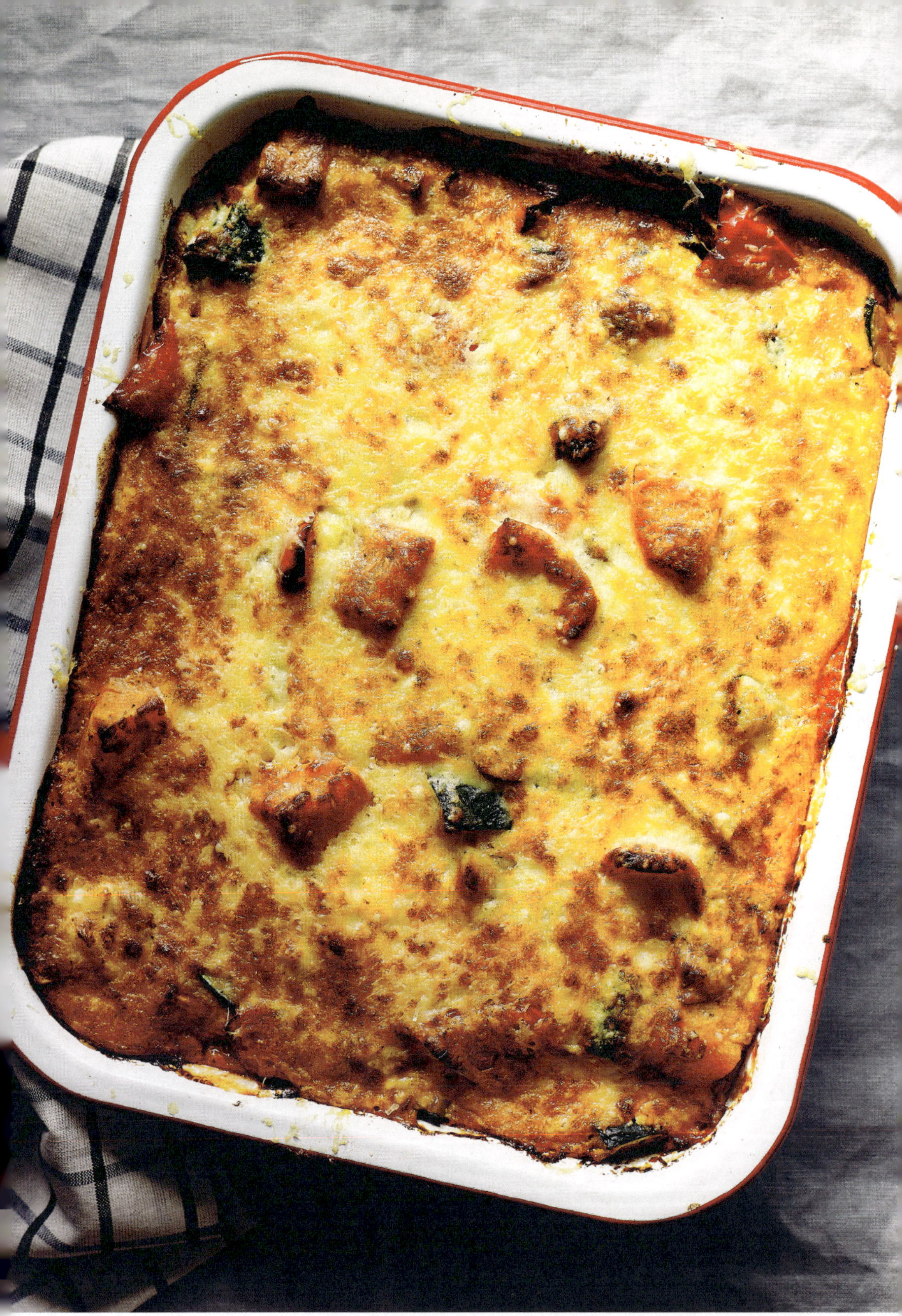

LES LASAGNES QUI N'EN VEULENT PAS À VOTRE INSULINE

LASAGNES D'AUBERGINES

- **1 grosse patate douce pelée**
- **1 poivron rouge coupé en deux et épépiné**
- **3 courgettes**
- **6 champignons coupés en quatre**
- **Huile de coco**
- **2 grosses aubergines détaillées en tranches épaisses**
- **2 œufs fermiers**
- **24 cl de crème**
- **250 g de ricotta**
- **2 x 60 g de cheddar râpé**
- **45 g de parmesan râpé**
- **1 c. à c. de muscade râpée**
- **24 cl de coulis de tomate**

Les aubergines font de ce plat réconfortant une formidable alternative aux lasagnes classiques.

Préchauffer le four à 180 °C. Couper en cubes d'environ 2 cm de côté la patate douce, le poivron et les courgettes. Placer les morceaux de patate douce sur une feuille de papier sulfurisé dans une lèchefrite. Répartir le poivron, les courgettes et les champignons dans une autre lèchefrite recouverte de papier sulfurisé. Ajouter un peu d'huile de coco aux légumes et remuer. Faire cuire 30 minutes au four en remuant une ou deux fois jusqu'à cuisson complète (la patate douce nécessite 5 à 10 minutes de plus). Réserver.

Préchauffer le gril, badigeonner les tranches d'aubergines avec de l'huile avant de les placer sur la grille du four en une seule couche. Cuire les tranches d'aubergine au gril pendant environ 8 minutes jusqu'à ce qu'elles soient tendres. Réserver.

Battre les œufs, la crème, les trois fromages et la muscade dans un saladier. Dans un plat de 25 x 20 x 5 cm allant au four, verser la moitié du coulis de tomates, une couche de tranches d'aubergine, la moitié des légumes rôtis et la moitié de l'appareil aux œufs. Répéter l'opération en finissant par l'appareil aux œufs. Parsemer du reste de cheddar. Faire cuire 35 à 40 minutes au four jusqu'à ce que l'appareil soit pris et le tout chaud et bouillonnant. Laisser reposer 10 minutes, puis servir de larges tranches.

Astuce : *Il vous faudra peut-être passer au gril plusieurs fournées de tranches d'aubergine pour obtenir la quantité nécessaire. L'aubergine remplace les pâtes et il est préférable d'en avoir plusieurs couches pour produire la même sensation.*

Conseil : *Vous pouvez aussi ajouter des couches de viande de bœuf hachée, c'est excellent !*

Dernier conseil : *Si vous êtes amateur de pâtes, faites l'acquisition d'un couple-légume spirale (dans tout bon magasin d'ustensiles de cuisine). Vous pourrez ainsi découper les légumes tels que les courgettes et les carottes selon des formes qui permettront de les substituer aux pâtes. C'est une activité amusante pour les enfants. Vous pouvez accompagner les légumes crus avec une sauce bolognaise ou un pesto.*

POUR 4 À 6 PERSONNES

ESCALOPE DE POISSON À LA NOIX

POISSON PANÉ AUX NOIX DE MACADAMIA

Huile de coco

4 filets de poisson blanc charnu comme le cabillaud, le lieu, la sole ou le turbot (prévoir 150 g par personne)

60 g de noix de macadamia ou de noix de cajou nature

Zeste et jus d'un citron (si le citron n'est pas bio, le faire tremper dans de l'eau bouillante au préalable)

60 g de parmesan ou de pecorino râpé

1 petit œuf fermier battu

Jeunes pousses d'épinards pour la garniture

Si léger, si bon et incroyablement sain.

Préchauffer le four à 180 °C. Recouvrir une lèchefrite d'une feuille d'aluminium et l'enduire d'huile de coco. Sécher les filets de poisson à l'aide de papier absorbant.

Hacher finement les noix dans un robot ménager. Dans un saladier de taille moyenne, mélanger les noix, le zeste de citron et le parmesan. Plonger les filets de poisson dans l'œuf battu, puis les rouler dans la préparation aux noix.

Poser délicatement le poisson dans la lèchefrite. Cuire au four pendant 12 à 15 minutes jusqu'à ce que la croûte soit dorée et le poisson cuit. Arroser d'un filet de jus de citron et servir accompagné d'une salade de jeunes pousses d'épinards.

POUR 4 PERSONNES

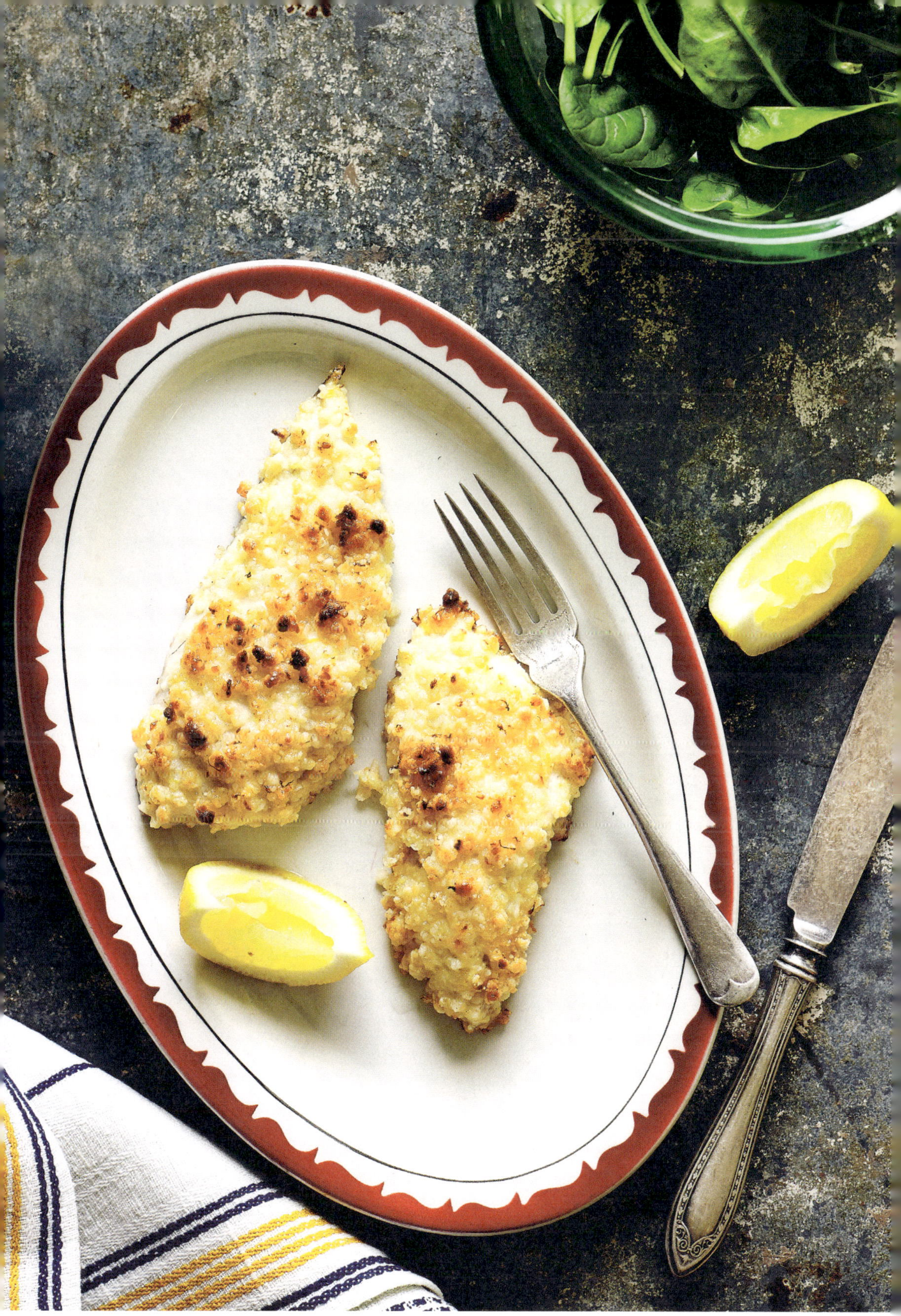

AUX PETITS OIGNONS AVEC CE

BŒUF MIJOTÉ AUX PETITS LÉGUMES

- 2 c. à s. d'huile d'olive ou de coco
- 800 g de bœuf coupé en cubes (paleron, macreuse ou gîte)
- 1 tranche de bacon hachée
- 4 oignons nouveaux détaillés en tranches épaisses
- 2 gousses d'ail hachées
- 1 grosse carotte hachée grossièrement
- 1 branche de céleri détaillée en tronçons
- 2 navets pelés et coupés en gros morceaux
- 2 panais pelés et coupés en gros morceaux
- 400 g de tomates concassées en boîte
- 24 cl de bouillon de bœuf ou d'eau
- 1 c. à s. de concentré de tomates
- 1 c. à c. d'herbes de Provence ou d'origan séché
- 4 c. à s. de crème
- 125 g de haricots verts coupés en deux et cuits à la vapeur
- Salade pour la garniture

Un repas roboratif sans glucides ni céréales raffinées.

Préchauffer le four à 130 °C. Faire chauffer la moitié de l'huile d'olive à feu vif dans une grande cocotte allant sur le feu. Saisir le bœuf en plusieurs fournées en faisant dorer les morceaux. Réserver dans une assiette.

Réduire le feu. Faire chauffer le reste d'huile. Faire revenir quelques minutes le bacon, les oignons nouveaux, l'ail, la carotte et le céleri.

Remettre le bœuf dans la cocotte, puis ajouter les navets et les panais. Ajouter les tomates, le bouillon, le concentré de tomates et les herbes et bien mélanger. Ajouter du sel et du poivre noir concassé.

Couvrir et mettre au four pendant 3 heures en remuant de temps en temps. Avant de servir, incorporer la crème et les haricots verts cuits à la vapeur. Servir avec une salade.

Astuce : *Vous pouvez aussi faire cuire les haricots verts dans la cocotte avec le reste des légumes. Ils sont alors très mous. Si vous les préférez croquants et verts, il est préférable de les ajouter en fin de cuisson après les avoir cuits à la vapeur comme indiqué dans la recette.*

POUR 4 PERSONNES

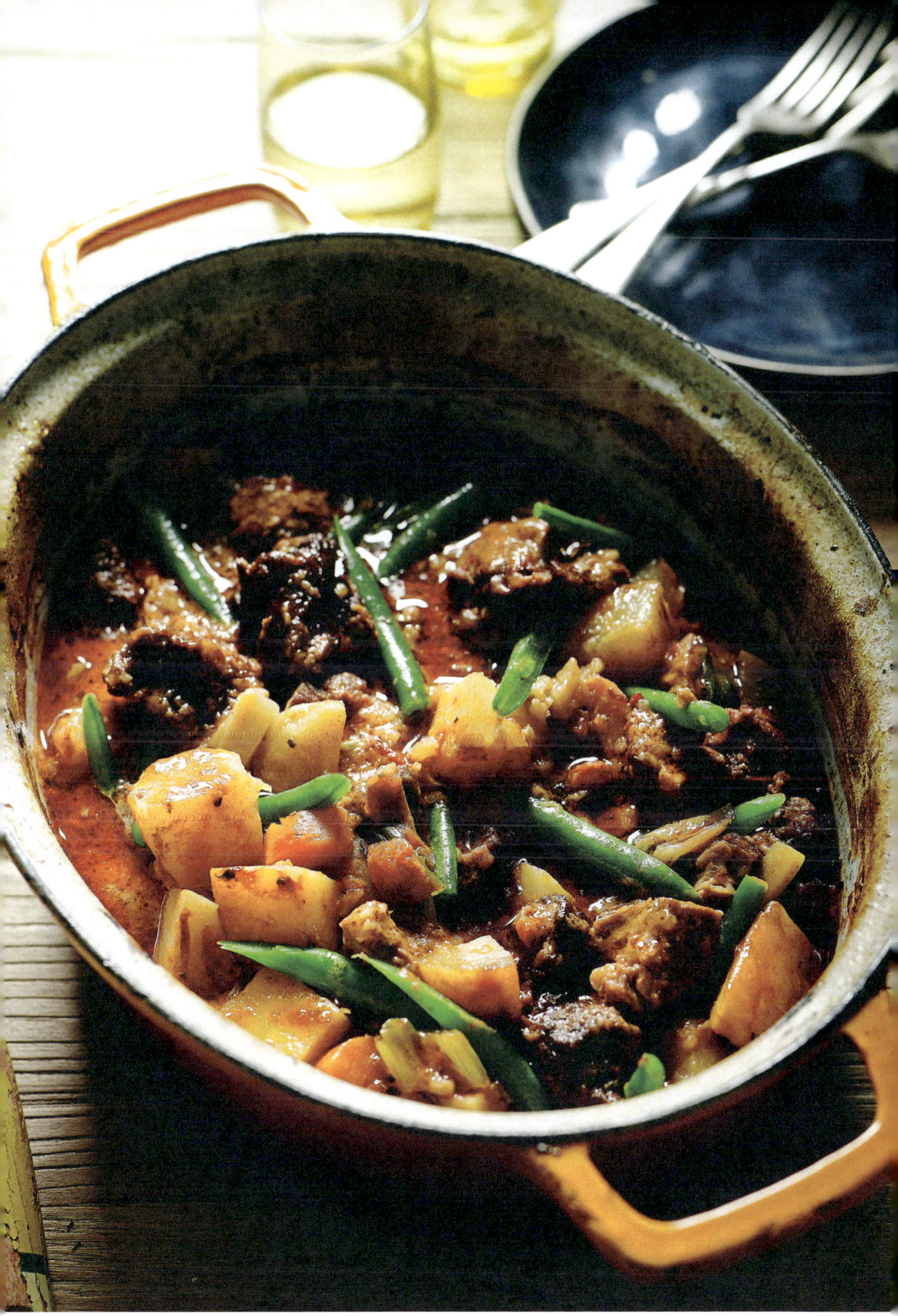

FIDÈLE À L'ESPRIT MAIS PAS AUX DÉTAILS

LE HACHIS SANS PARMENTIER

2 c. à s. d'huile de coco
2 gousses d'ail hachées
1 oignon finement haché
1 carotte finement hachée
1 branche de céleri finement hachée
1 feuille de laurier froissée
600 g de viande de bœuf hachée
400 g de tomates concassées en boîte
1 c. à s. de concentré de tomates
1 c. à s. de tamari
60 ml de bouillon de bœuf ou d'eau
225 g de petits pois frais ou congelés

PURÉE DE CHOU-FLEUR AU FROMAGE

1 petit chou-fleur détaillé en fleurettes (environ 600 g)
20 g de beurre
4 c. à s. de crème
120 g de cheddar râpé (ou moitié cheddar moitié parmesan)
Salade verte en accompagnement

Le cousin du hachis Parmentier, sans ses pommes de terre.

Faire chauffer l'huile de coco dans une grande sauteuse à feu moyen. Faire revenir 5 minutes l'ail, l'oignon, la carotte, le céleri et la feuille de laurier jusqu'à ce que les légumes soient tendres.

Passer à feu vif et ajouter la viande. Remuer pendant 5 minutes jusqu'à ce que la viande soit dorée en l'émiettant bien. Incorporer les tomates, le concentré de tomates, le tamari et le bouillon de bœuf. Couvrir et cuire à feu moyen pendant 20 minutes en remuant une ou deux fois. Enlever la feuille de laurier. Incorporer les petits pois.

Pour confectionner la purée de chou-fleur, faire cuire les fleurettes à la vapeur pendant 5 à 7 minutes. Transférer dans un mixeur ou dans un robot ménager avec le beurre, la crème et la moitié du fromage. Ajouter du sel et du poivre noir concassé et mixer jusqu'à ce que le mélange soit homogène.

Préchauffer le four à 200 °C. Répartir uniformément la viande dans un plat profond allant au four.

Recouvrir de purée et tracer un motif sur le dessus à l'aide d'une fourchette. Parsemer du reste de fromage. Faire cuire 30 minutes au four, jusqu'à ce que le dessus soit doré.

Servir chaud accompagné d'une salade.

Astuce : *Coupez en deux ou en quatre l'oignon, la carotte et le céleri. Mettez-les dans un robot ménager et mixez quelques instants pour les hacher finement.*

POUR 4 PERSONNES

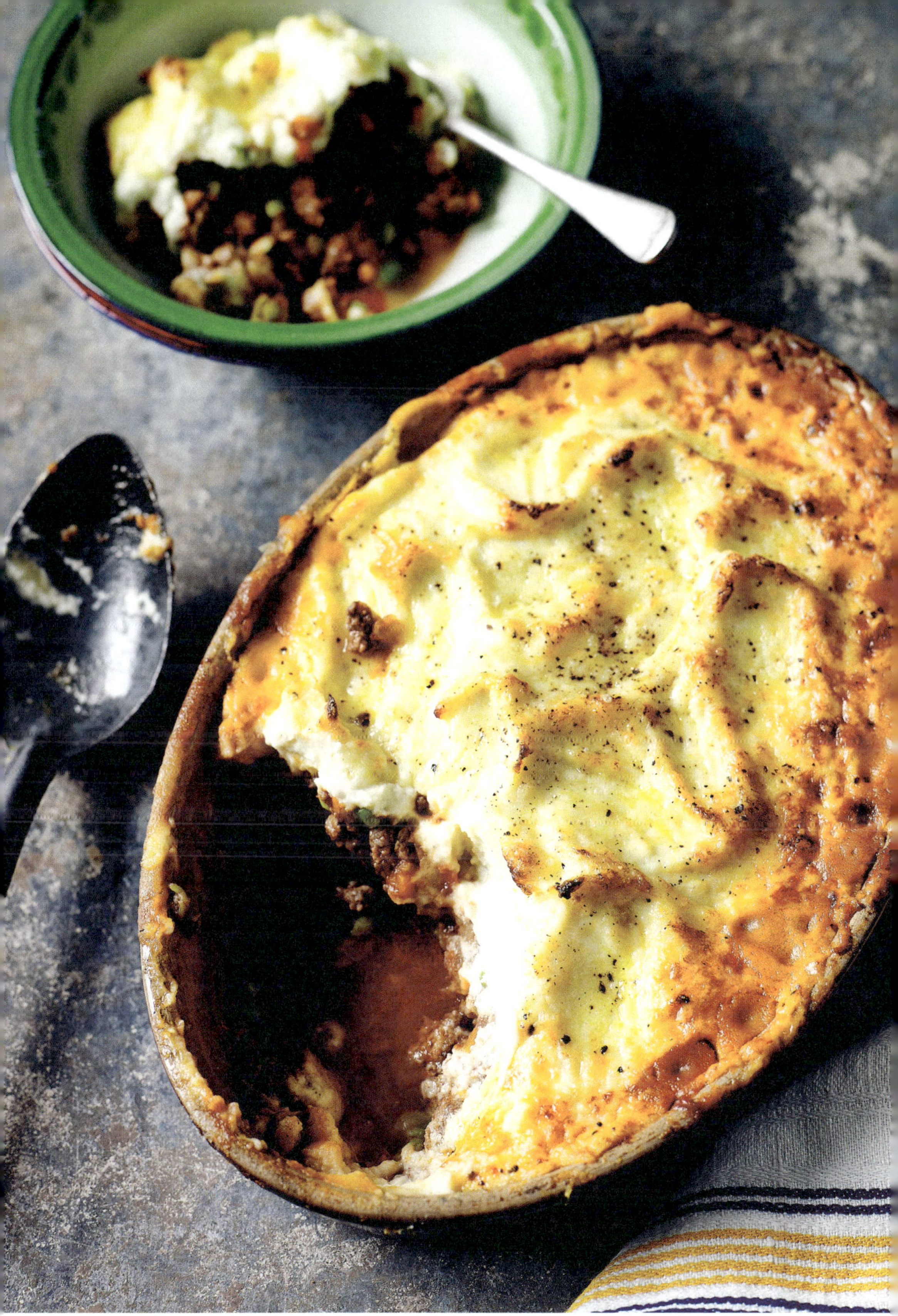

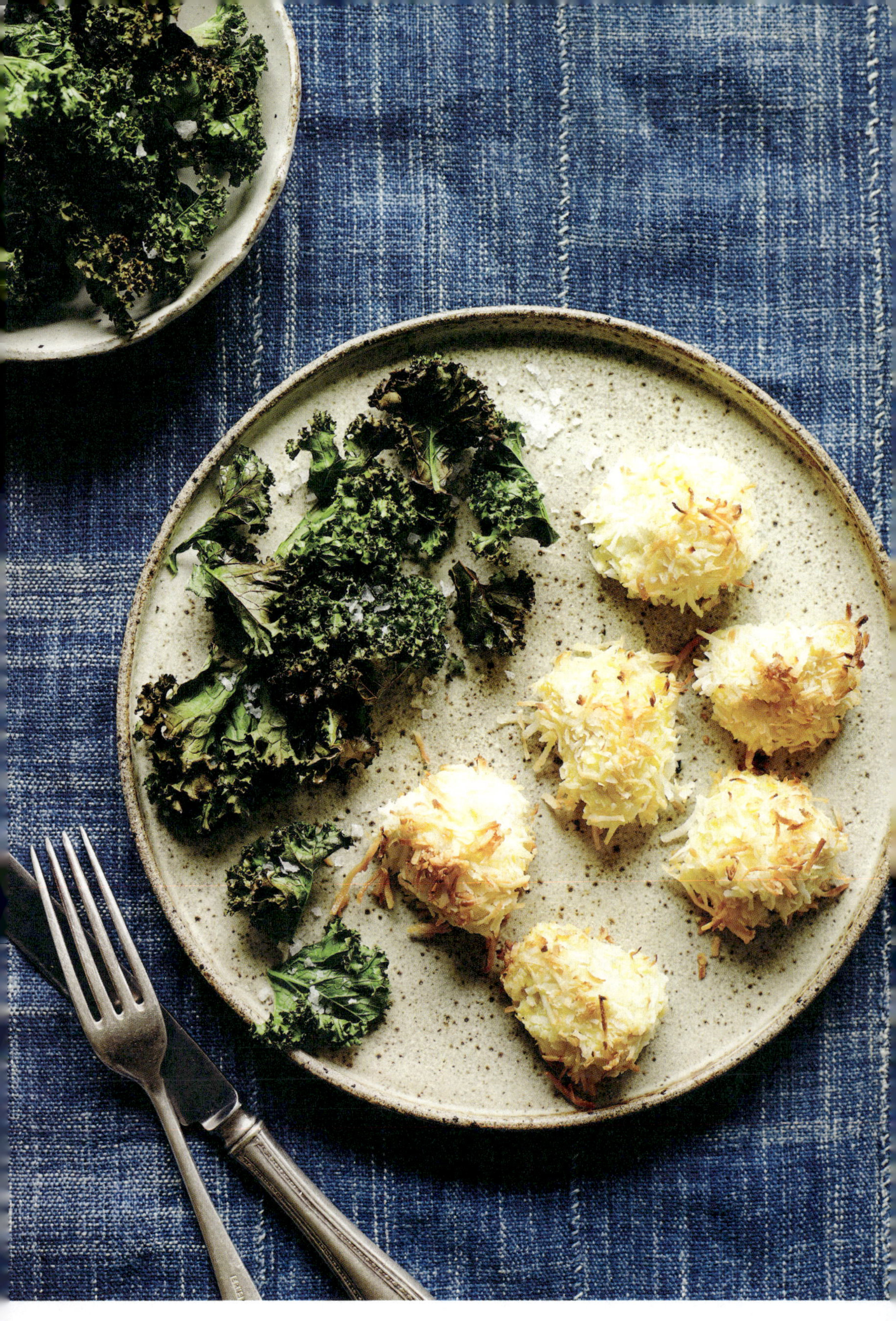

RONALD MC QUI ?

NUGGETS AU NATUREL ET CHIPS FANTAISIE

- 500 g de filet de poulet
- 100 g de farine de coco
- 2 œufs fermiers
- 150 g de noix de coco râpée
- 1 botte de chou kale
- 1 c. à c. d'huile de coco
- Sel

Un repas idéal pour les enfants et excellent le lendemain au déjeuner.

Préchauffer le four à 180 °C. Couper le poulet en morceaux de la taille d'une bouchée. Les rouler dans la farine de coco. Battre les œufs et y plonger les morceaux de poulet. Rouler le poulet dans la noix de coco râpée, puis disposer dans une lèchefrite. Mettre au four.

Arracher les feuilles de chou de la tige et les couper en morceaux de taille moyenne. Verser l'huile de coco dans un saladier, y ajouter le chou kale, une pincée de sel, et mélanger le tout. Disposer les chips de chou kale dans une lèchefrite.

Après environ 15 minutes, déplacer le poulet dans la partie inférieure du four pour poursuivre la cuisson a feu plus doux et placer le chou dans la partie supérieure. Baisser la température du four à environ 130 ou 160 °C suivant le four.

Faire cuire doucement le chou kale pendant environ 10 minutes, tout en surveillant, car l'opération est délicate : les bords doivent être légèrement dorés, mais le reste doit rester vert.

Lorsque les chips de chou kale sont croustillantes, les sortir du four, ainsi que le poulet. Saler légèrement le poulet.

Suggestions : *Vous pouvez faire des chips avec de fines tranches de patate douce ou de betterave débitées à l'économe. Il sera alors peut-être nécessaire d'adapter la chaleur du four et la durée de cuisson. Pour obtenir des chips croustillantes et légères, il faut éviter de mettre trop d'huile de coco. Amusez-vous en testant différentes variantes.*

Salez le poulet après cuisson pour qu'il reste tendre et pour éviter de le dessécher.

POUR 2 À 3 PERSONNES

LA SIMPLICITÉ REVISITÉE

POULET RÔTI À LA NOIX DE COCO

- **1 poulet bio de 1,5 kg**
- **2 oignons nouveaux finement hachés**
- **1 ou 2 gousses d'ail finement hachées**
- **30 g d'amandes grillées finement hachées**
- **2 c. à s. de poudre d'amande**
- **2 c. à s. de noix de coco râpée**
- **1 c. à s. de gingembre frais râpé**
- **½ petit citron ou citron vert coupé en fines tranches ou haché finement**
- **20 g de beurre**
- **1 c. à s. d'huile de coco**
- **Salade ou légumes cuits à la vapeur en accompagnement**

La saveur de la noix de coco se marie à merveille à celle du poulet.

Préchauffer le four à 200 °C. Rincer l'intérieur et l'extérieur du poulet et le sécher avec du papier absorbant.

Mélanger les oignons nouveaux, l'ail, les amandes hachées, la poudre d'amande, la noix de coco et le gingembre dans un saladier. Ajouter le citron, le sel et le poivre noir concassé et bien mélanger. Poêler légèrement dans le beurre pour chauffer et faire dorer. Farcir le poulet de ce mélange.

Lier les pattes du poulet, replier le bout des ailes par dessous et placer dans un plat allant au four. Enduire le poulet d'huile de coco.

Faire rôtir 15 minutes, puis réduire à 180 °C la température du four. Arroser une ou deux fois le poulet avec le jus de cuisson. Laisser cuire encore 45 à 50 minutes. Lorsque du jus qui s'échappe des blancs transpercés est clair, le poulet est cuit.

Couvrir lâchement d'aluminium et laisser reposer 15 minutes. Découper le poulet (c'est plus facile avec des ciseaux). Servir avec une cuillère de farce et du jus de cuisson. Accompagner de salade ou de légumes cuits à la vapeur.

Suggestion : *Servir avec une simple salade fraîche ou une moitié de brocoli cuit à la vapeur pour un accompagnement chaud en hiver !*

POUR 4 PERSONNES

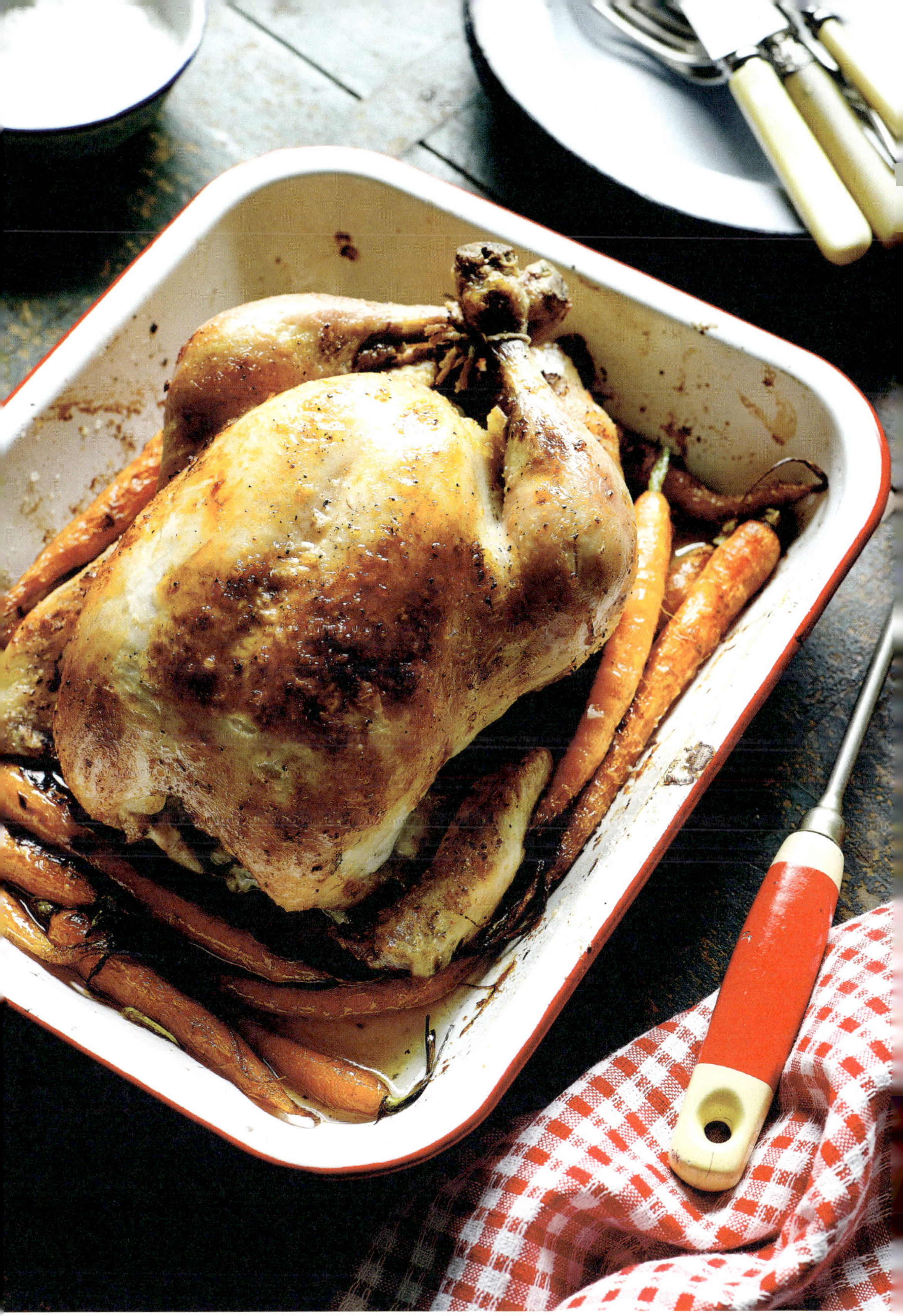

MENU DE BISTROT SANS SORTIR DE CHEZ SOI

ESCALOPE DE POULET PANÉE AUX AMANDES

60 g de poudre d'amande

1 c. à s. de persil plat finement ciselé

Zeste et jus d'½ citron (si le citron n'est pas bio, le faire tremper dans de l'eau bouillante au préalable)

1 gros filet de poulet désépaissi pour former 2 escalopes

1 c. à s. d'arrow-root ou de farine de maïs

1 œuf fermier battu

2 c. à s. d'huile de coco

Brocolis cuits à la vapeur et écrasé de patate douce en accompagnement

Encore un bon petit plat réconfortant sans culpabiliser.

Dans un saladier peu profond, mélanger la poudre d'amande, le persil et le zeste de citron.

Rouler les escalopes dans l'arrow-root, puis dans l'œuf et enfin dans le mélange aux amandes.

Faire chauffer l'huile de coco dans une poêle de taille moyenne. Cuire de 5 à 6 minutes à feu moyen en retournant une fois jusqu'à ce que les escalopes soient dorées et cuites à point. (Le feu ne doit pas être trop puissant pour ne pas trop brunir les amandes.)

Servir accompagnées de brocolis cuits à la vapeur ou d'un écrasé de patate douce et arroser d'un filet de citron avant de déguster.

Astuce : *Vous pouvez conserver la préparation au réfrigérateur et l'utiliser dans une salade le lendemain.*

Suggestion : *Ce plat de transition vous aidera à doucement décrocher d'une alimentation riche en sucre. Il ne faut pas en abuser, mais ce sera un véritable allié les premières semaines de sevrage.*

Variante : *Vous pouvez utiliser d'autres légumes tels que des haricots verts et des courgettes en accompagnement.*

POUR 2 PERSONNES

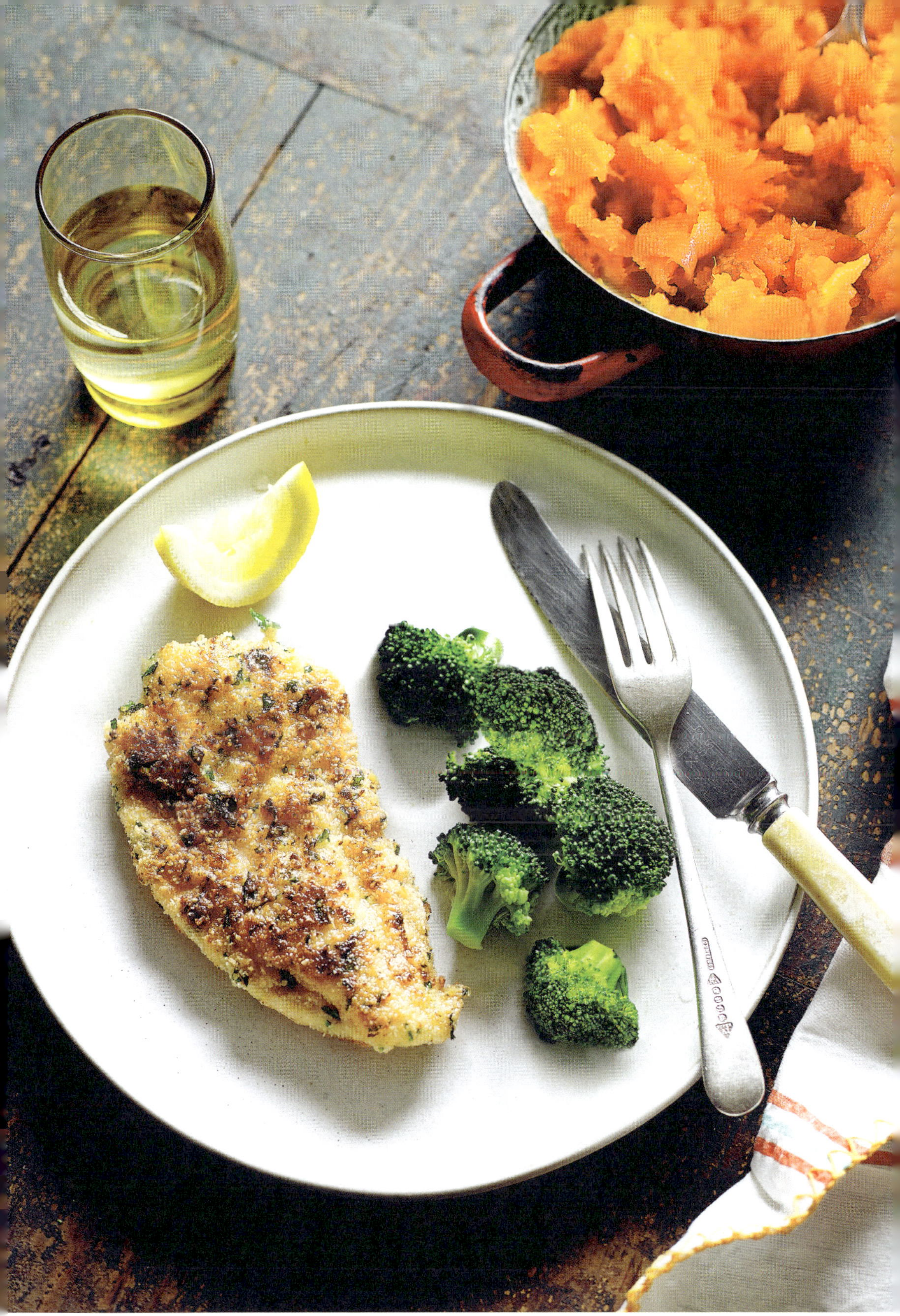

LA FLEUR DE VIE

SALADE DE CHOUX DE BRUXELLES

- **500 g de choux de Bruxelles**
- **2 c. à s. d'huile d'olive**
- **1 c. à s. de vinaigre de cidre**
- **1 c. à c. de moutarde de Dijon**
- **Sel et poivre**
- **1 filet de sauce soja ou tamari**
- **1 petit bol (75 g) de noix de pécan légèrement grillées et hachées grossièrement**
- **1 oignon nouveau détaillé en fines lamelles**
- **1 grosse poignée de canneberges déshydratées**
- **1 pomme rouge évidée et râpée**
- **60 g de fromage de chèvre**

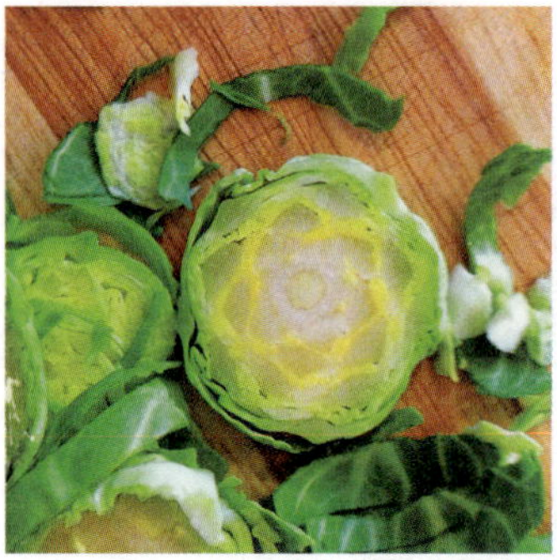

Admirez la remarquable géométrie d'une coupe de chou de Bruxelles. Il remporterait haut la main un concours de relooking pour végétaux !

Une version revisitée de la salade Waldorf. Une belle surprise gustative pour ceux qui ont été traumatisés par les choux de Bruxelles archicuits de leur grand-mère. Une coupe transversale de chou révèle l'ancien symbole de la fleur de vie.

Tenir les choux de Bruxelles par la queue et les émincer finement à la mandoline ou au couteau. Transférer dans un saladier et remuer pour séparer les différentes couches de feuilles.

Mettre l'huile d'olive, le vinaigre de cidre, la moutarde de Dijon, le sel et le poivre noir concassé dans un petit bocal et agiter pour bien mélanger.

Juste avant de servir, arroser les noix de pécan d'un filet de sauce de soja et mélanger. Ajouter dans le saladier les noix de pécan, l'oignon nouveau, les canneberges, la pomme fraîchement râpée et de petits morceaux de fromage de chèvre. Verser la vinaigrette sur la salade et bien mélanger.

Astuce : *Vous pouvez couper les choux de Bruxelles plusieurs heures à l'avance et les garder au réfrigérateur dans un saladier couvert. Mélangez-les aux autres ingrédients juste avant de servir.*

Suggestion : *Remplacez le fromage de chèvre par 45 g de parmesan râpé.*

POUR 4 PERSONNES

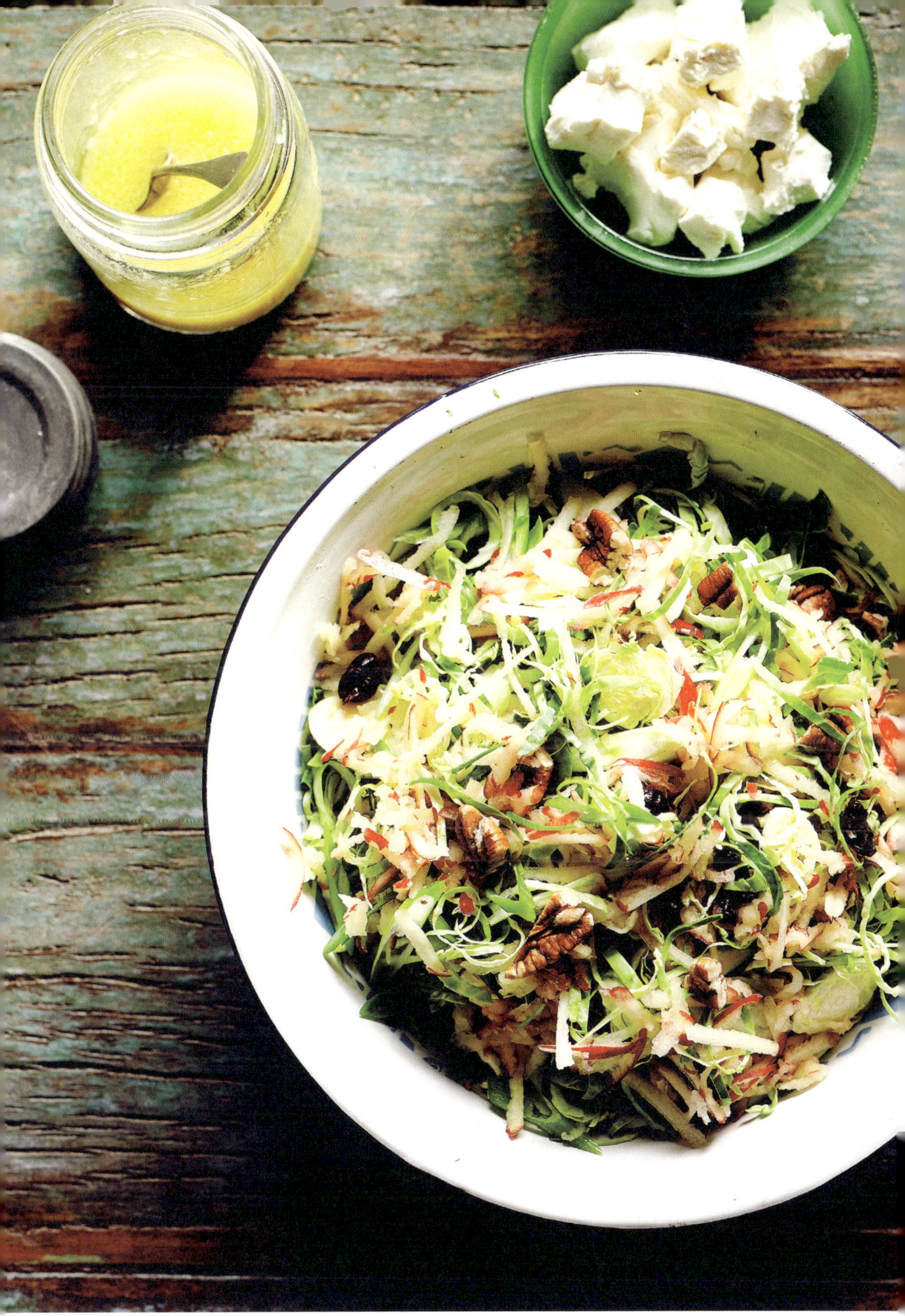

UNE AUTHENTIQUE GAGNANTE

LA SALADE DE TRANSITION

- **1 botte de chou kale**
- **2 c. à s. d'huile d'olive**
- **Sel de mer**
- **3 c. à c. de vinaigre de cidre**
- **1 petit oignon rouge détaillé en fines lamelles**
- **Poivre noir**
- **1 poignée d'amandes hachées (environ 16) avec la peau (de préférence trempées la veille)**
- **50 g de feta émiettée**
- **150 g de myrtilles**
- **400 g de lentilles en boîte, rincées et égouttées**
- **25 g de noix de coco râpée, légèrement dorée**

La douceur des myrtilles fait de cette salade un excellent plat de transition lors du sevrage du sucre.

Enlever la tige et la nervure épaisse du chou kale. Rouler les feuilles et couper en fines lamelles. Transférer dans un grand saladier, verser 1 c. à s. d'huile d'olive et saupoudrer de sel de mer.

Malaxer le chou quelques minutes pour l'attendrir, puis laisser reposer 5 à 10 minutes.

Ajouter le reste d'huile d'olive, le vinaigre, l'oignon et du poivre noir du moulin. Laisser mariner 10 minutes.

Juste avant de servir, incorporer les amandes, la feta, les myrtilles, les lentilles et la noix de coco.

Suggestion : *Vous pouvez remplacer les myrtilles par des tranches d'orange et la feta par du fromage de chèvre.*

Astuce : *Utilisez des lentilles brunes ou vertes. Celles en boîte conviendront parfaitement, mais vous pouvez également faire cuire un petit bol de lentilles du Puy dans une bonne quantité d'eau bouillante pendant 15 minutes, ou jusqu'à ce qu'elles ramollissent, puis les égoutter et les laisser refroidir.*

POUR 4 PERSONNES

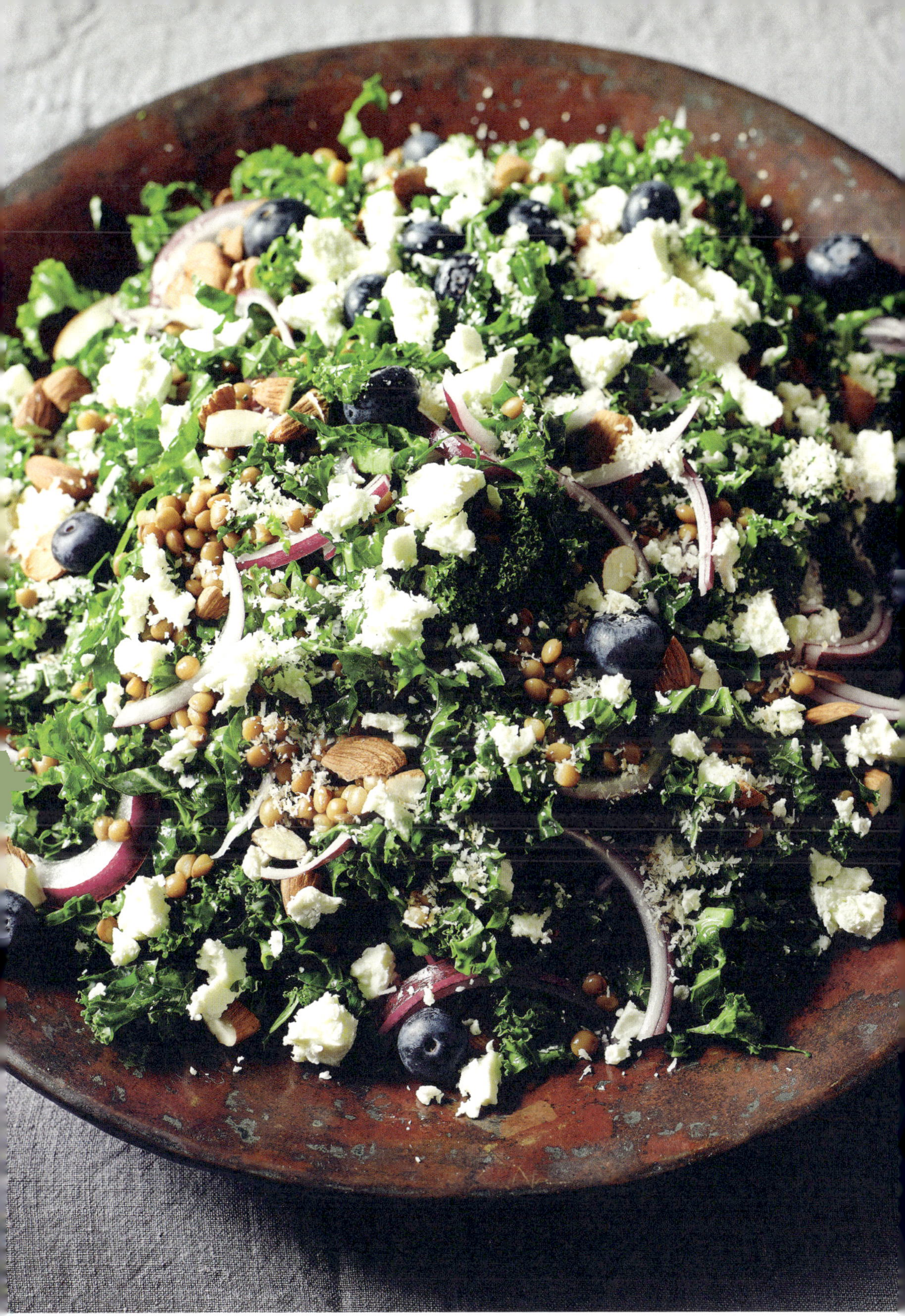

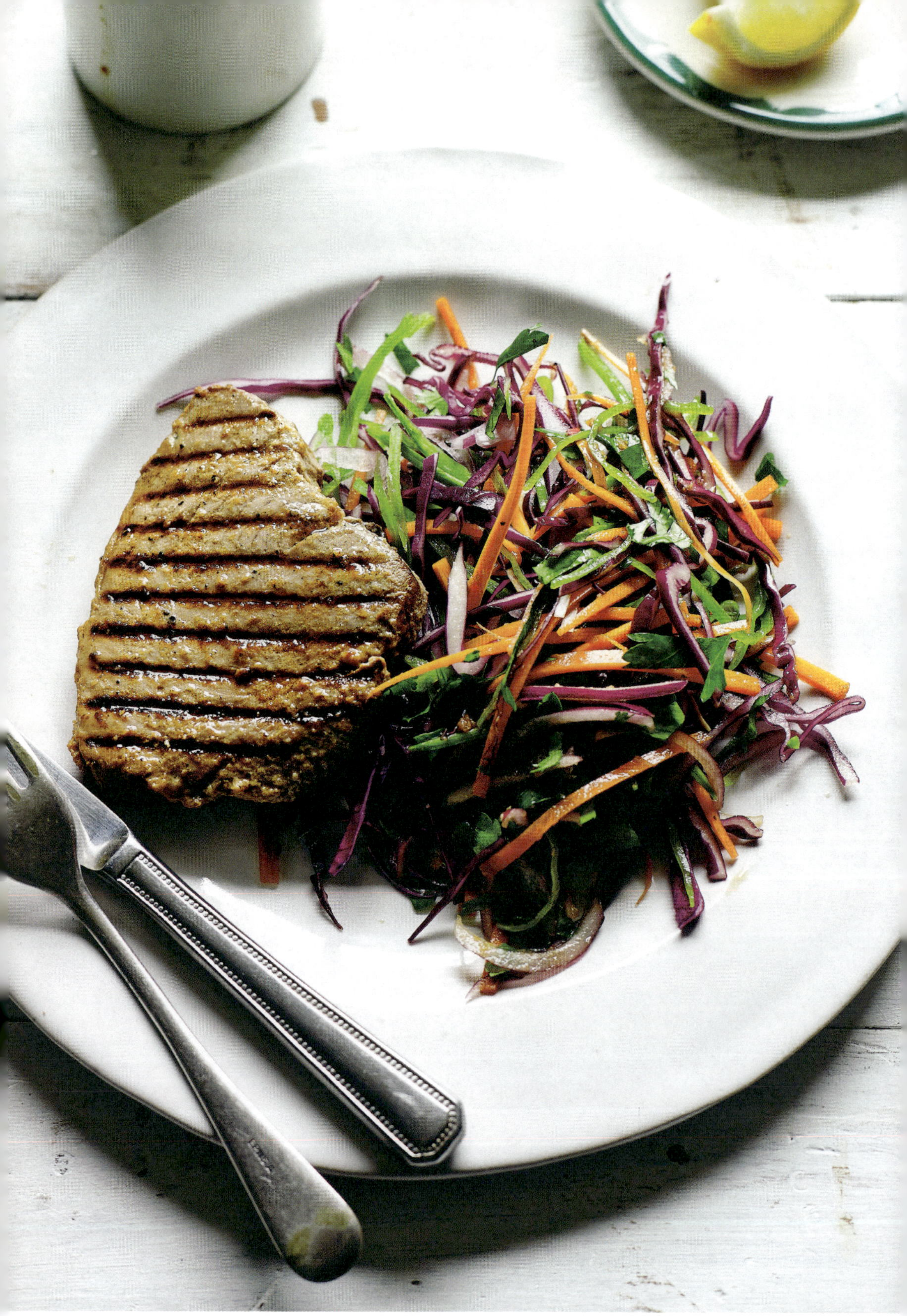

UN DÉJEUNER LÉGER

UN BON CHOU CRU ET UN THON DE BON TON

MARINADE

- 4 c. à s. d'huile de coco
- 3 c. à s. de tamari
- 3 c. à s. de jus de citron frais
- 1 gousse d'ail écrasée
- ½ c. à c. de poivre noir du moulin
- ¼ c. à c. de moutarde en poudre
- 2 steaks de thon (environ 130 g chacun)

SALADE DE CHOU CRU

- ½ petit chou chinois (ou chou rouge) finement émincé
- 1 grosse carotte pelée et râpée
- 1 petit oignon rouge détaillé en fines lamelles
- 100 g de pois mange-tout coupés en fines tranches dans le sens de la longueur
- 1 petit bol de coriandre fraîche hachée
- 3 c. à s. de tamari
- 1 c. à s. d'huile de sésame
- 1 c. à s. de gingembre frais râpé
- 1 gousse d'ail écrasée
- Quartiers de citron pour servir

Une autre offrande de la Reine celte des aliments.

Préparer la marinade en mélangeant tous les ingrédients dans un bol.

Disposer les steaks de thon dans un plat profond, les recouvrir de la marinade et laisser au moins 1 heure au réfrigérateur.

Préparer la salade de chou cru en mélangeant dans un saladier le chou chinois, la carotte, l'oignon, les pois mange-tout et la coriandre.

Pour préparer la vinaigrette, fouetter le tamari, l'huile de sésame, le gingembre et l'ail dans un petit bol. Verser sur la salade et bien mélanger.

Lorsque le thon est suffisamment mariné, le placer sur un gril antiadhésif préchauffé et faire cuire chaque face 2 à 3 minutes, ou jusqu'à ce qu'il devienne opaque tout en restant rose à l'intérieur. Badigeonner de marinade pendant la cuisson pour ne pas dessécher.

Servir accompagné d'un quartier de citron et de la salade de chou cru.

Astuce : *Vous pouvez réaliser une version express en incorporant du thon ou du saumon en boîte à la salade de chou cru.*

POUR 2 PERSONNES

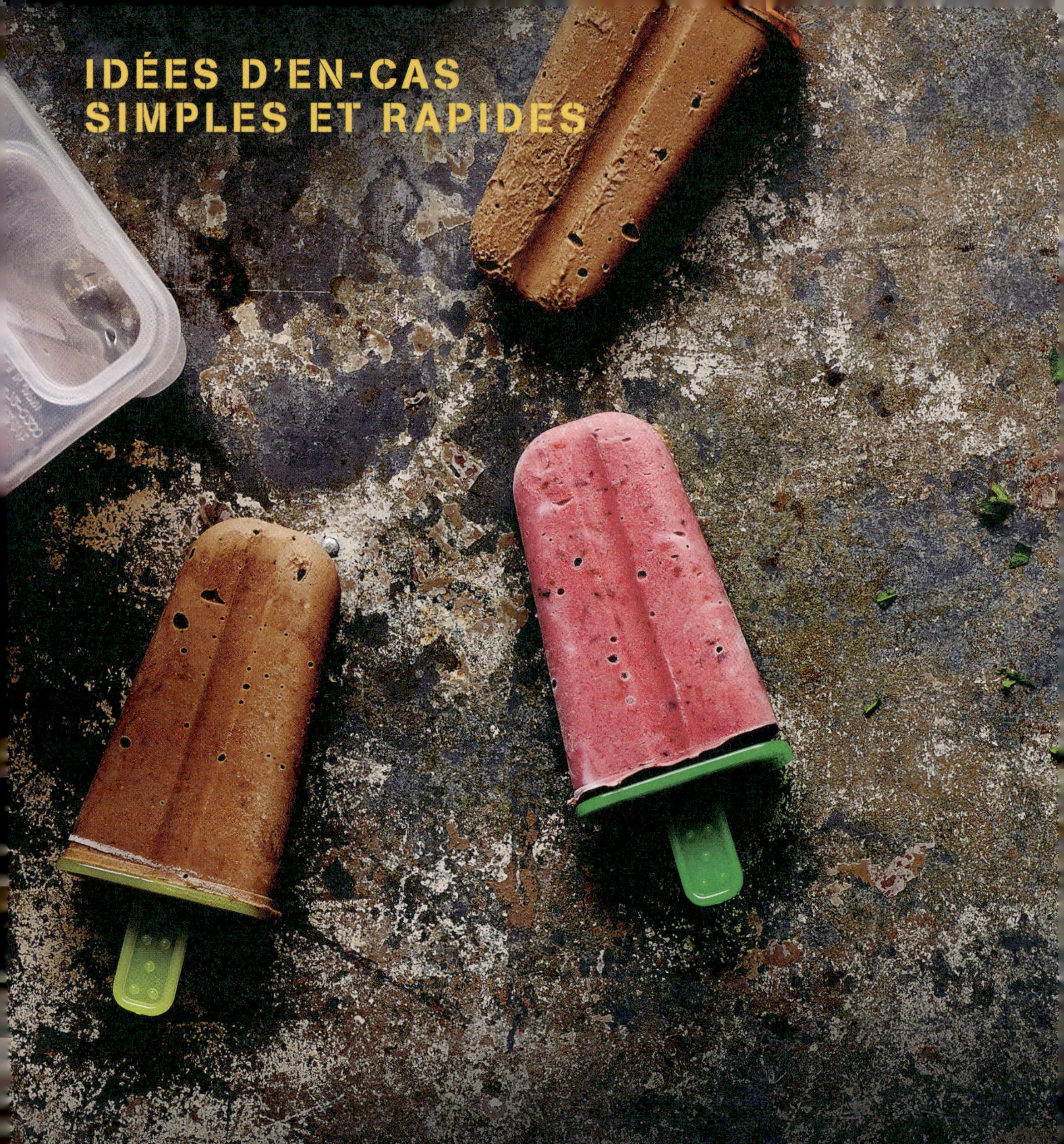

POPSICLES « CHOCO-BANA-NOISETTES »

Dans un mixeur, réduire en purée 2 grosses bananes, 4 c. à s. de purée de noisettes (ou de noix de cajou, d'amandes ou d'arachides, sans sucre ajouté), 2 c. à s. de poudre de cacao et 25 cl de lait de coco. Verser la préparation dans des moules à esquimaux. Faire congeler une nuit. **POUR ENVIRON 6 GLACES.**

BÂTONNETS GLACÉS BANANE-FRUITS ROUGES

Utiliser des framboises, des myrtilles, des fraises ou un mélange de baies congelées. Dans un mixeur, réduire en purée 2 grosses bananes, 150 g de baies congelées et 25 cl de lait de coco. Verser la préparation dans des moules à esquimaux. Faire congeler une nuit. **POUR ENVIRON 6 GLACES.**

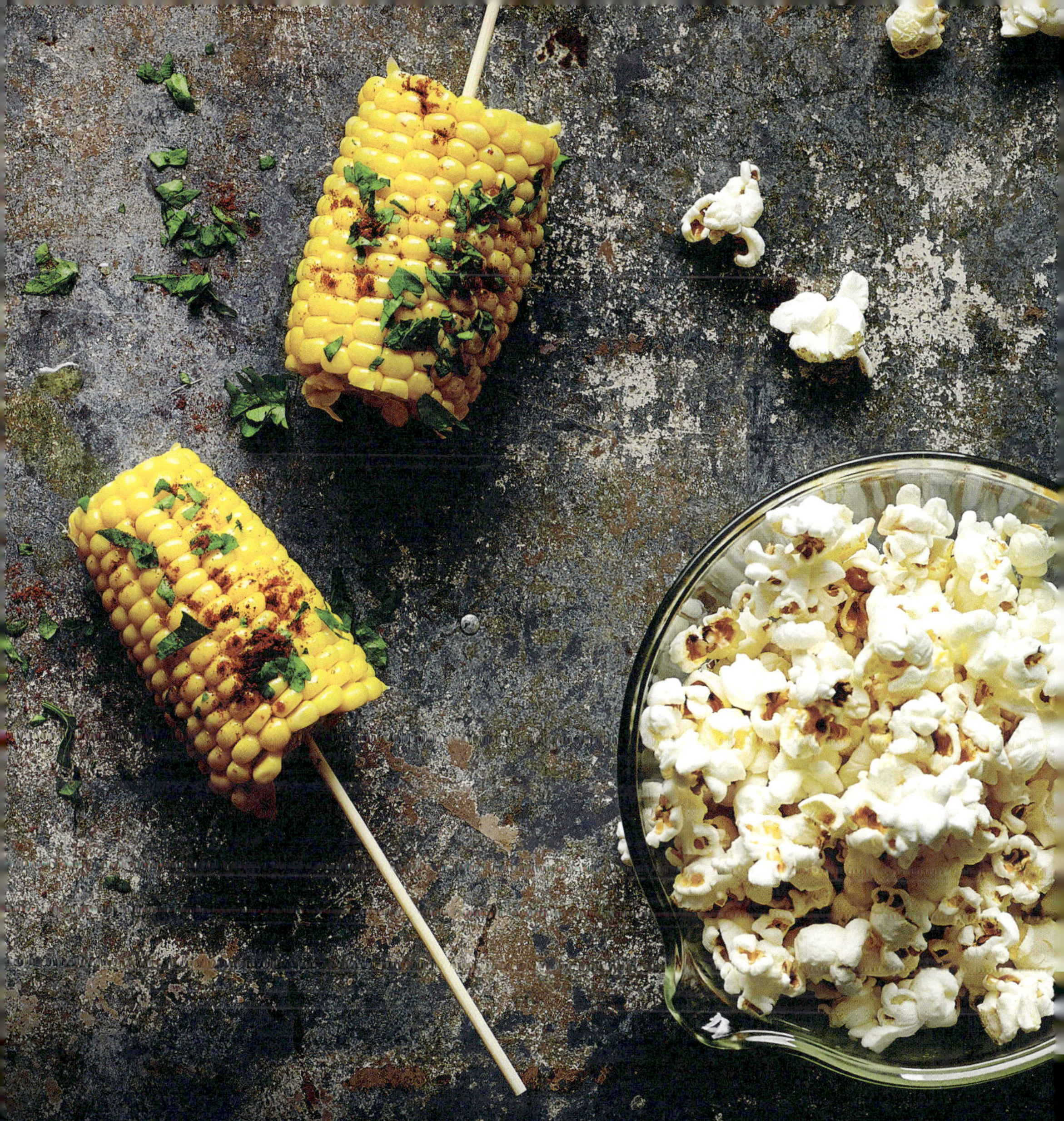

MAÏS EN BROCHETTE

Faire cuire des épis de maïs à l'eau pendant 6 à 8 minutes et égoutter. Les fixer sur de solides brochettes en bois. Avant qu'ils ne refroidissent, les badigeonner de beurre, d'herbes fraîches ciselées (coriandre, persil, thym) et saupoudrer de paprika.

POP-CORN

Placer 2 c. à s. de maïs spécial pop-corn dans un grand saladier allant au micro-ondes. Verser ¼ c. à c. d'huile d'olive, et 1/4 c. à c. de zeste de citron mélangé à du poivre. Couvrir le saladier de deux couches de film étirable et percer en deux ou trois endroits. Cuire 3 à 4 minutes à forte température jusqu'à la fin des éclats.

LA PETITE FRIANDISE EXCEPTIONNELLE

BOUCHÉES CACAO-CACAHOUÈTES

1 petit bol de cacahouètes grillées non salées

1 mini-banane

2 + 4 c. à s. d'huile de coco liquide

60 g de poudre de cacao cru (en magasins bio)

Idéal pour ceux qui ont encore des envies passagères de chocolat.

Dans un mixeur, réduire en purée les cacahouètes, la banane et 2 c. à s. d'huile de coco (les cacahouètes peuvent être grossièrement hachées).

Verser le mélange dans des moules à chocolat, moules à muffins, coquetiers ou bacs à glaçons, en remplissant aux trois quarts. Pour refroidir rapidement, mettre au congélateur, sinon mettre au réfrigérateur.

Pendant ce temps, faire fondre à petit feu le reste d'huile de coco et le cacao dans une petite casserole pour obtenir une consistance lisse. Verser dans un petit saladier.

Lorsque le mélange aux cacahouètes est ferme, le recouvrir du mélange au chocolat. Remettre au réfrigérateur, et voilà qui est fait !

Variante : *Remplacez les arachides et la banane par un mélange de 8 c. à s. de beurre de cacahouètes sans sucre ajouté et de 2 c. à s. d'huile de coco fondue.*

POUR ENVIRON 12 BOUCHÉES (LE NOMBRE DÉPEND DE LA TAILLE DES CONTENANTS CHOISIS)

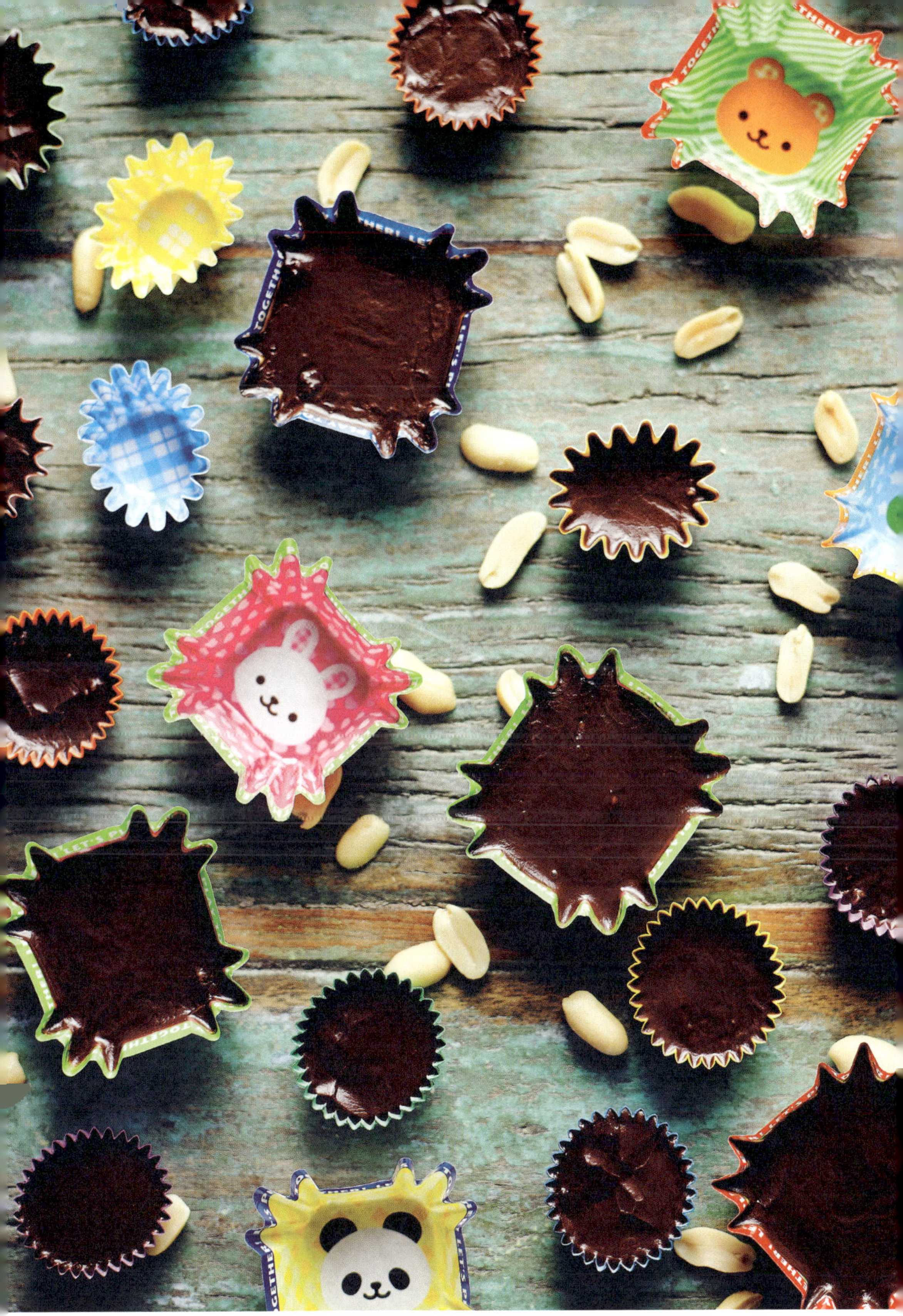

BOUCHÉES CHOCOLATÉES AUX MYRTILLES

3 c. à s. d'huile de coco

3 c. à s. de poudre de cacao cru (en magasins bio)

125 g d'amandes légèrement grillées

50 g de pétales de coco, légèrement toastés

1 barquette de myrtilles fraîches ou congelées

Quelques fleurs de violettes fraîches (facultatif)

Absolument renversant ! Vous pouvez jouer avec les quantités de cacao et d'amandes.

Dans une casserole de taille moyenne, mélanger l'huile de coco et le cacao à feu doux en remuant jusqu'à ce que le tout soit homogène.

Retirer du feu et ajouter les amandes, la noix de coco et les myrtilles avant que le mélange refroidisse (les myrtilles congelées doivent être ajoutées au dernier moment en remuant sans attendre pour éviter que le mélange s'agglomère).

Former de petits monticules du mélange dans une lèchefrite recouverte d'une feuille de papier sulfurisé. Utiliser ½ c. à s. de mélange par bouchée. Surmonter d'une violette (facultatif).

Mettre au congélateur ou au réfrigérateur suivant le moment où vous en aurez besoin. Les bouchées sont prêtes après une journée au réfrigérateur ou quelques heures au congélateur.

Conserver au réfrigérateur dans un récipient hermétique pendant deux ou trois jours ou congeler.

Variante : *Pour des bouchées chocolatées aux agrumes, il suffit de remplacer les myrtilles par de petits quartiers de mandarine.*

POUR ENVIRON 16 BOUCHÉES

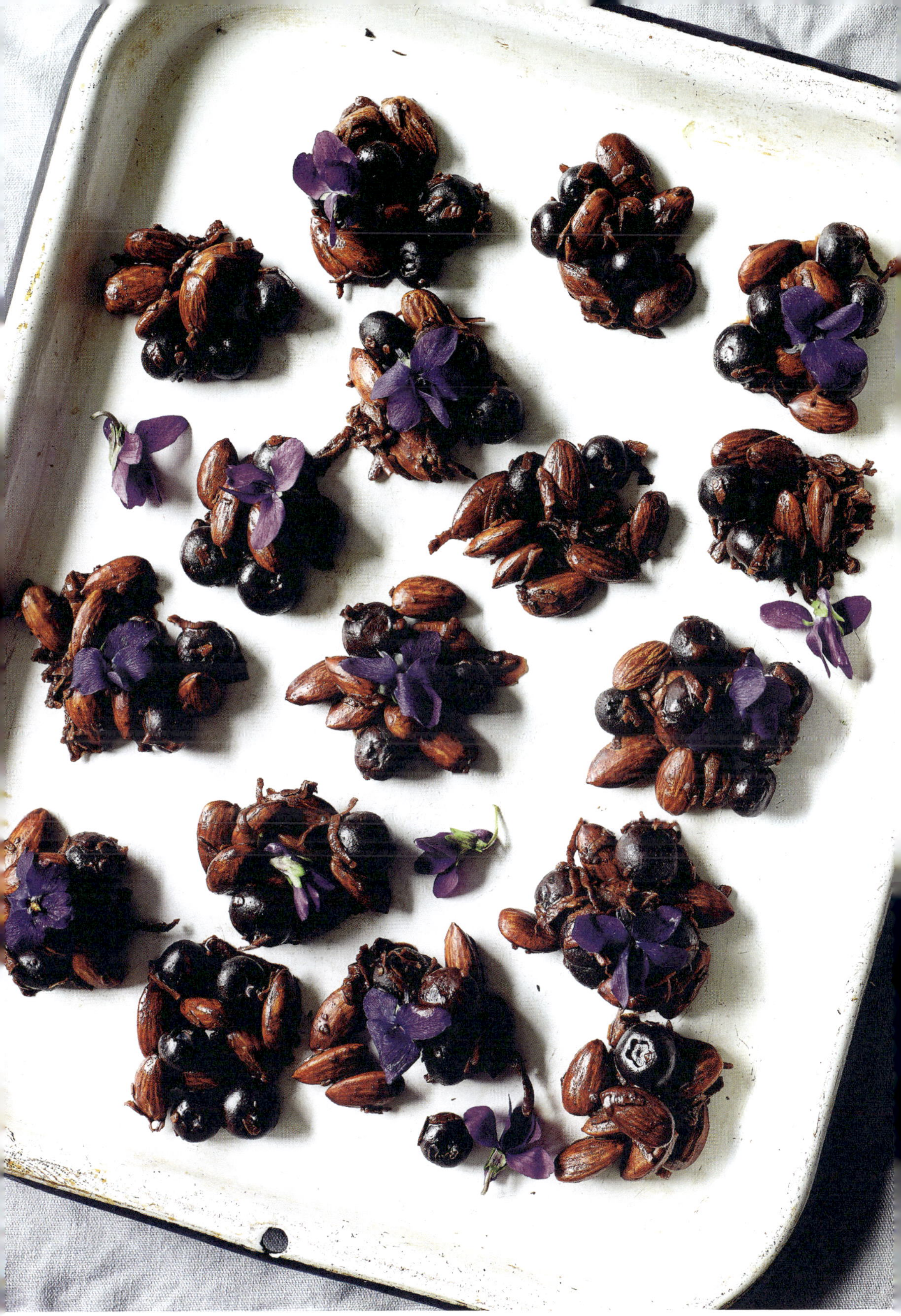

LE GÂTEAU D'ANNIVERSAIRE DE L'ANNÉE

GÂTEAU SANS CUISSON À LA FIGUE ET À LA NOIX DE COCO SUR UNE BASE D'AMANDES ET DE GRAINES DE CHIA

BASE

400 g d'amandes mondées trempées dans l'eau et séchées

1 datte sèche dénoyautée

1 figue sèche

75 g de graines de chia

50 g de noix de coco râpée

120 ml d'huile de coco

120 ml d'eau

APPAREIL

320 g de noix de cajou trempées dans l'eau et séchées

1 datte sèche dénoyautée

2 figues sèches

400 g de lait de coco en boîte

50 g de noix de coco

Bien que ce gâteau contienne du fructose sous forme de fruits déshydratés, il n'en reste pas moins beaucoup plus sain que ceux du pâtissier du coin pour fêter dignement les grandes occasions.

Mélanger tous les ingrédients de la base à l'aide d'un mixeur ou d'un robot ménager. Répartir uniformément le mélange dans un plat à gâteau en tassant bien pour le rendre compact. Bien veiller à faire des bords réguliers.

Rincer le mixeur. Mixer ensuite tous les ingrédients de la préparation jusqu'à ce que le mélange soit homogène. Verser sur la base dans le moule à gâteau.

Faire congeler une nuit. Après congélation, décorer avec des fleurs comestibles, des fruits ou des fruits à coque, au choix. Nous avons utilisé des fleurs de thym, de trèfle et de romarin. (Il est possible d'utiliser des violettes ou d'autres fleurs comestibles.) Placer le gâteau au réfrigérateur avant de servir pour qu'il ramollisse un peu. Couper avec un couteau passé au préalable sous l'eau chaude.

Astuces : *Faites toujours tremper les amandes et les noix de cajou séparément dans des bols pendant une nuit ou au moins deux heures avant de les mixer.*

Faites fondre l'huile de coco en passant le bocal sous l'eau chaude pour faciliter le dosage.

Suggestion : *Il suffit de passer une part du gâteau au mixeur pour obtenir un délicieux smoothie.*

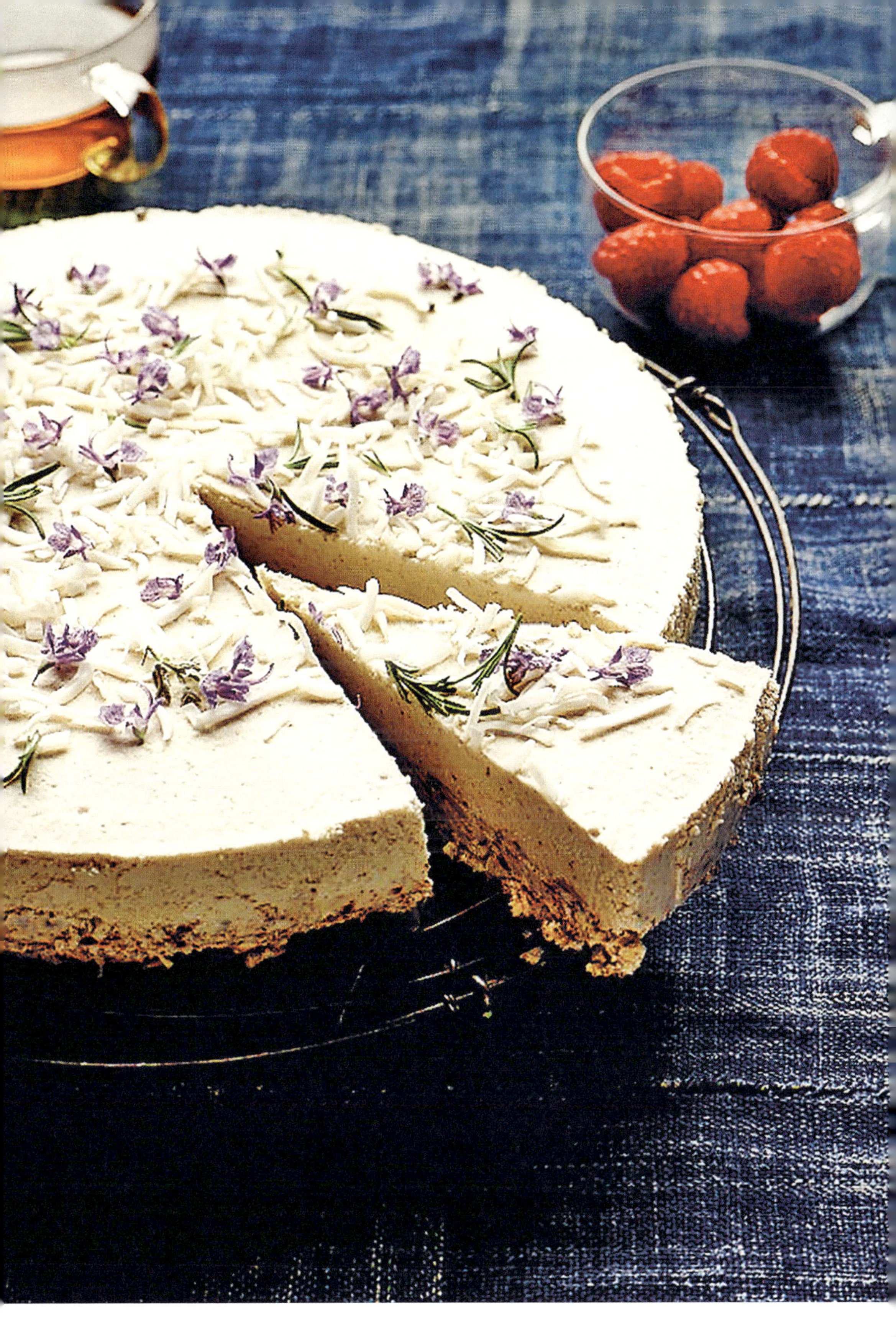

« MES RECHERCHES ONT FINI PAR ME CONVAINCRE QUE LE PROBLÈME VIENT DU SUCRE. SANS SUCRE, TOUT DEVIENT RELATIVEMENT INOFFENSIF. »

GARY TAUBES, AUTEUR DE *POURQUOI ON GROSSIT*

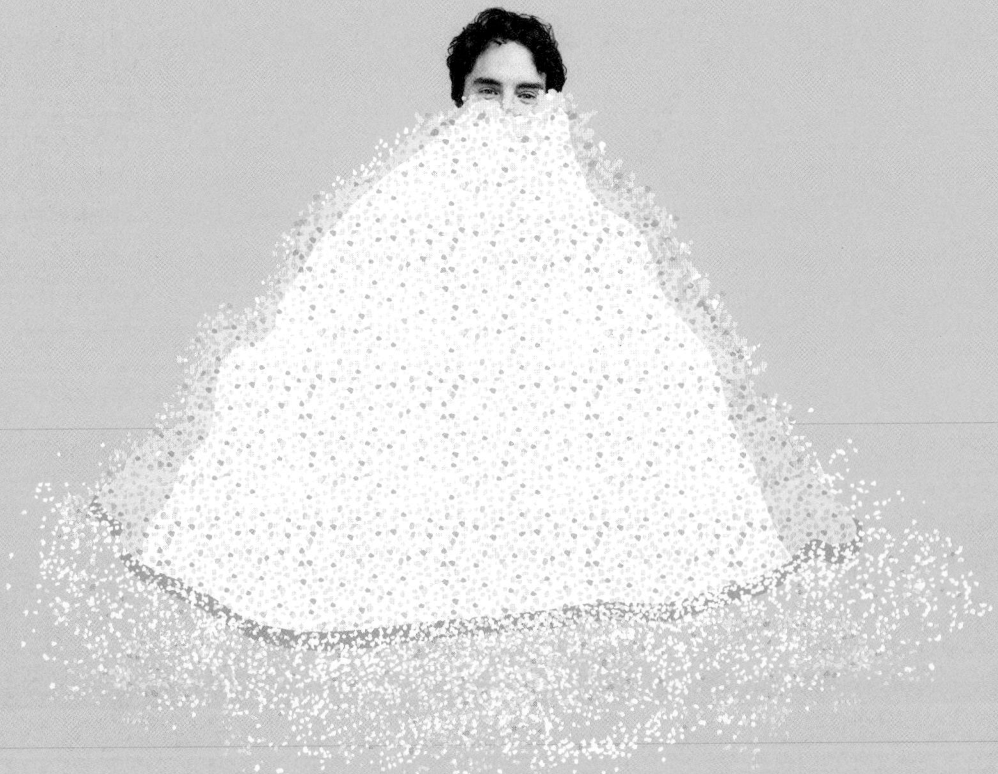

CONCLUSION/ÉPILOGUE

Le sucre a été très présent dans ma vie ces deux dernières années. Je m'en suis gavé ; j'en ai rêvé une nuit sur deux ; j'ai lu pratiquement toutes les études scientifiques et tous les articles relatifs au sucre disponibles sur Internet. Pour tout dire, notre fille de trois mois peut s'estimer heureuse de ne pas s'appeler Sugar. J'avoue que je n'arrive même pas à la gratifier de petits noms comme « mon canard en sucre ».

En fait, j'ai l'impression d'avoir eu une liaison avec le sucre. De prime abord, c'était une petite amie très séduisante, espiègle et pleine d'énergie, mais sa vraie nature s'est révélée lorsque nous avons emménagé ensemble. Elle a fini par m'embrouiller les idées, elle manquait de substance et m'a causé quelques dommages corporels. Je concède volontiers qu'elle n'était pas faite pour moi et je suis prêt à passer à autre chose. Cela dit, elle pourra plaire à certains et je n'ai pas la prétention de contrôler vos fréquentations. Mais faites-moi plaisir, si vous envisagez de faire un bout de chemin avec elle, faites en sorte qu'il soit bref et passionné ; espacez vos visites et invitez-la pour les grandes occasions, mais quoi que vous fassiez, ne la laissez jamais entrer chez vous. Elle prend facilement ses aises et aura emménagé avant que vous ne réalisiez ce qui vous arrive. Ses paroles mielleuses ne tarderont pas à conquérir vos enfants qui seront ravis de sa compagnie et vous vous retrouverez très vite impuissant devant son charme. Je peux affirmer que je suis une meilleure personne sans elle et que j'ai appris à ignorer les messages qu'elle s'obstine encore à m'envoyer de temps à autre.

Si je pouvais résumer mon expérience en quelques mots, je dirais :

ON EST CE QU'ON MANGE. J'ai entendu cette expression à maintes reprises, mais maintenant, je sais ce qu'elle signifie au plus profond de moi-même. Si nous parvenions tous à comprendre la vérité qui sous-tend ces paroles, la planète n'en deviendrait que plus saine. Le sucre n'est qu'un expédient. Il booste notre énergie de façon trompeuse, affecte notre vision du monde et nos relations avec nos semblables. Le sucre doit disparaître du tableau si vous recherchez des relations vraiment profondes, la satisfaction au travail, une vie saine et joyeuse : rien de tout cela n'est inaccessible.

Chaque instant de notre vie est précieux. Et si supprimer ou limiter la consommation de certains sucres nous permettait de diviser par deux le temps que nous passons à compter les calories, à transpirer en salle de gym ou à avaler des cachets ? Nous pouvons changer le paradigme en éduquant nos enfants. Nous devons transmettre notre sagesse à la prochaine génération pour qu'elle ait une vie meilleure que la nôtre. On estime que ma génération sera la première dont l'espérance de vie sera plus courte que celle de ses parents. C'est une véritable tragédie.

Les débats sur le sujet ne manqueront pas dans les années à venir.

Des études seront menées par les différentes parties et, à n'en pas douter, l'industrie agroalimentaire et le secteur des boissons ont encore quelques tours en réserve. Il ne faut toutefois pas oublier que si ces industries sont puissantes, c'est parce que nous le voulons bien. Nous sommes seuls à choisir les aliments que nous consommons. À l'heure actuelle, la nourriture riche en sucre est la moins chère, mais si nous nous en détournons en bloc, les producteurs s'adapteront pour répondre à la demande. Pour rappel, je dépense actuellement autant au supermarché que pendant l'expérience, car j'achète une nourriture contenant des matières grasses saines à même de me rassasier donc au final, j'achète en moins grande quantité. Et qui sait, je fais peut-être bien des économies sur de futurs frais médicaux.

À vous d'essayer maintenant. Tentez de prendre conscience du sucre que vous consommez et d'en consommer moins pendant un certain temps. Vous verrez si cela a un effet sur votre humeur, améliore votre bien-être ou se traduit par des changements physiques. D'après mon expérience, l'élimination du sucre ne s'inscrit ni dans une mode ni dans une volonté de perdre du poids : c'est un changement de vie radical.

Je tiens à souligner que cet ouvrage ne cherche pas à détourner les gens du sucre. Certaines personnes pourront continuer d'en consommer de petites quantités, et je n'ai rien contre. Je sais que ce n'est pas mon cas, quand je commence je ne sais pas m'arrêter. Je sais par ailleurs que je peux tirer la quantité de sucre dont j'ai besoin naturellement, avec des fibres, dans des aliments complets et avec les légumes.

J'ai pu constater par moi-même les effets néfastes du sucre raffiné et d'un excès de fructose. Les preuves sont multiples : d'une part mon foie et les autres changements liés à mon humeur et à mon corps, puis l'obésité et la mauvaise santé croissantes de populations dépendantes des médicaments, sans oublier ce jeune homme qui continue de boire le soda qui a anéanti sa dentition et cette communauté aborigène qui exige le retrait du sucre pour retrouver la santé.

Cette fois c'est peut-être vraiment au fruit que l'on juge l'arbre !

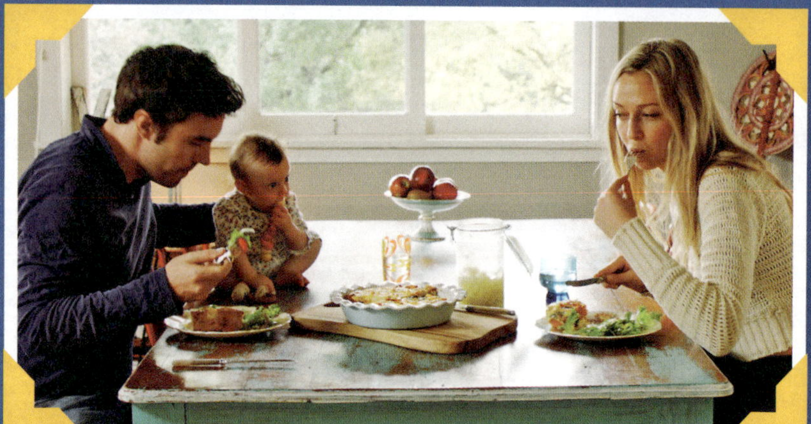

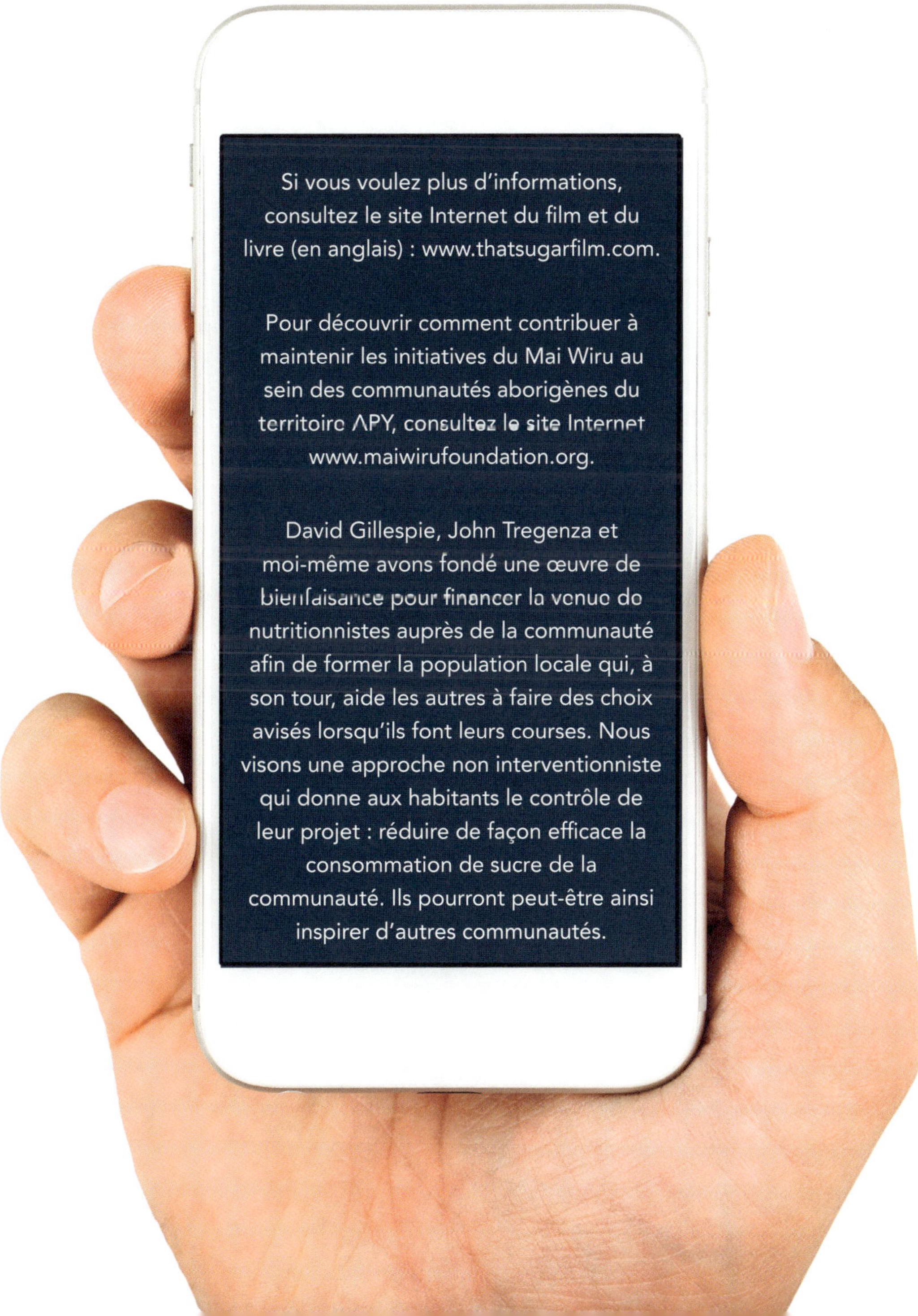
Si vous voulez plus d'informations, consultez le site Internet du film et du livre (en anglais) : www.thatsugarfilm.com.
Pour découvrir comment contribuer à maintenir les initiatives du Mai Wiru au sein des communautés aborigènes du territoire APY, consultez le site Internet www.maiwirufoundation.org.
David Gillespie, John Tregenza et moi-même avons fondé une œuvre de bienfaisance pour financer la venue de nutritionnistes auprès de la communauté afin de former la population locale qui, à son tour, aide les autres à faire des choix avisés lorsqu'ils font leurs courses. Nous visons une approche non interventionniste qui donne aux habitants le contrôle de leur projet : réduire de façon efficace la consommation de sucre de la communauté. Ils pourront peut-être ainsi inspirer d'autres communautés.

INDEX

Tissus adipeux : synonyme de graisse corporelle.

Candida : parasite des intestins qui affectionne le sucre. Une surreprésentation de ce type de levure peut provoquer des infections fongiques.

Cholestérol (LDL) : cholestérol stigmatisé pendant des années comme étant mauvais. Il est souvent associé à la consommation de graisses saturées. En fait, il ne cause pas de dommages.

Cholestérol (LDL petit et dense) : les LDL petits et denses sont un sous-type de particules de LDL de la famille cholestérol. C'est le cholestérol LDL petit et dense qui est présent dans les plaques le long des parois artérielles.

Fructokinase : enzyme du foie non régulée qui permet d'extraire le fructose du sang, qu'on en ait besoin ou non. Il en résulte une surcharge de fructose qui est alors transformé en graisse.

Fructose : le fils espiègle de la famille du sucre. On le trouve dans les fruits et il constitue pour moitié le saccharose (sucre de table). Notre organisme n'a pas appris à gérer les quantités que nous consommons désormais.

Insuline : principale hormone régulatrice de ce qu'advient la nourriture que nous ingérons. Elle indique au corps s'il doit en tirer son énergie ou la stocker. Un taux d'insuline élevé demande de stocker la graisse au lieu de la brûler pour produire de l'énergie.

Syndrome métabolique : ensemble de maladies désormais répandues au sein de la population générale. C'est le cas notamment des maladies cardiovasculaires (MCV), du diabète de type 2, de l'hypertension et de l'obésité.

Stéatose hépatique non alcoolique : c'est ce qui arrive lorsque le foie se remplit de graisse. Dans mon cas, cette condition résultait du sucre (fructose) que je consommais. Elle affecte 5,5 millions d'Australiens.

Glucides raffinés : lorsque des végétaux complets riches en glucides sont transformés et privés de leurs substances hormis les glucides (amidon et sucre). Le corps les métabolise très vite (en raison de l'élimination des fibres et des nutriments) de sorte que le taux d'insuline augmente très rapidement.

Graisses saturées : ces graisses ont souvent été diabolisées, mais des études récentes indiquent qu'elles pourraient en fait être bénéfiques. Elles sont présentes notamment dans le beurre, les produits à base de noix de coco, le fromage affiné et les œufs.

Triglycérides : la forme la plus courante sous laquelle on trouve la graisse dans les aliments comme dans l'organisme. On les trouve aussi dans le sang et la transformation du fructose dans le foie en produit également. Un taux élevé dans le sang devient un marqueur important pour le diagnostic des maladies cardiaques.

Diabète de type 1 : maladie qui affecte la production d'insuline par le pancréas. L'organisme ne parvient alors plus à transformer le glucose en énergie.

Diabète de type 2 : le pancréas sécrète de l'insuline, mais pas suffisamment pour satisfaire les besoins de l'organisme. Cette forme de diabète est la plus courante et provoque désormais la mort d'une personne toutes les six secondes.

CRÉDITS PHOTOGRAPHIQUES

Illustrations d'Alice Oehr : pages 9, 21, 24 (à droite), 30, 36, 51, 57, 62 (en bas), 69, 71 (en haut), 72, 89, 90–91, 105, 107, 108, 111, 119, 120, 123, 125, 127, 129, 132, 133, 134, 135, 136, 138 (en bas), 147, 149, 150, 160, 230, 234

Images de Shutterstock : pages 4, 10–11, 20 (à gauche), 22, 37, 40, 46, 48, 55, 61(1), 67, 80, 81, 86–87, 92, 93, 94, 113, 114, 118, 130–131 (2 images), 154, 15 7, 158–159, 231

Photos du film de Madman Entertainment : pages 12 (en haut), 15, 16, 17, 18, 19, 20, 23, 24 (à gauche), 26, 28, 33, 34, 42, 45, 52, 55, 59, 61(2–4), 62 (milieu haut), 65, 66, 77, 78, 82, 84, 100, 102, 116, 121, 138 (en haut), 141, 143, 145 (extrême droite), 148, 155, 228

Photos de John Laurie : pages 10 (à droite), 12 (en bas), 25, 27, 31, 39, 71 (en bas), 86 (à gauche), 130 (2 photos), 144–145, 147 (en bas à gauche), 152, 158 (à gauche), 162–227

Photos de Marieka Walsh : pages 96, 99

REMERCIEMENTS

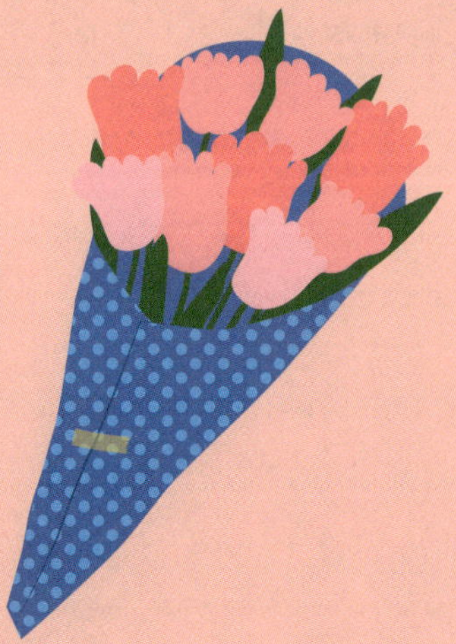

À ma merveilleuse famille, Zoe et Velvet.

Aux esprits talentueux et créatifs qui ont donné corps à l'histoire du sucre : Gareth Davies, Rory Williamson, Nick Batzias, Virginia Whitwell, Jane Usher, Suzanne Walker, Seth Larney, Judd Overton, Trisha Garner, Alice Oehr.

Pour son soutien indéfectible, David Gillespie.

Pour leur esprit scientifique et leur aide, Dr Ken Sikaris, Dr Simon Thornley, Dr Kieron Rooney, Gary Taubes.

Pour leur soutien affectueux, Miriam McCaffrie, Jeff Gameau, Jill Testrow, Susie Tuckwell, Alan McConnell.

La brigade du sucre : Dr Debbie Herbst, Sharon Johnston, Andy Garlick, John Tregenza et le Mai Wiru.

La population du territoire APY.

Merci à vous Monica Gameau, Jason Sourasis, Alethea Jones, Rod Tayler, Rory Robertson, Heather Billings, Scott Butterworth, Paul Wiegard, Marieka Walsh, Macks Faulkron, Dr George Kolouris.

L'équipe Pan Macmillan, Ingrid Ohlsson, Paul O'Beirne, Jace Armstrong, Michelle Earl.

Pour leur aide aux premiers jours de cette aventure, Charlie Goldsmith, Sarah Wilson, Susie Tuckwell.

Damon Herriman pour son histoire de « bouche Mountain Dew » racontée dans un café.

Toutes ces aimables personnes qui ont accepté d'être interviewées : David Wolfe, Michael Moss, Kelly Brownell, Kimber Stanhope, Jean-Marc Schwarz, Professeur Nick Allen, Eric Stice, Sonja Yokum, Kathleen DesMaisons, Thomas Campbell, Kathleen Page, Dr Edwin Smith, Larry Hammons et sa famille, Leonard Burton, Stephen Fry, Danielle Reed, Julie Menella, Howard Moskowitz, Cristin Kearns, Barry Popkin, Aaron Matheson, Dr John Sievenpiper.

BIBLIOGRAPHIE ET SUGGESTIONS DE LECTURE

LIVRES

Bennett, Connie et Stephen Sinatra. 2006, *Sugar Shock!* Penguin, New York

Gillespie, David. 2008, *Sweet Poison.* Penguin Books Australia, Sydney

Kessler, David A. 2010, *The End of Overeating.* McClelland & Stewart, Toronto

Moss, Michael. 2014, *Sucre, sel et matières grasses, comment les industriels nous rendent accros.* Calmann-Lévy, Paris

Taubes, Gary. 2007, *Good Calories, Bad Calories.* Alfred A. Knopf, New York

Taubes, Gary. 2015, *Pourquoi on grossit.* Thierry Souccar Éditions, Vergèze

Yudkin, John. 2012, *Pure, White and Deadly.* Penguin, Londres

SÉLECTION D'ÉTUDES

Bes-Rastrollo M, Schulze MB, Ruiz-Canela M, et al. « Financial Conflicts of Interest and Reporting Bias Regarding the Association between Sugar-Sweetened Beverages and Weight Gain: A Systematic Review of Systematic Reviews. » *PLoS Med.* 2013 Dec;10(12):e1001578.

Brimblecombe JK. « Characteristics of the community-level diet of Aboriginal people in remote northern Australia. » *Med J Aust* 2013; 198(7):380–384.

Bronwell KD, Warner KE. « The Perils of Ignoring History: Big Tobacco Played Dirty and Millions Died. How Similar Is Big Food? » *Milbank Q.* 2009 Mar;87(1):259–294.

Keys A, Taylor HL, Blackburn H, et al. « Seven Countries. » *Circulation* 1963 Sep;28:381–95.

Lenoir M, Serre F, Cantin L, et al. « Intense Sweetness Surpasses Cocaine Reward. » *PLoS ONE.* 2007; 2(8):e698.

Page KA, Chan O, Arora J, et al. « Effects of fructose vs glucose on regional cerebral blood flow in brain regions involved with appetite and reward pathways. » *JAMA* 2013; 309(1):63–70.

Pelsser LM, Frankena K, Toorman J, et al. « Effects of a restricted elimination diet on the behaviour of children with attention-defi cit hyperactivity disorder (INCA study): a randomised controlled trial. » *Lancet* 2011; 377:494–503.

Solnick SJ, Hemenway D. « The 'Twinkie Defence': the relationship between carbonated non-diet soft drinks and violence perpetration among Boston high school students. » *Inj Prev* doi:10.1136/injuryprev-2011-040117. Article initialement publié sur Internet . 24 octobre 2011.

Stanhope KL, Havel PJ. « Fructose consumption: Recent results and their potential implications. » *Ann N Y Acad Sci.* 2010 Mar;1190:15–24.

Yokum S, Stice E. « Teen Weight Gain Linked to TV Food Commercials. » *Obesity: A Research Journal.* Article initialement publié sur Internet : 24 août 2014.

SITES INTERNET

www.aaronmatheson.com
www.bodyologypps.com.au
www.cerealkillersmovie.com
www.davidgillespie.org
www.mariekawalsh.com.au
www.mothernourish.com
www.nofructose.com
www.sharonjohnston.com.au
www.smashthefat.com
www.sugarpolitics.com
www.thatsugarfilm.com
www.urthlingz.com

Dépôt légal : 1er trimestre 2018

Imprimé en France

Achevé d'imprimer en février 2018
sur les presses de l'imprimerie Corlet
à Condé-sur-Noireau (14)
N° d'impression : 195834